劳凤学　主编

XIANDAI JIBING YU JIANKANG

现代疾病与健康

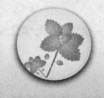

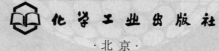

化学工业出版社

·北京·

本书以"科学、实用、通俗"为原则，系统介绍了现代社会的常见病和多发病。全书共五章，主要围绕从环境污染性疾病、癌症、传染病、免疫性疾病以及遗传病五大类疾病中精心挑选出的21种常见病、多发病及重点病进行介绍。每种疾病重点阐述了其概况、病因、临床表现、治疗、预防与健康指导等。同时，在编写过程中，将人体的物质基础、遗传与变异、免疫与调控等体现生命特征的系统性内容也有机结合到相应章节中。本书面向大众，力求语言通俗易懂，内容丰富，资料翔实；具有较强的科学性、知识性、普及性；同时体现了实用性、系统性的特点，可读性强。

　　本书实用性强，知识覆盖面广，可供高校开设医学通识课程、选修课程使用。此外，本书还用作大众的健康保健参考读物。

图书在版编目（CIP）数据

现代疾病与健康/劳凤学主编 . —北京：化学工业出版社，2012.6

ISBN 978-7-122-15471-2

Ⅰ . ①现… Ⅱ . ①劳… Ⅲ . ①疾病-防治-教材 Ⅳ . ①R4

中国版本图书馆 CIP 数据核字（2012）第 234445 号

责任编辑：王蓉蓉 李植峰 装帧设计：史利平
责任校对：陶燕华

出版发行：化学工业出版社（北京市东城区青年湖南街 13 号 邮政编码 100011）
印　　装：三河市延风印装厂
710mm×1000mm 1/16 印张 12 字数 232 千字 2012 年 7 月北京第 1 版第 1 次印刷

购书咨询：010-64518888（传真：010-64519686） 售后服务：010-64518899
网　　址：http：//www.cip.com.cn
凡购买本书，如有缺损质量问题，本社销售中心负责调换。

定　　价：25.00 元

PREFACE 前言
PREFACE

　　随着社会的进步，人们的生活水平日益提高，保持健康和提高生活质量越来越受到人们的重视。但由于现代生活方式及环境因素等的改变，危害人类健康的疾病已发生了重大转变。环境污染引起的疾病、癌症、遗传病、免疫性疾病等的发病率日益增高；已有的传染病尽管基本得到控制，但新的传染病种类不断出现，甚至迅速蔓延；有些曾得到控制的传染病的病原体，如细菌、病毒等也屡屡突变，伺机而动。这些疾病中，有的发病率高、死亡率高；有的病程长、预后差、致残率高，给人们的健康带来了严重的影响，同时也给家庭及社会带来了沉重的经济负担。现代人们生活节奏日益加快，几乎完全忽略了对医学信息的吸收和更新。很多人对基础医学常识、防病治病的基本知识缺乏了解或似懂非懂，以致出现问题时不能正确对待，道听途说，以讹传讹，或者正确的信息被掩盖，而把不正确的信息传递出去。编写本书的目的就是面向广大人群，把现代常见的疾病和相对应的预防、饮食及健康护理的方法介绍给大家，普及健康知识，提升人们预防及护理的意识和能力，减少致病危险因素，保持身体健康并提高生活质量。

　　本书从生命基本特征的角度出发，对环境污染性疾病、癌症、传染病、免疫性疾病及遗传病中的 21 种代表性疾病进行了详细的阐述。横向方面，每种疾病介绍了其概况、流行病学、病因与发病机制、临床表现、辅助检查、治疗、预防与健康指导等。其中，将概况、病因、临床表现、治疗、预防与健康指导等内容作为重点，介绍了许多人们必须了解的有关预防和健康指导的信息。纵向方面，介绍每种疾病的同时，涵盖了人体的物质基础、遗传与变异、免疫与调控等体现生命特征的系统性内容。本书面向大众，力求语言通俗易懂，内容丰富，资料翔实；具有较强的科学性、知识性、普及性；同时体现了实用性、系统性的特点，可读性强。本书不仅能使读者了解现代常见疾病的有关知识，提高自我保健和防治疾病的意识，而且可供高校开设医学通识课程、选修课程使用。

本书的内容虽无法囊括所有的关于医学和生命科学的知识，但编者希望读者能够从生命科学的角度来认识疾病、了解疾病，切实做好自我的健康管理，提高生活质量。

　　全书由劳凤学担任主编，邱丽担任副主编，李秋惠、商迎辉参加了编写工作。特别感谢北京军区总医院刘端祺将军（主任医师）对稿件的审校与指导。该著作得到"北京市教师素质提高工程"及"北京联合大学质量提高工程"的项目支持，在此表示感谢。此外，向所有支持、关心本书出版的领导、专业同行致以衷心感谢。

　　由于编者水平有限，本书难免存在疏漏或不当之处，敬请同行专家、读者指正。

劳凤学

2012 年 5 月

CONTENTS 目 录 CONTENTS

第一章

环境污染性疾病与健康

第一节 人体的生命物质基础与健康

一、元素

1. 人体中的主要元素及其分类

人体是由多种化学元素组成的。在自然界存在的 92 种元素中，目前在人体中已检出 81 种，这 81 种统称为生命元素。根据元素在人体内的含量不同，可分为宏量元素（常量元素）和微量元素（痕量元素）两大类。凡是占人体总重量的 0.01% 以上的元素称为宏量元素，如碳、氢、氧、氮、钙、磷、镁、钠等；凡是占人体总重量的 0.01% 以下的元素称为微量元素。根据微量元素对维持机体生命活动的作用，可分为必需微量元素和非必需微量元素。必需微量元素是指那些具有明显的营养作用及生理功能，对维持机体生长发育、生命活动及繁衍等必需的、不可缺少的元素。目前公认的人体必需的微量元素有 14 种：铁、铜、锌、锰、铬、钼、钴、钒、镍、锡、氟、碘、硒、硅。非必需微量元素是指那些无明显生理功能的微量元素。它又包括无毒微量元素和有毒微量元素。凡未发现有营养作用，又无明显毒害作用的元素称为无毒微量元素，如钡、钛、锆等；既无营养作用，又在体内具有蓄积倾向和明显毒害作用的微量元素称为有毒微量元素，如铅、镉、汞、铊等。

2. 必需微量元素在人体内的含量及其功能

（1）铁　正常成人体内的含铁量为 3~5g，随年龄、性别、体重等的不同而略有差异。其中 65% 的铁在红细胞中以血红蛋白的形式存在；5% 的铁在肌肉中以肌红蛋白、酶的形式存在；而剩余 30% 的铁存在于肝、脾、骨髓等组织器官中，以铁蛋白和含铁血黄素的形式存在，称为储备铁，随时供应血红蛋白的合成。铁的每日需要量，成人约为 12~18mg；孕妇和哺乳期妇女为 28mg；婴幼儿为 10mg。

铁的生理功能主要有合成血红蛋白、合成肌红蛋白、构成人体必需的酶（如细胞色素酶类、过氧化物酶等）。此外，铁能激活琥珀酸脱氢酶、黄嘌呤氧化酶等酶的活性，参与体内能量代谢，并与免疫功能有关。

（2）铜　铜在体内主要以铜蓝蛋白和铜酶的形式存在，游离的铜离子很少。正常成人体内含铜总量约 $50 \sim 150mg$，其中 $50\% \sim 70\%$ 分布于肌肉和骨骼，20% 在肝脏，$5\% \sim 10\%$ 在血液，其余存在于铜酶中。成人每日需要量为 $1.5 \sim 2.0mg$。

铜的生理功能包括维持正常的造血功能、参与 30 多种酶（如酪氨酸氧化酶、组氨酸氧化酶、超氧化物歧化酶、细胞色素 C 氧化酶及某些血浆和结缔组织的单胺氧化酶等）的组成和活化、维持中枢神经系统的功能、促进正常黑色素的形成、维护毛发的正常结构以及保护机体细胞免受超氧化阴离子的损伤。铜对胆固醇代谢、葡萄糖代谢、心脏功能、免疫功能和激素的分泌等也有影响。

（3）锌　正常人体的含锌量为 $2 \sim 2.5g$，锌遍布于全身许多组织中，视网膜、脉络膜和前列腺中含锌最多，胰腺、肝、肾和肌肉中也含有较多的锌。锌的每日需要量，成人为 $10 \sim 15mg$，儿童约为 $10mg$。

锌是许多酶（如 DNA 聚合酶、乳酸脱氢酶、超氧化物歧化酶等）的组成成分或激活剂，在体内发挥着重要作用。①参与 DNA、RNA 及蛋白质的生物合成，促进生长发育。②参与免疫防御功能，可能对多种疾病（包括肿瘤、风湿、动脉硬化及神经疾病等）的发生、发展有一定的抑制作用。③参与胰岛素的合成，增强胰岛素的活性。④对维生素 A 的代谢有重要作用。⑤维持正常的食欲、味觉及消化功能。⑥与性器官的发育、性征和性机能及生育等均密切相关。

（4）锰　成人体内锰含量为 $10 \sim 20mg$，分布于全身各组织，其中以脑组织中含量最高，其次为骨骼、肝、肾和胰腺等组织。成人每日需要量为 $2.5 \sim 5mg$。

锰可激活 100 多种酶，如异柠檬酸脱氢酶、DNA 聚合酶等，这些酶在能量代谢、蛋白质代谢、黏多糖的形成中起着非常重要的作用。锰还参与一些酶的组成，如线粒体中的精氨酸酶、RNA 聚合酶、超氧化物歧化酶等；此外，锰还具有促进生长发育、维持正常的内分泌功能、参与人体骨髓造血、促进细胞内脂肪氧化等的多种生物学功能。

（5）铬　三价铬为人体必需微量元素，六价铬则对人体有毒性作用。成人含铬量约为 $6mg$。铬主要分布在人体的肝、肾、肺、心、脑、脾等组织器官内，以脑的尾状核含量最高。成人每日需要量为 $50 \sim 200\mu g$。一般无机铬很难吸收，含铬有机复合物较易吸收，主要与血浆转铁蛋白结合而被运至肝脏。

铬的主要功能有：①是葡萄糖耐量因子（glucose tolerance factor，GTF）的组成部分，对调节体内糖代谢、维持体内正常的葡萄糖耐量起重要作用。②影响机体的脂质代谢，降低血中胆固醇和甘油三酯的含量，预防心血管病。③是核酸类物质（DNA 和 RNA）的稳定剂，可防止细胞内某些基因突变并预防癌症。

（6）钼　成人体内的钼含量约 $9mg$，分布于各种组织器官内，以肝、肾含量较多。成人每日需要量为 $0.15 \sim 0.5mg$。

钼主要是通过构成某些含钼的酶在机体的代谢中发挥作用。钼是黄嘌呤氧化酶、亚硫酸氧化酶及醛氧化酶等的辅酶,参与体内的嘌呤代谢、氧化还原反应及生物转化作用。

(7)钴 正常成人含钴量为 1.1~1.5mg,分布于全身各组织,其中肝、肾、骨中的含量较多。成人每日需要量为 3~5μg。

钴是维生素 B_{12} 的组成成分,其作用是依赖维生素 B_{12} 的作用来实现的。钴还能通过促进促红细胞生成素的合成和分泌,直接促进血红蛋白的合成,使红细胞生成增多。

(8)钒 钒在人体内含量极低,体内总量不足 1mg,主要分布于内脏,尤其是肝、肾和甲状腺等部位,骨组织中含量也较高。成人每日需要量为 3μg。

钒化物具有降血糖的作用,可促进糖的转运和氧化,抑制糖异生。钒能促进骨骼和牙齿的无机盐沉积,有利于骨骼和牙齿的正常生长及钙化,具有抗龋齿作用。

(9)镍 正常成人含镍量为 6~10mg,主要分布在肺、脑、肾、脊髓、软骨、结缔组织、皮肤等部位。成人每日需要量约 0.3~0.5mg。

镍的生物学作用极为广泛,参与体内的多种生化反应,如刺激造血功能,或使胰岛素分泌增加,降低血糖。

(10)锡 正常成人含锡量为 17mg,人体内的锡大部分分布于肝、肾、肺、脾、心脏、骨骼等处,胸腺含锡量也较多。成人每日需要量为 3mg。

锡的生理功能主要是促进核酸及蛋白质的合成,有利于身体的生长发育;参与胸腺免疫;组成多种酶以及参与黄素酶的生化反应,增强体内内环境的稳定等。

(11)氟 人体内氟含量为 2~3g,主要以氟磷酸盐的形式分布,集中在骨骼、牙齿、指甲和毛发中,其中牙釉质中含量最多。成人每日需要量为 1.5~4mg。

氟在骨骼及牙齿的形成中起重要的作用。氟可以防止龋齿的发生和骨质疏松,适量的氟有利于钙、磷在骨骼中沉积,可加速骨骼的形成,增加骨骼的硬度。此外,氟还可直接刺激细胞膜中的 G 蛋白,激活腺苷酸环化酶或磷脂酶 C,启动细胞内 cAMP 或磷脂酰肌醇信号系统,引起广泛的生物学效应。

(12)碘 正常成人体内的碘含量为 25~50mg,大部分集中于甲状腺中。成人每日需要量为 0.1~0.15mg。

碘的主要功能是参与合成甲状腺素。甲状腺素在调节代谢及生长发育中发挥重要作用。

(13)硒 成人体内的硒含量为 14~21mg,主要存在于肝、胰腺、肾组织中。成人每日需要量为 50~200μg。

硒的主要功能是作为谷胱甘肽过氧化物酶的必需组成成分。此酶能分解 H_2O_2 和清除体内的自由基,防止脂质过氧化;同时还能加强维生素 E 的抗氧化作用,因而可以保护细胞膜不受过氧化物的损伤,维持细胞膜正常的结构和功能。硒在体内能拮抗和减低汞、铜、铊、砷等元素的毒性,减轻维生素 D 中毒所致的病变和黄曲霉毒素引起的急性损伤;硒还能刺激抗体的产生,使中性粒细胞的杀菌能力增强，增强机体的免疫功能。除此之外，硒还在视觉和神经传导中起重要作用，并与精子的生成、生育等和关节炎、白内障等疾病有关。

（14）硅　正常人的含硅量为8～10g，硅随人体的血液流动分布到全身各组织器官中，主要存在于骨骼、主动脉、气管、指甲、皮肤、头发、肺、肾上腺、胰腺及淋巴结中，其中以骨骼、肌腱、主动脉、气管和皮肤组织中的硅含量最为丰富。成人每日的需要量约为300mg。

硅的主要功能是：①参与骨的钙化过程，促进骨骼的生长发育。②有助于结缔组织形成细胞外的软骨基质，使胶原含量增加，促使软骨正常发育。③对心血管具有保护作用。硅能增强血管内膜弹力层的弹力纤维强度，维持血管的正常功能及通透性，保护心血管的功能正常，防止动脉粥样硬化，减少心血管疾病的发生。④有一定的抗衰老作用。硅是一种与长寿有关的元素，当人的年龄增长时，各组织中的硅含量会逐渐减少，动脉硬化的发生机会随之增加，而动脉硬化必然导致衰老。⑤有助于体内的新陈代谢，排出体内的毒素和废弃物。

3. 必需微量元素摄入不足与过量的危害

（1）铁　铁缺乏时，人体的血红蛋白合成减少，导致贫血。铁过量造成铁中毒的情况并不多见，但是，当人们特别是儿童误服过量铁剂时，就会造成急性铁中毒，出现呕吐、腹痛、腹泻、消化道出血、急性肠坏死等症状，严重时可发生休克，甚至死亡。

（2）铜　铜缺乏会引起贫血、心血管系统损伤、冠心病、白癜风及女性不孕等。铜过量会使血红蛋白变性，发生溶血性贫血；还会使胆汁排泄铜的功能紊乱，进而加重铜的蓄积。铜蓄积在肝脏内，会引起肝损害，出现慢性活动性肝炎；铜蓄积在脑组织，会引起神经组织病变，出现小脑性运动失常和帕金森综合征；铜蓄积在近曲小管，会引起氨基酸尿、糖尿、蛋白尿和尿酸尿。

（3）锌　人体缺锌会导致多种代谢障碍，如儿童缺锌可引起生长发育迟缓，生殖器发育受损，伤口愈合缓慢等；男性缺锌会导致性功能障碍。

锌过量会引起中毒，出现呕吐、肠功能失调、腹痛、便血、脉率增快、血压下降，严重者可出现肠道坏死或溃疡，甚至会因胃穿孔而引起腹膜炎、休克或死亡。

（4）锰　体内锰缺乏会影响骨骼的生长发育，还会引起神经衰弱和早衰。锰过量可引起慢性神经系统中毒，表现为锥体外系功能障碍。

（5）铬　铬缺乏会引起糖尿病、冠心病，儿童缺铬会导致生长发育停滞、智力低下，还可能引起白血病；而铬摄入过多时，可发生肝、肺、肾功能障碍，出现恶心、呕吐、腹泻、吞咽困难、甚至休克等症状。

（6）钼　钼缺乏可导致儿童生长发育障碍，特别是对妊娠期的胎儿和新生儿的发育影响更为明显。钼过多可干扰铁的吸收，从而影响铁的代谢及骨髓的造血功能。

（7）钴　钴缺乏会引起巨幼细胞性贫血、白血病、白内障、口腔溃疡等；钴中毒会导致红细胞增多症，还可能引起甲状腺肿大。

（8）钒　钒缺乏时可出现牙齿、骨和软骨生长受阻、营养不良性水肿及甲状腺代谢异常等。摄入过多钒，可造成一定的毒性作用。接触钒的工人表现为眼和呼吸道的刺激症状及特有的体征——绿舌；钒在睾丸中蓄积，会降低精子的活动能力，增加精子的死亡率。

（9）镍　镍缺乏容易引起肝硬化、肾功能衰竭以及磷脂和糖原代谢异常等。体内含镍过高时，能使细胞恶变而致癌，此外还可引起冠心病。

（10）锡　缺锡会使人体发育缓慢，尤其是儿童，严重的会患上侏儒症；锡中毒主要危害肺。

（11）氟　氟缺乏易引起龋齿，常见于儿童。老年人缺氟常可导致骨质疏松，易发生骨折。饮用一定含氟量的水（以 0.7mg/L 为宜）可防止龋齿和骨质疏松症。但长期饮用高氟水（大于 2mg/L）可使机体氟过多，造成骨质脱钙、骨质疏松、骨变色及骨膜外成骨，牙齿可出现氟斑牙等表现；此外，氟过多还会对大脑、甲状腺、肾上腺、胰腺、生殖腺等组织的功能产生一定的损害。

（12）碘　成人缺碘可引起甲状腺肿大，称甲状腺肿；胎儿及新生儿缺碘可引起呆小症（克汀病），患儿表现为生长发育不良、智力低下、体力不佳等。体内碘过量，同样会引起甲状腺肿。

（13）硒　缺硒可导致心血管疾病、癌症和地方病。①心血管疾病：硒具有强烈的抗氧化作用，能防止因脂质过氧化物堆积而引起的心肌细胞损害，对心肌有保护作用，并能促进损伤心肌的修复和再生。②癌症：硒化物能明显抑制未成熟白细胞的生成。③地方病（克山病和大骨节病）：我国有 14 个省发现克山病，它是以心肌坏死为主要特征的地方病。服用亚硒酸钠，可预防和治疗克山病；大骨节病是我国西北地区流行的一种病，服用亚硒酸钠口服液有疗效。

硒过多也会对人体产生毒性作用，如脱发、指甲脱落、周围性神经炎、生长迟缓及生育力降低等。

（14）硅　人体缺硅影响骨骼的正常发育，并可导致冠心病；长期过量摄取硅会导致人体抗氧化能力降低，且硅在泌尿系统堆积，易生成尿结石。

4. 必需微量元素的主要饮食来源

（1）铁　含铁较多的食品有动物血、肝脏、鸡胗、牛肾、大豆、黑木耳、芝麻酱、牛肉、羊肉、蛤蜊和牡蛎等。

（2）铜　铜广泛存在于各种食物中，牡蛎、贝类、坚果是铜的良好来源（含量为 0.3～2mg/100g），其次是动物的肝、肾，谷类的胚芽部分，豆类等（含量为 0.1～0.3mg/100g），奶类和蔬菜类食物中铜的含量最低（≤0.1mg/100g）。

（3）锌　锌的食物来源主要有动物肝脏、胰腺和肉类，牛奶、谷类、豆类中锌的含量也很丰富。

（4）锰　锰的主要来源是粮食，多集中在粮食的胚和表层部分，粗制的米和麦比精制的含锰量要高；另外，坚果、甜菜、绿叶和红叶蔬菜、茶叶等也是人们摄取锰元素的主要来源。

（5）铬　含铬丰富的食品很多，最丰富的是啤酒酵母，其中的铬主要以葡萄糖耐量因子的形式存在，较易吸收。此外，谷物、坚果（核桃、榛子、松子）、豆类、植物油、肉类、葡萄、豌豆、胡萝卜、螃蟹、奶制品、动物肝脏等含铬也甚丰，粗制粮（普通面粉、糙米）中铬的含量也很高。

（6）钼　钼含量较高的食物有豆类、蛋类、动物内脏、萝卜缨、白菜、桂圆等。

（7）钴　食物中钴的含量以海产品及蜂蜜最高；含钴丰富的食品有牛肝、蛤肉类、小羊肾、火鸡肝、小牛肾、鸡肝、牛胰、猪肾及其他脏器；含钴较多的食品有瘦肉、蟹肉、沙丁鱼、蛋和干酪；含钴一般的食物有牛奶、家禽肉、酸奶；含钴微量的食品有面包、谷物、水果、豆类、蔬菜。

（8）钒　食物中钒含量丰富的有海产品、橄榄油、红薯、土豆、山药、芋头、木薯、人参果、胡萝卜等。

（9）镍　含镍丰富的食物主要有茶叶、坚果类、海产品类、奶油、谷物、蔬菜及肉类。此外，水果及乳制品类也含有微量的镍。

（10）锡　锡的主要来源是龙须菜、西红柿、橘子、苹果、绿豆等。

（11）氟　人体所需氟65％来自饮水；35％来自食物，如茶叶、海产品、蔬菜等。

（12）碘　人体一般从加碘盐或海产品中获取碘，炒菜时在高温油中加盐会破坏碘，故烹饪时应在菜肴出锅前放盐。富含碘的食物有海带、紫菜、虾、蟹、贝类、海鱼等。

（13）硒　在常见食物中，硒含量由高到低的顺序是：动物内脏＞海产品＞蛋＞肉＞油料＞豆类粮食＞蔬菜＞水果。在粮食作物中，大豆类含硒量最高，其次为小麦、水稻，玉米含硒量较低。在植物性食品中，芝麻、花生、红苋菜、黄花菜、大蒜、圆葱、蘑菇含硒量较高。

（14）硅　硅含量比较丰富的食物是天然谷物类，如燕麦、荞麦、青稞、薏米、大麦、小麦、高粱、玉米、稻谷、黑麦等，它主要存在于这些食物全谷粒的纤维部分，如果这些谷物经过加工，磨成精白米、精白面等高精度的产品，其硅含量就会损失很多，不利于人体对硅的摄取。此外，红薯、土豆、蔬菜、饮料、动物的结缔组织、肝脏、肾脏、心脏、脑等器官及豆类中也含有硅，也可作为人们补充体内所需硅的来源。

5. 合理摄取微量元素

对于微量元素，虽然人体需要量很少，但不可忽视对其的摄取。专家建议以科学的饮食结构，摄取必需的微量元素。各种食物中含有丰富的微量元素，因此一般注意合理饮食，就能够满足我们的人体所需。应努力做到饮食结构多样化，同时配以适当的粗粮、杂粮。此外，对于儿童来说，切不可偏食，更不可人为地造成某些营养物过剩，应保持营养平衡。

二、化合物

1. 碳水化合物

（1）组成元素及种类 碳水化合物又称糖类，是由碳、氢、氧三种元素组成的一类物质，分为单糖、双糖、多糖三类。单糖是不能水解的最简单的糖，如葡萄糖、果糖、核糖、脱氧核糖。双糖是水解后能生成两分子单糖的糖，如植物细胞中的蔗糖、麦芽糖，动物细胞中的乳糖。多糖是水解后能生成许多单糖的糖，如植物细胞中的淀粉和纤维素（纤维素是植物细胞壁的主要成分）；动物细胞中的糖原（包括肝糖原和肌糖原）。

（2）生理功能 碳水化合物主要的生理功能包括：①是机体能量的主要来源。人体维持各种生命活动和从事体力活动都需要消耗能量，而这些能量主要来源于食物中的碳水化合物、脂肪和蛋白质。每克碳水化合物在体内可产生 16.7kJ 的能量。②是构成机体组织的重要成分。碳水化合物在体内构成细胞膜的糖脂；构成结缔组织的黏蛋白；构成传递遗传信息的核糖核酸和脱氧核糖核酸；构成具有重要生理功能的物质，如抗体的糖蛋白。③起节约蛋白质的作用。当碳水化合物摄入充足时，可防止体内和膳食中的蛋白质转变为葡萄糖，作为机体的能量来源而被消耗，从而有利于氮在体内的储存、氨基酸的活化以及合成组织蛋白质，发挥其特有的生理功能。④抗生酮作用。脂肪在体内彻底被分解代谢，需要葡萄糖的协同作用。体内缺乏碳水化合物时，草酰乙酸生成减少，脂肪在三羧酸循环中所产生的乙酰基就不能被完全氧化，从而转变为过量的酮体，引起酮症酸中毒。而体内充足的碳水化合物则可以起到抗生酮作用。⑤保护肝脏。摄入足够的碳水化合物可增加肝糖原的储存，增强肝脏对某些化学毒物如乙醇、砷、四氯化碳等的解毒能力，同时降低化学毒物对肝脏的损害。体内充足的碳水化合物对各种因细菌、病毒感染引起的毒血症也有较强的解毒作用。

（3）缺乏与过量 糖类既是人体最经济、最安全的能源物质，又是人体重要的结构物质，其生理功能具有不可替代性。适量摄入糖类有利于人体健康。

但是，碳水化合物摄入过多，特别是甜食摄取过多会损害人体健康。因为甜食摄取过多会产生饱胀感，影响对其他富含蛋白质、维生素、矿物质和膳食纤维等食物的摄入，长此以往，会导致其他营养素的缺乏，引起生长发育障碍、肥胖等疾病。营养调查发现，虽然糖类并不直接导致糖尿病，但长期大量食用甜食会使胰岛素分泌过多，碳水化合物和脂肪代谢紊乱，引起人体内环境失调，进而促进多种慢性疾病如心脑血管疾病、糖尿病、肥胖、老年性白内障、龋齿、近视、佝偻病等的发生。

（4）食物来源 碳水化合物广泛存在于自然界的动植物中。人类碳水化合物主要来源于谷类、豆类和根茎类食物，如大米、面粉、玉米、小米和薯类等；还可以来自各种精制糖，如蔗糖和麦芽糖；蔬菜和水果除含有少量单糖外，还含有大量纤维素和果胶；乳糖只存在于奶及奶制品中，是婴儿主要的能量来源。

2. 蛋白质

蛋白质是细胞组分中含量最为丰富、功能最多的高分子物质。蛋白质与各种生命活动密切相关，没有蛋白质就没有生命。

（1）组成元素　蛋白质主要由碳、氢、氧、氮四种元素组成，多数还含有硫。蛋白质的基本组成单位是氨基酸，组成天然蛋白质的氨基酸约有 20 种。

（2）生理功能　蛋白质的结构复杂，种类繁多，在体内表现出来的生理功能多种多样，主要有以下几方面。

① 构成人体组织，促进生长发育　蛋白质是组成人体一切组织和细胞的基本物质，神经、内脏、肌肉、骨骼、血液、指甲、头发等组织器官中都含有蛋白质。蛋白质也是身体生长发育、衰老组织更新、损伤后组织修复所不可缺少的营养素。体内各种组织平均每天约有 3% 的蛋白质被更新，因此人体每天都必须补充一定量的蛋白质。

② 构成酶，具有催化功能　生命的最基本特征是不断地进行新陈代谢，新陈代谢中几乎所有的化学反应都是在生物催化剂——酶的作用下进行的。目前为止，已发现的酶绝大部分都由蛋白质组成。

③ 构成激素，调节生理功能　有些激素本身就是蛋白质，如胰岛素（由 51 个氨基酸组成）能参与血糖的代谢调节，降低血液中的葡萄糖含量。

④ 构成抗体，增强机体的抗病能力　抗体是高度专一的蛋白质，能识别特异的抗原（如病毒、细菌和其他生物体的细胞），并与之结合，起到清除抗原的作用。因此，它具有预防疾病和抵御外界病原体侵袭机体的功能。

⑤ 运输和储存作用　体内许多物质要靠特殊的蛋白质进行运输和储存，如血红蛋白在红细胞中运输氧和二氧化碳，而铁蛋白作为复合体将铁储存起来。

⑥ 调节渗透压　正常人体血液与组织液之间的水在不停地进行交换，但却保持动态平衡。这种平衡依赖于血浆中电解质总量和蛋白质胶体的浓度。

当血浆与组织液电解质浓度相等时，两者水分的分布就取决于血浆中白蛋白的浓度。若膳食中长期缺乏蛋白质，血浆蛋白含量降低，则血管内水分渗入周围组织而形成营养不良性水肿。

⑦ 运动功能　运动是通过肌肉收缩完成的，蛋白质是肌肉的主要组成成分，肌肉收缩实际上是肌球蛋白和肌动蛋白丝状体的滑动运动。

⑧ 其他功能　有一类蛋白质可作为接受和传递信息的受体，例如接受各种递质作用的受体蛋白和接受外界刺激的感觉蛋白；有一些蛋白质分子通过控制、调节某些蛋白质编码基因的表达来控制和保证机体生长、发育和分化的正常进行。

（3）缺乏与过量　人体每天必须从食物中摄取一定量的蛋白质，用以维持生命和生长以及维持高度的健康水平和工作能力的需要。在正常情况下，人体内蛋白质的含量维持在动态平衡状态，蛋白质的缺乏和过量都会影响到人体的健康。

人体内的蛋白质约占体重的 16%，一个 60kg 体重的人，体内有 10～11kg 的蛋白质。如果体内蛋白质丢失 20% 以上，人体的生命活动就会被迫停止。蛋白质的缺乏，往往会造成能量的缺乏，表现为代谢下降，生命变得脆弱而易患病。儿童缺乏蛋白质会造成生长发育缓慢、体重下降；成年人缺乏蛋白质则加速衰老。

摄入过多蛋白质，也会对人体的健康造成负面影响。一方面，过量的蛋白质经过代谢后，会在人体的组织里残留很多有毒的代谢产物，进而引起自体中毒、酸碱度失衡、营养缺乏（一部分营养被迫排出体外）、尿酸蓄积，进而导致多种疾病（如痛风等）。另一方面，过多的蛋白质会转化为脂肪储存起来，加重肝脏负担，导致脂肪肝的发生；而无法消化的蛋白质，在肠内腐败发酵，可加重氨中毒。此外，蛋白质过量，还可导致脑损害、精神异常、骨质疏松、动脉硬化、心脏病等。常年高蛋白饮食者，会引起肠道内有害物质堆积并被吸收，可能导致未老先衰、寿命缩短。

（4）食物来源　膳食中蛋白质的来源包括植物性食物和动物性食物。动物性食物的蛋白质含量高、质量好，如各种肉类、乳类、蛋类、鱼类等。植物性食物主要是谷类和豆类，大豆含有丰富的优质蛋白质；谷类是中国居民的主食，蛋白质含量居中（约 10%），是膳食蛋白质的主要来源。

不同食物其蛋白质含量亦不同，畜禽肉类为 10%～20%，鱼类为 16%～18%，蛋类为 11%～14%，乳类为 1.5%～3.8%，大豆 40%，谷类为 10%，花生、核桃为 15%～30%，薯类为 2%～3%。

3. 核酸

核酸是一类天然的复杂含磷化合物，是体现生命活动及实现遗传功能的物质基础。

（1）组成元素及种类　核酸是由碳、氢、氧、氮、磷等元素组成的高分子化合物。其基本组成单位是核苷酸。每个核酸分子是由几百个到几千个核苷酸互相连接而成的。

核酸存在于人体的每一个细胞内，根据化学结构可将其分为两大类，即脱氧核糖核酸（DNA）和核糖核酸（RNA）。

（2）生理功能　核酸是构成生命的基本物质，其生理功能包括：①是遗传的物质基础。遗传是生命的特征之一，而 DNA 则是生物遗传信息的携带者和传递者，即某种生物的形态结构和生理特征都是通过亲代 DNA 传给子代的。DNA 大分子中载有某种遗传信息的片段，即基因，是由四种特定的核苷酸按一定顺序排列而成的，决定着生物的遗传性状。在新生命形成时的细胞分裂过程中，DNA 按照自己的结构精确复制，将遗传信息（核苷酸的特定排列顺序）代代传下去，延续着生物体的遗传特征。②蛋白质的合成离不开核酸，即 DNA 所携带的遗传信息指导蛋白质的合成，RNA 则根据 DNA 的信息完成蛋白质的合成。也就是说，有了一定结构的 DNA，才能产生一定结构的蛋白质，有了一定结构的蛋白质，才有生物体的一定形态和生理特征。③是人体的重要组成成分。人是由细胞构成的，每个人大约有 60 亿个细胞，每个细胞中都含有核酸。核酸是组成细胞核的主要成分，细胞质中的线粒体也含有核酸。

（3）缺乏与过量　迄今为止，尚无因膳食中缺乏核苷酸引起被证实的疾病或被认定的症状和体征。但现代医学研究提示，核酸结构发生改变是引发人体疾病的重要因素，如癌症、病毒感染、免疫功能降低、遗传变异等多与核酸及核蛋白的变化有关，不少体质性疾病与基因损伤也有一定的关联。

（4）来源　人体的核酸主要来源于两个方面：①内源性核酸。人体细胞可以利用体内已有的物质合成核酸，以满足自身代谢的需要。在代谢旺盛、生长快速的组织细胞（如肠道细胞、骨髓造血细胞）中，这种合成作用更为明显。健康人体所合成的核酸完全可以满足自身的需要。②来自食物。日常膳食中所含的 90％以上的核苷酸都可被人体吸收。一般来说，成人的正常膳食一天可提供 1～2g 核酸，这个量已经能够满足正常人体新陈代谢及生命活动的需要，因此不必另行食用外源性核苷酸制品。但当人体处于快速生长时期，许多生长代谢旺盛的组织细胞（如骨髓造血细胞、肠道细胞）所具有的合成核苷酸的能力还不能满足它自身的需要时，可以补充和利用现有的核苷酸以维持细胞分裂、增殖以补充及修复组织的需要；有些处于亚健康状态的人或新陈代谢能力低下的老年人，当内源合成的核苷酸不能满足机体的需要时，适当补充核苷酸对促进生长发育、调整健康状况及延缓衰老等将起到有益的作用。

海鲜以及动物食品，如鸡肝、小生鱼干、鱿鱼、罐头、牡蛎等中，核酸的含量较高；花粉核酸的含量也高；其他食品如豆腐、豆干、芦笋、菠菜、萝卜、蘑菇、木耳、橘子、番茄、芹菜、香蕉、桃、草莓、凤梨、葡萄、柠檬等，也含有一定量的核酸。

4. 脂类

脂类是人体的重要组成成分，体脂约占人体体重的 14％～19％。食物中的脂肪是为人体提供能量的三大产能营养素之一。通常将常温时呈液态的叫"油"，呈固态的叫"脂"，通称油脂。油脂与胆固醇、磷脂统称为脂类。

（1）组成　脂类是由碳、氢、氧三种元素组成，有的（如卵磷脂）含有氮、磷等元素，不溶于水，但溶于乙醚、苯、氯仿和石油醚等有机溶剂。

（2）种类　脂类包括：①脂肪，脂肪是人体细胞中的储能物质。当人体内直接能源过剩时，首先转化成糖原，然后转化成脂肪。②类脂，包括磷脂和糖脂。含磷酸的脂类衍生物叫做磷脂，含糖的脂类衍生物叫做糖脂。磷脂和糖脂都参与细胞结构特别是膜结构的形成，是脂类中的结构大分子。③固醇，又叫甾醇，是合成胆汁及某些激素的前体，如肾上腺皮质激素、性激素。有的固醇类化合物在紫外线作用下会变成维生素 D。在人体内常见的固醇为胆固醇。

（3）生理功能

① 供给能量 脂肪含碳、氢比例高，含氧低，易于氧化。每克脂肪在体内氧化可产生 37.56kJ 的能量，即脂肪较同重量的另两种产热营养素（蛋白质及碳水化合物）所产生的能量高出一倍多。

② 构成机体组织 一些类脂如磷脂和胆固醇是构成细胞膜的重要成分，是细胞结构的基本原料。类脂为神经和大脑的重要组成成分，胆固醇是合成激素的原料。

③ 供给必需脂肪酸 必需脂肪酸是人体所需要的，在体内不能合成，必须从食物中摄取。必需脂肪酸能够促进发育，维持皮肤和毛细血管的正常；能够减轻放射线所引起的皮肤损伤；减轻磁场对机体造成的危害。

④ 御寒 脂肪是热的不良导体，能够阻碍体表热量的散失。这样，脂肪在冬天就起到了保温作用，有助于御寒。

⑤ 保护脏器 脂肪作为隔离层和填充衬垫，可以保护和固定内脏器官，避免机械摩擦和移位，使手掌、足底、臀等部位更好地承受压力。

⑥ 促进脂溶性维生素的吸收 脂溶性维生素 A、维生素 D、维生素 E、维生素 K 不溶于水，只能溶于脂肪或脂肪溶剂，所以膳食中的脂肪，可以作为脂溶性维生素的溶剂，促进它们的吸收。

⑦ 增加饱腹感和食欲 脂肪在胃内停留时间较长，可延迟胃的排空，因而食用脂肪含量高的食物，不易饥饿。油脂能增加食物的香味，油多的饭菜特别香，油炸的食物又香又脆，能明显增加食欲。

（4）缺乏与过量 摄入脂肪不足，可出现皮肤干燥、脱发，影响机体的正常生长发育。摄入脂肪过多，可导致消化缓慢，消化不良；过多的脂肪摄入及存储可使机体过度肥胖，增加心血管疾病及糖尿病发生的潜在危险。

（5）食物来源 脂肪的来源分为植物性脂肪和动物性脂肪两大类。植物性脂肪含量较多的有植物油、豆油、橄榄油、菜籽油等。含动物性脂肪较多的食物有动物内脏、肉类、蛋黄、动物油、奶制品等。此外，坚果类食物，如花生、瓜子、核桃、杏仁、开心果、松子等均含有较多的脂肪。

三、富集作用与疾病

1. 生物富集

环境中的某些化学物质被生物体吸收后，可不断浓缩聚积，这种现象叫生物富集。生物从环境中摄取的重金属可以经过食物链的生物放大作用，在较高级的生物体内成千万倍地富集起来，然后通过食用进入人体，在人体的某些器官中蓄积起来造成慢性中毒，危害人体健康。

2. 重金属

一般密度在 5g/cm³ 以上的金属统称为重金属，包括金、银、铜、铅、锌、镍、钴、镉、铬、汞、类金属砷等 45 种。环境污染上所说的重金属，实际上主要是指汞、镉、铅、铬以及类金属砷等生物毒性作用显著的重金属，也指具有一定毒性的一般重金属如锌、铜、钴、镍、锡等。目前最引起人们注意的是铅、砷、汞、镉、铬等的中毒。重金属随废水排出时，即使浓度很小，也可能造成危害。本节只介绍铅、砷的中毒，汞中毒见本章第二节水俣病，镉中毒见本章第三节痛痛病。

3. 铅中毒

过量铅及其化合物进入人体内蓄积可引起铅中毒。临床上主要表现为肠绞痛以及神经系统和血液系统的异常。

(1) 病因　急性铅中毒多因食入或呼吸道吸入大量含铅化合物或药物（如黑锡丹、密陀僧、羊痫风丸、樟丹等）所致。

长期吸入被铅污染的空气可引起慢性铅中毒，慢性铅中毒多见于长期吸入铅烟、铅尘的工人，以铅冶炼和蓄电池制造行业的职业工作者多见；长期食入含铅容器盛装的食品、饮料或被铅污染的水、食物也可发生铅中毒。

(2) 临床表现

① 急性铅中毒　食入过量的含铅化合物或药物，可在数日至一月内出现恶心、便秘、阵发性腹绞痛。重症患者可出现贫血、高血压、黄疸、肝功能异常、四肢麻木刺痛。偶可发生脑病，出现昏迷、癫痫发作，但在成人中罕见。

② 慢性铅中毒　轻度中毒以类神经症和消化不良为主。中度中毒可出现腹绞痛、贫血、感觉运动型周围神经病（如肢体麻木、疼痛、感觉障碍、麻痹、无力等）。重度中毒者可出现瘫痪，表现为垂腕、垂足；还可引起中毒性脑病以及慢性肾病，甚至肾衰竭。

③ 儿童铅中毒　长期接触铅可使儿童发育减慢，学习记忆能力下降，出现多动、易激惹、嗜睡、呕吐、腹痛、食欲不振等症状。儿童对铅敏感，血铅超过 3.38mmol/L，可发生急性中毒，出现急性脑病而有昏迷、癫痫发作、脑神经麻痹等症状。

(3) 诊断　依据有铅接触史及铅中毒的临床表现，结合实验室检查血铅、尿铅浓度升高可诊断。

(4) 治疗　治疗包括一般治疗、排铅治疗及对症治疗三个方面。

① 一般治疗　口服中毒者应立即停止食入，迅速用 1% 硫酸钠洗胃和口服硫酸镁导泻。吸入中毒者应迅速脱离有毒环境。

② 排铅治疗　排铅药物有依地酸钙钠（EDTA）、二巯基丁二酸钠（DMSA）、二巯基丙磺钠、二甲基半胱氨酸、青霉胺等。

③ 对症治疗　如腹痛较为剧烈可选用阿托品、654-2、维生素 K 等药物以解除肠痉挛；颅内压增高者可选用脱水剂甘露醇、利尿药呋塞米等。

（5）预防及健康指导　预防铅中毒的方法是有效避免生物富集作用，主要做到以下几点：①注意日常预防铅中毒。不使用带釉彩的餐具，以免铅溶出，特别不能用这些餐具存放酸性食物。蔬菜、水果食用前要洗净，能去皮的要去皮，以防残留农药中的铅。少吃罐头食品，不吃含铅松花蛋，画画之后要洗手，家庭装修时应避免使用含铅材料。②从事涉铅作业者，应加强个人防护和医疗监督。在工作时应穿工作服，戴过滤式防铅口罩。不要穿着工作服出入食堂、宿舍或回家。不要在车间内吸烟、进食。定期进行健康体检，做到早发现、早诊断、早治疗。③摄入富含蛋白质的食物可以有效地抑制和减轻铅中毒症状。④铅与钙在体内的代谢过程相似，摄入含钙高的食物，可防止铅蓄积。⑤铁缺乏会增加铅的吸收，补充铁可减少铅在人体内蓄积，并可预防铅中毒所致的贫血。

4. 砷中毒

砷中毒是指因食入或吸入砷导致生物体出现不良反应或病变的现象。

（1）病因　急性砷中毒主要是由于误服过量三氧化二砷（砒霜）引起的，也可由于误食含砷的毒鼠、灭螺的杀虫药以及被此类杀虫药刚喷洒过的瓜果和蔬菜或毒死的禽畜肉类等所致。工业生产中，吸入大量含砷化物的粉尘或气体亦可引起急性砷中毒。

慢性砷中毒多由于长期饮用含过量砷的水、吸入过量砷的空气或摄入过量砷的食物而引起。

（2）临床表现

① 急性砷中毒　30～60min 出现症状，口服中毒者主要表现为消化系统症状，即腹痛、呕吐、水样或血性腹泻、吞咽困难、口腔及呕吐物有大蒜气味，重者会出现痉挛、心脏停搏及急性肾功能衰竭等而导致死亡。

② 慢性砷中毒　可出现咽喉炎等呼吸道症状，神经衰弱，皮肤色素异常和角化过度，末梢神经炎，黑皮病、黑脚病等。

（3）治疗

① 催吐、洗胃　口服中毒者应立即用温水或 1%碳酸氢钠溶液洗胃。洗胃后立即口服新鲜配制的砷化物沉淀剂（12%硫酸亚铁和 20%氧化镁混悬液等量混合），每 5～10min 1 匙；亦可用 0.2%～0.5%活性炭混悬液洗胃，再服生蛋清或牛奶 300～500ml，最后用硫酸镁或硫酸钠 20～30g 导泻。

② 解毒剂　选用 5%二巯基丙磺钠或二巯基丁二酸钠，亦可使用青霉胺或二巯丙醇。

③ 对症治疗　剧烈腹绞痛时，用阿托品 0.5mg 加杜冷丁 50～100mg 肌内注射；高热可用湿敷等物理降温方法；烦躁不安可肌内注射苯巴比妥钠 0.1g 或安定 10mg。此外，应针对脱水、休克、心肌炎、中毒性脑病、肾功能衰竭而采取相应措施。

急性砷化氢中毒者，宜吸氧，给予地塞米松 10～20mg 静脉滴注以抑制溶血反应，必要时输血或换血，并积极防治肾功能衰竭。

（4）预防及健康指导　①注意对长期接触砷类物质的工作人员的保护。严格规范生产，控制工作场所空气中砷的浓度；作业车间内的设备应密闭化，使用的建筑材料和排泄管道要用不漏水的材料做成；含砷金属盐应保持干燥，以防止产生砷化氢；对熔烧砷矿石产生砷雾的车间应加强通风。②长期接触砷类物质的工作人员，应注意个人防护。如在工作时穿戴工作服、胶鞋、橡皮手套，戴有效防尘口罩或防毒面具，在工作后淋浴，不在工作场所吸烟、进食及饮水等。

第二节 ┊ 水俣病与健康

　　水俣病，即甲基汞中毒，是指人因食用了富集甲基汞的食物而导致的中枢神经系统中毒症。它是世界上最典型的环境公害病之一。水俣病最早于 1953 年发生在日本九州岛南部的熊本县水俣镇，由于当时未弄清病因，故以发生地命名为水俣病。经数年广泛的调查和研究，日本熊本国立大学医学院的学者发现水俣病的元凶就是生产聚氯乙烯和醋酸乙烯过程中所用的含汞催化剂，其废水未经处理排放至海湾，而水中的汞通过食物链富集在鱼和贝类中，人食用了这种污染了的鱼贝而导致甲基汞中毒，引发水俣病。

　　最先出现水俣病症状的动物是猫。在人类出现水俣病症状前，该地区的猫群出现"猫舞蹈症"，病猫步态不稳，抽搐、麻痹，甚至跳海。究其原因，与猫喜欢吃腥有关。

　　继水俣镇之后，1965 年上半年，在新潟县阿贺野川流域发现了汞中毒患者，被称为新潟水俣病，1973 年在有明海南部沿岸的有明町等地再次发生了水俣病。20 世纪 60 和 70 年代，我国东北松花江流域曾发生严重的汞污染事件，病情类似水俣病。

一、病因和发病机制

1. 病因

　　由于无机汞污染水体后，沉积在水底的淤泥中，经微生物转化成为甲基汞，水中甲基汞经生物富集作用，使鱼体内汞和甲基汞含量均超标，人长期食用含有甲基汞的海产品，使汞在体内蓄积，引起慢性中毒。

　　水俣病的危害大，孕妇吃了被甲基汞污染的海产品后，可能引起婴儿患先天性水俣病，就连一些健康人（可能是受害轻微，无明显症状）的后代也难逃厄运。

2. 发病机理

　　甲基汞具有脂溶性、原形蓄积和高神经毒性三项特性。当人食入含甲基汞的食物或水后，甲基汞进入胃内与胃酸作用，产生氯化甲基汞，经肠道几乎全部吸收进入血液（无机汞只有 5％被吸收）；氯化甲基汞在红细胞内与血红蛋白中的巯基结合，随血液输送到全身各器官。氯化甲基汞，能通过血脑屏障，进入脑细胞；还能透过胎盘屏障，进入胎儿脑中。脑细胞富含类脂质，而脂溶性的甲基汞对类脂质具有很高的亲和力，很容易蓄积在脑细胞内。甲基汞在细胞中呈原形蓄积，以整个分子损害脑细胞，这种损害的表现具有进行性和不可逆性。

二、临床表现

甲基汞中毒的典型临床表现是感觉障碍、运动障碍、视力障碍、听力障碍和语言障碍。大多数患者为亚临床型，仅有部分出现上述症状或仅有类似多发性神经炎的表现，或全无临床症状。一般临床上分为三种类型。

1. 急性或亚急性中毒

急性或亚急性中毒的大部分患者，其表现为：①感觉障碍，自觉先有口周麻木，继而出现手足末端麻木感；②动作障碍，解纽扣动作笨拙，拿筷子不牢等；③语言障碍，说话不清或失语；④视力障碍，向心性视野缩小，但视力往往正常；⑤听力障碍，听力下降甚至丧失。这些症状逐渐加重，最终可导致全身瘫痪，吞咽困难，痉挛致死。

2. 慢性中毒

往往没有自觉症状，多半是在本人体检时才被发现。常见的神经系统症状和体征有不同类型：①Hunter-Russell 综合征，急性、亚急性患者多数有此症状，主要表现为末梢感觉减退，视野向心性缩小，听力障碍及共济失调；②多发性神经炎型，表现为手套、袜套式知觉障碍和口周感觉迟钝；③肌肉萎缩型，常有肌肉萎缩合并感觉障碍；④脑血管障碍型，可缓慢出现半身偏瘫；⑤痴呆型，表现为智力与性格障碍。此外，其他系统的症状还有共济失调、平衡障碍、视野缩小及眼球运动障碍、语言障碍等。

3. 先天性甲基汞中毒

患儿具有明显的神经系统发育障碍，多在出生后 3 个月内表现出来。临床表现为智力障碍，重者对任何事物无反应，多数呈白痴；性格障碍，呈呆板、无情、易怒、易惊恐；视力障碍，如斜视；听力障碍，可见听力减退甚至耳聋；运动功能失调及出现原始反射、病理反射等。其血、尿、头发中的汞含量明显升高。

三、诊断

根据流行病史、临床表现结合实验室检查可作出诊断，尿汞、血汞明显升高可确诊。

1. 尿液检查

尿汞明显升高，尿内如含汞＞0.02mg/L，一般可证明此病。

2. 血液检查

（1）血常规检查　常伴外周血白细胞总数升高、核左移。

（2）血汞检查　血汞明显升高，正常值＜2mg/L。

（3）血液生化检查　血中 α_2 球蛋白和还原型谷胱甘肽增高，血中溶酶体酶、红细胞胆碱酯酶和血清巯基等降低。

3. 脑电图

可有脑电图波幅和节律电活动的改变，周围神经传导速度减慢。

4. 其他

根据需要选择 X 线胸片、B 超、心电图、脑 CT 等检查。心电图检查常为异常，如出现心律不齐等。

四、防治

1. 预防

（1）从事与汞相关的工作必须采用密闭操作，工作间安装通风、排气设备，使用汞及其制剂应避免撒落，含甲基汞的废水必须经过处理才能排入河中。

（2）从事与汞相关的工作人员，须多吃排汞食物。①绿豆：绿豆性味甘寒，解金石、砒霜、草木诸毒。对汞中毒有防治作用，可加速汞在体内的代谢转化并向外排泄。经常接触汞者，在日常饮食中应多吃些绿豆汤、绿豆粥、绿豆芽。②猪血：猪血有利肠通便、清除肠垢之功效。猪血中的血浆蛋白被人体内的胃酸分解后，能产生一种解毒、清肠的分解物，这种物质能与侵入人体内的汞微粒发生生化反应，然后从消化道排出体外。③茶叶：茶叶中含有茶多酚、多糖和维生素 C，具有加快体内汞排泄的作用。④胡萝卜：胡萝卜含有大量的果胶，果胶与汞结合能有效地降低血液中汞离子的浓度，加速体内汞离子的排出，对汞中毒有一定的预防作用。

（3）防止孕妇、哺乳期妇女、小儿摄食被汞污染的水生动物。

（4）孕妇可做相关的检查，提前发现，及早采取措施。

2. 药物治疗

常用的排汞药物有二巯基丁二酸钠、二巯基丙磺钠、青霉胺等，其中前两者效果好于后者；后者以乙酰消旋青霉胺效果最好，但有副作用。

3. 预后

本病预后不良，先天性水俣病尤为严重。

五、健康指导

（1）注意生活细节，减少接触汞的机会。避免使用含汞的美容增白化妆品；慎用治疗皮肤病、疮、关节炎、盆腔炎等的口服、外用、熏蒸的含汞中药；禁止食入被汞污染的食物。

（2）严格规范操作，加强个人防护，避免职业性中毒。

（3）长期接触汞者，多吃排汞食物。如绿豆、猪血、茶叶、胡萝卜等。

（4）患者恢复饮食后，要进食一些容易消化，含 B 族维生素和维生素 C 丰富且含有较高蛋白质的饮食。

（5）宜吃清淡、有营养、流质的食物，如米汤、菜汤、藕粉、蛋花汤、面片等。

（6）宜吃容易消化、促进排便的食物，如蔬菜（海带、胡萝卜等），水果（山楂、菠萝、木瓜等）及富含膳食纤维的食物（糙米、全谷类及豆类等），可帮助排便，将体内残余的毒素排出。

第三节 痛痛病与健康

痛痛病又叫骨痛病，是指人因长期食用含镉的食物而引起的镉中毒症。痛痛病是因镉对人类生活环境的污染而引起的，影响面很广，受害者众多，所以被公认为是公害病。

痛痛病是 1950 年首先发生在日本富山县神通川流域的一种怪病，因为患病后全身非常疼痛，终日喊痛不止，因而取名痛痛病（亦称骨痛病）。在日本富山县，当地居民饮用神通川河水，并用河水灌溉两岸的庄稼。后来，日本三井金属矿业公司在该河上游修建了一座炼锌厂。炼锌厂排放的废水中含有大量的镉，整条河都被炼锌厂的含镉污水污染了，河水、稻米、鱼虾中富集大量的镉，然后又通过食物链，使这些镉进入人体后富集下来，使当地的人们得了这种奇怪的痛痛病。痛痛病在当地流行 20 多年，造成 200 多人死亡。

痛痛病不仅在日本发生过，在其他国家也有发现，我国广西某些地区，就有人患有痛痛病。

一、病因和诱因

本病的主要病因为慢性镉中毒，而性激素紊乱、缺钙、低蛋白血症、维生素 D 缺乏以及锌和镉的拮抗作用等是本病的诱因。也有学者提出痛痛病可能是维生素 D 缺乏性骨软化。

二、临床表现

本病的潜伏期一般为 2～3 年，长的可达 30 年，常发生于 40 岁以上的经产妇，主要临床表现为早期腰背、膝关节疼痛，疼痛程度逐渐加剧，范围逐渐扩大，可遍及全身，性质为刺痛，止痛药无效。患病数年乃至数十年后不能行走，轻微外力即可使其全身骨骼发生多处骨折或弯曲，甚至咳嗽、打喷嚏也可引起骨折，与骨软化症的症状有相似之处，最后可因全身极度衰弱、继发感染和并发其他疾病而死亡。钙摄入不足、妊娠、更年期和年老等因素可促使痛痛病的发生或加剧。

三、诊断

根据实验室检查结合临床体征，加上 X 线检查可确诊。

1. 实验室检查

有轻度贫血，血清白蛋白、无机磷降低，而碱性磷酸酶明显升高。血糖和肝功能一般正常，肾皮质功能低下。多数患者有多尿症状，尿蛋白、尿糖常呈阳性，尿中镉排泄量增加。

2. X线检查

典型的痛痛病患者骨骼的X线检查特征是骨萎缩，多发性病理性骨折，骨骼变形（如骨盆、肋骨、胸椎、腰椎等），骨弯曲等。

3. 病理变化

骨的病理改变为骨软化和骨质疏松。骨质软，用刀易切断，几乎没有成骨细胞是其特征。肾脏有明显的萎缩，组织学上表现为高度的老年性动脉硬化性肾萎缩。肾小球没有明显变化；肾小管萎缩，上皮扁平化，内腔扩大；肾间质弥漫性纤维化。

四、防治

1. 预防

痛痛病是由于镉造成的环境污染所致，建立健全的镉的卫生标准是防止痛痛病发生的根本措施。我国已经建立食品、环境镉的卫生标准，并对作业场所空气中镉的允许浓度做出了明确规定。具体标准如下。

（1）食品标准中镉的允许限量　大米0.2mg/kg，面粉、薯类0.1mg/kg，杂粮0.05mg/kg，蔬菜0.05mg/kg，鱼肉0.1mg/kg，蛋0.05mg/kg，水果0.03mg/kg。

（2）环境标准中镉的最高允许浓度　饮用水、地面水0.01mg/L，灌溉用水、渔业用水0.005mg/L，工业废水0.1mg/L。

（3）作业场所空气中镉的最高允许浓度　0.1mg/m³。

另外，瑞典、美国和英国对日用品中的镉含量也做出了限定，规定日用品中可溶性镉的最高允许浓度分别为0.1mg/kg、0.5mg/kg和2.0mg/kg。

2. 治疗

痛痛病至今尚无特效的治疗方法，而且体内蓄积的镉也没有安全有效的排除方法。痛痛病的治疗，除用络合剂疗法即化学促排外，主要是脱离镉接触和增加营养。一般可服用大量钙剂、维生素D和维生素C，通过还原作用促进氨基酸上醛基的羟基化以有利于胶原蛋白的生成。晒太阳和用石英灯照射效果亦佳。这些措施亦适用于一般的婴幼儿及老年人的软骨症和骨质疏松的治疗和预防。其实质是补充钙、锌及其他有益的微量元素以代替镉，从而缓减和消除镉的毒害。

五、健康指导

（1）焙烧砷矿、生产含砷农药、使用砷化合物生产时，应加强通风、防尘、防毒工作。操作时戴防毒面具。搞好车间卫生，建立定期清扫制度，不在车间内进食和吸烟。定期测定空气中的镉浓度。

（2）注意生活细节，尽可能减少镉的接触和污染。明确吸烟的镉危害，不抽烟或尽量少抽烟；回收镍镉电池，尽可能消除污染源；注意食品加工和储存过程中的镉污染，不用带彩色图案的餐具存放酸性食品。

（3）有慢性呼吸系统疾病、肾脏疾病、肝脏疾病、贫血、高血压、骨软化症者不宜从事镉作业。

（李秋惠　劳凤学）

第二章
癌症与健康

第一节 | 肝癌与健康

一、概述

    肝癌是指发生于肝脏的恶性肿瘤，包括原发性肝癌和转移性肝癌两种，人们通常所说的肝癌多指原发性肝癌。原发性肝癌是我国常见的恶性肿瘤之一，指肝细胞或肝内胆管上皮细胞发生的恶性肿瘤。自 19 世纪末建立了其科学的病理分类基础至今，人们对肝癌的研究已有上百年的历史。但是，由于基础研究和临床研究存在的诸多问题，其进展非常缓慢。在我国，直到 20 世纪 50 年代末 60 年代初肝癌的基础研究才兴起，肝癌的发病与乙型肝炎病毒（HBV）、黄曲霉毒素（AFT）、饮水污染等因素的相关性的发现，加快了肝癌研究的步伐。70 年代，甲胎蛋白（AFP）的临床应用加快了小肝癌的研究。

    在肝癌外科治疗方面，1887 年，德国的 Langenbuch 首次成功切除了肝左叶实体肿瘤；1899 年，美国的 Keen 又成功地切除了首例原发性肝癌，它们共同奠定了肝癌外科治疗的基础。在我国，1958 年肝切除治疗原发性肝癌的文献报告打破了肝脏是外科手术的"禁地"的传统观点。由于当时的手术病例均为大肝癌，加之规则性肝切除方法复杂、费时，术中出血量大，以致手术成功率较低，死亡率高达 30％以上。直到 80 年代中期，人们才对原位切肝技术作了部分改进，并在临床上推广应用。经过多年技术的发展及现代影像技术的推广，目前手术治疗有了大的发展，使其具有简便、省时、出血少、对血液动力学无影响等优点。

    根据最新统计，全世界每年新发肝癌患者约 60 万，居恶性肿瘤的第 5 位。原发性肝癌按细胞分型可分为肝细胞型肝癌、胆管细胞型肝癌及混合型肝癌。按肿瘤的形态可分为结节型、巨块型和弥漫型。原发性肝癌在我国属于高发病，一般男性多于女性。中国是乙肝大国，我国的肝癌多在乙肝肝硬化的基础上发展而来，同时，丙肝患者也在逐渐增加，丙肝后也会发展为肝癌。目前，我国发病人数约占全球肝癌患者的 55％。由于原发性肝癌起病隐匿，早期没有症状或者症状不明显，但进展迅速，因此，确诊时大多数患者已经为局部晚期或发生远处转移，治疗困难，预后很差。如果仅采取对症支持治疗，自然生存时间很短，因此，肝癌已经成为严重威胁我国人民身体健康和生命的一大杀手，其危险性值得重视。

二、流行病学

1. 地区分布

世界上肝癌的发病率和死亡率均存在明显的地区差异。我国肝癌的地区分布特征是东南地区高于西北、华北和西南地区，沿海高于内陆，沿海岛屿和江河海口处又高于沿海其他地区。肝癌发病率较高的地区有江苏省启东市、福建省同安县、广西壮族自治区扶绥县等。农村肝癌患者的死亡率略高于城市。高发地区的气候具有温暖、潮湿、多雨的特点，其年平均气温 30℃以上，相对湿度 80％以上。

2. 时间分布

发达国家原发性肝癌的发病率有上升趋势，而发展中国家有下降趋势。我国原发性肝癌经年龄标化后发病率是下降的。有研究显示，45 岁以下原发性肝癌的发病率明显下降，但是 45 岁以上肝癌发病率明显上升。国外文献报道原发性肝癌的发病高峰在 60 岁，但近年研究发现肝癌的发病率和死亡率有向小年龄组推移的趋势。我国原发性肝癌的发病率从 30 岁组开始明显上升，至 45 岁组达到高峰。

3. 性别分布

全球各地调查表明，男性原发性肝癌的发病率明显高于女性，通常男女比例为2：1～4：1。我国是肝癌的高发区，肝癌标化发病率男性为 35.2/10 万，女性为13.3/10 万，男性发病率高于女性。从地区分布来看，低发地区为 1：1，而高发地区为 6：1。世界上原发性肝癌的发病高峰年龄段根据性别、地区不同而有所区别。但在几乎所有的地区，女性发病的高峰年龄段都比男性大 5 岁左右。

三、病因

总体来说，原发性肝癌的病因至今未能完全阐明，但已证明与以下因素密切相关。

1. HBV 和丙型肝炎病毒（HCV）感染

长期的临床观察发现，肝炎、肝硬化、肝癌是不断迁移演变的三部曲。一般认为乙型肝炎病毒和丙型肝炎病毒感染为主要危险因素。流行病学统计表明，全世界HBV 携带者约 3 亿，其中约 1.2 亿在中国。我国是乙型病毒性肝炎的高发区，HBV 感染是我国肝细胞癌发生最主要的因素。HBV 与肝细胞癌有密切的关系，两者相关率高达 80％。肝癌发生的另一重要因素是 HCV 感染，HCV 感染可导致慢性肝炎、肝硬化，与肝细胞癌的发生关系密切。同时感染 HBV 与 HCV 对肝癌的发生有联合效应，使其相对危险性更高。

2. 黄曲霉毒素

黄曲霉毒素 B1（AFB1）是我国肝癌发生的重要危险因素，黄曲霉毒素 B1（AFB1）污染的分布图与肝癌高发区的地理分布几乎完全一致，AFB1 水平与肝癌发病率高度相关。AFB1 主要在温暖、潮湿环境下的玉米、花生、稻米和小麦等谷物中产生。长期接触低水平的 AFB1 增加了肝癌发生的风险。黄曲霉毒素与 HBV 感染产生协同作用，增加患肝癌的风险。

3. 酒精

俗话说"酒伤肝"，长期酗酒或每天饮用 50～70 g 酒精的人群是发生肝癌的高危人群，酗酒与肝硬化有紧密联系，但酗酒并不是肝癌的直接病因。很多报道显示酒有类似于催化剂的作用，能够促进肝癌的发生和进展，有长期酗酒嗜好者容易诱发肝癌。这是由于酒精进入人体后，主要在肝脏进行分解代谢，酒精对肝细胞的毒性使肝细胞对脂肪酸的分解和代谢发生障碍，引起肝内脂肪沉积而造成脂肪肝。饮酒越多，脂肪肝也就越严重，进而可引起肝纤维化、肝硬化、肝癌的发生。如果病毒性肝炎患者再大量酗酒，会大大加快、加重肝硬化的形成和发展，促进肝癌的发生。国内外很多学者都在研究吸烟与肝癌的关系，有报道称吸烟与肝癌之间有联系，但也有报道称它们无明显关联。目前尚不能证明单独吸烟因素对肝癌的作用。

4. 饮食相关因素

肝癌的发生与生活习惯息息相关。长期进食霉变食物（如前所述的黄曲霉毒素）、含亚硝胺的食物以及微量元素硒缺乏也是促发肝癌的重要因素。当摄食大量的含有亚硝酸盐的食物时，亚硝酸盐在体内蓄积不能及时排出，可以在体内转变成亚硝胺类物质，亚硝酸盐含量较高的食物以烟熏或盐腌的肉制品为主，具有明确的致癌作用。

5. 遗传因素

肝癌具有明显的家族聚集性和遗传易感性，患者一级亲属的发病率明显高于二级亲属，并且都高于群体发病率。

6. 肝硬化

肝癌患者 80％以上合并有不同程度的肝硬化。在我国，大多数肝硬化是由慢性乙肝发展而来的。长期肝炎病毒的感染致使机体的免疫力下降，不能消除的病毒引起反复的肝细胞坏死、增生，最终演化成肝硬化。在肝细胞不断增生的过程中，可出现局灶性腺瘤样增生，后者易受致癌因素的作用而发生癌变，从而演变为肝癌。

7. 疾病因素

某些疾病能增加肝癌发生的危险性，如肥胖、糖尿病、非酒精性脂肪肝（指排除了酒精和其他明确的损肝因素所致的肝脏的脂肪沉积而引起的一系列临床病理综合征）、寄生虫感染等。

8. 其他因素

有研究显示肝癌的发生可能与饮水污染有密切的关系，认为沟塘水中的微囊藻毒素可能是肝癌的促进剂。研究表明，长期服用某些药物如抗癫痫药（苯巴比妥、鲁米那）、降压药、避孕药、解热镇痛药（安乃近）、激素类药物（甲基睾丸素、去氢甲睾酮、康复龙）等可能与原发性肝癌的发生有关。目前比较明确的职业致癌物是氯乙烯，常影响金属清洗工人，多为呼吸道吸入。还有近十多年来发现多种职业因素如橡胶制品，接触苯、亚硝胺等；炼油作业，接触苯可溶物；沥青作业，接触苯并（a）芘等可能与肝癌的发生有关。社会心理因素对恶性肿瘤的发生、发展及转归也有着深刻的影响。

四、临床表现

肝癌的早期表现很不典型，少数患者可出现慢性基础肝病的相关症状，无特异性，症状如下。

（1）食欲明显减退、纳差、腹胀不适、消化不良，有时可出现恶心、呕吐、腹泻等症状。

（2）右上腹闷胀、隐痛，多以持续性胀痛或钝痛为主。

（3）乏力、消瘦、不明原因的发热。

（4）黄疸、皮肤瘙痒。

（5）常表现为鼻衄、牙龈出血、皮下出血等症状。

一旦出现典型症状，往往已达到肝癌晚期，具体的症状体征如下。

（1）肝区疼痛　肝区疼痛为肝癌患者最常见的症状，多呈持续性胀痛或钝痛，随着病情的发展而加剧。疼痛主要是由于肿瘤迅速生长牵拉肝包膜所引起。根据病变部位的不同，疼痛部位稍有不同，病变位于肝右叶为右季肋区疼痛，位于肝左叶则为剑突下疼痛，但总体而言，以右上腹疼痛最常见。可有牵涉痛，若病变侵犯膈，疼痛可放射至右肩或右背。癌结节破裂出血时，可突然引起剧烈腹痛，并有腹膜刺激征。如出血量大，可导致休克。

（2）肝肿大　肝脏进行性肿大，质地坚硬，表面凹凸不平，有大小不等的结节或巨块，边缘钝而不整齐，常有不同程度的压痛。肝癌突出于右肋弓下或剑突下时，上腹可呈现局部隆起或饱满。如癌肿位于膈面，则主要表现为膈抬高而肝下缘不下移。由于肝动脉血管丰富而迂曲，或因巨大的癌肿压迫肝动脉或腹主动脉，动脉内径骤然变窄，有时可在贴近肿瘤的腹壁上听到吹风样血管杂音。

（3）黄疸　当血清总胆红素浓度超过 $34\mu mol/L$ 时，可出现黄疸。黄疸首先出现于巩膜、硬腭后部及软腭的黏膜上，随着血中胆红素浓度的继续增高，黏膜黄染更明显时，才会出现皮肤黄染。巩膜黄染的特点是连续性，近角巩膜缘处黄染轻、黄色淡，远角巩膜缘处黄染重、黄色深。黄疸一般在晚期出现，阻塞性黄疸多见，是由于癌肿压迫或侵犯胆管，或肝门转移性淋巴结肿大压迫胆管引起胆道梗阻所致。少数为肝细胞性黄疸，是由于肝细胞损害而引起。

（4）肝硬化 失代偿期肝硬化患者均可出现门静脉高压的表现。伴有肝硬化门静脉高压的肝癌患者可有腹水、脾肿大、静脉侧支循环形成、腹壁静脉曲张等表现。腹水是肝硬化晚期最突出的临床表现，一般为漏出液，血性腹水多因癌肿侵犯肝包膜或向腹腔内破溃而引起，偶因腹膜转移癌所致。脾肿大发生在门静脉高压时，脾脏由于慢性淤血，脾索纤维增生而出现轻、中度肿大，脾肿大时可伴脾功能亢进，全血细胞减少。门静脉高压时，静脉回流受阻，使门静脉与腔静脉之间形成侧支循环，临床上重要的侧支循环有三条：食管胃底静脉曲张、腹壁静脉曲张、痔静脉曲张。食管胃底静脉曲张如食用粗糙食物、胃酸侵蚀或腹内压突然升高，可致曲张静脉破裂出血，表现为呕血、黑粪、休克，甚至诱发肝性脑病，严重时可危及生命。高度腹壁静脉曲张时，可以从腹壁观察到呈水母头状的静脉。痔静脉曲张可形成痔核，破裂时引起便血。此外，还可出现皮肤的蜘蛛痣、肝掌等，这与肝脏对雌激素的灭活作用减弱有关。蜘蛛痣指皮肤小动脉末端分支性扩张所形成的血管痣，形似蜘蛛，多出现于面、颈、手背、上臂、前胸和肩部等处，其大小不等。肝掌指掌的大、小鱼际处常发红，加压后褪色。

（5）恶性肿瘤的全身性表现 患者多表现为进行性消瘦、不明原因的发热、食欲不振、乏力、营养不良和恶病质等，还有的表现为出血倾向（牙龈、鼻出血及皮下瘀斑等）。少数肝癌患者，可有特殊的全身表现，即由于肝癌组织本身代谢异常或癌组织对机体产生的多种影响引起的内分泌或代谢紊乱的症候群称为伴癌综合征，以低血糖、红细胞增多症较常见，其他少见的有高钙血症、高脂血症、性早熟、类癌综合征等。

（6）肝性脑病、肝肾综合征 肝性脑病又称肝昏迷，是继发于严重肝病的、以代谢紊乱为基础的中枢神经系统功能失调综合征，分为有症状性肝性脑病和轻微肝性脑病。有症状性肝性脑病的主要临床表现是意识障碍、行为异常和昏迷。轻微肝性脑病是指临床上无明显的肝性脑病的症状、体征，但通过心理智能测试或神经电生理等检查可发现异常。肝性脑病常由消化道出血、大量利尿剂、电解质紊乱以及继发感染等诱发。肝性脑病是原发性肝癌终末期最严重的并发症，一旦出现死亡率高，预后不良。肝肾综合征又称急性功能性肾功能衰竭，是指因失代偿性肝硬化、暴发性肝炎、急性肝坏死等多种严重肝病所引起的功能性肾功能衰竭，表现为自发性少尿或无尿、氮质血症、稀释性低钠血症和低尿钠，但肾却无重要病理改变。

（7）转移灶症状 肝癌可发生肝内转移及肝外转移。肝内转移最初多为肝内播散性转移，易侵犯门静脉及其分支并形成瘤栓，脱落后在肝内引起多发性转移灶。如果门静脉主干支瘤栓阻塞，往往会引起或加重原有的门静脉高压，导致上消化道大出血。肝癌还可通过肝外途径转移至肺、肾脏、骨骼等，偶可种植在胸腔、腹膜引起胸水、腹水，女性还可种植在卵巢，产生相应症状。颅内转移癌可有神经定位体征。有的患者以转移灶为首发症状。

肝癌的一些典型症状只有当疾病进展到中晚期时才会发生，而那时往往已经丧失了手术机会，因此平时的自我检查非常重要。当感觉疲惫乏力持续不能缓解，腹部右上方感觉钝痛、有压迫感和不适感等，体重减轻，时有原因不明的发热及出现黄疸，这些都很可能是肝病的预兆。对于具备高危因素同时出现上述情况者，应该警惕肝癌的可能性。应尽早前往医院检查。

五、辅助检查

辅助检查包括血清甲胎蛋白（AFP）、肝功能、肝炎病毒标志物及抗体检测，影像学检查和病理检查。

1. 血清甲胎蛋白（AFP）

血清 AFP 及其异质体是诊断肝癌的重要指标和特异性最强的肿瘤标记物。国内常用于肝癌的普查、早期诊断、术后监测和随访。对于 AFP≥400μg/L 超过 1 个月，或≥200μg/L 持续 2 个月，排除妊娠、生殖腺胚胎源性肿瘤和活动性肝病后，应该高度怀疑肝癌；关键是同期进行影像学检查（CT/MRI）观察是否具有肝癌特征性占位的表现。尚有 30%～40% 的肝癌患者 AFP 检测呈阴性，包括肝内胆管细胞癌（ICC）、高分化和低分化原发性肝癌，或原发性肝癌已坏死液化者。由于 AFP 对肝癌诊断的阳性率仅为 60%～70%，且有时差异较大，因此，仅靠 AFP 不能诊断所有的肝癌，强调需要定期检测和动态观察，尽早完善影像学检查，或者在 B 超引导下穿刺活检来明确诊断。做到早发现、早诊断、早治疗。还有多种血清酶可用作肝细胞肝癌辅助诊断的标志物，详细内容可参见专业书籍。

2. 肝功能异常

肝癌时可出现天冬氨酸氨基转移酶（AST）和丙氨酸氨基转移酶（ALT）、血清碱性磷酸酶（AKP）、乳酸脱氢酶（LDH）及胆红素升高，而白蛋白降低等肝功能异常。

3. 乙肝表面抗原或"两对半"定量检查、丙肝抗体检查

4. 影像学检查

现代医学影像学手段为肝癌的诊断提供了很大的帮助，为肝癌的定位、定性、定量、定期和制订治疗方案提供了可靠的依据。

（1）B 超　B 超为非侵入性检查，对人体组织无任何不良影响，其操作简单、直观准确、费用低廉、方便无创、广泛普及，可用于肝癌的普查和治疗后随访。

（2）电子计算机断层成像（CT）　CT 已经成为肝癌诊断和鉴别诊断的常规检查手段。腹部 CT 增强扫描可清楚地显示肿瘤的大小、数目、形态、部位、边界、肿瘤血供丰富程度以及与肝内管道的关系。这些对于进一步明确诊断、与其他良性肝脏占位性病变鉴别、明确肝癌的分期分级及指导治疗及判断预后均有重要意义。通过影像分析软件还可对肝脏内各管道进行重建，可以精确到各肝段血管的走行，肿瘤与血管的关系，从而模拟手术切除平面，测算预切除肿瘤的体积和剩余肝体

积，极大的提高手术的安全性。

（3）肝脏 MRI   MRI 具有无放射性辐射，组织分辨率高，可以多方位、多序列成像的优点。对肝癌病灶内部的组织结构变化如出血坏死、脂肪变性以及包膜的显示和分辨率高；可用于对良、恶性肝内占位性病变的鉴别，尤其是与血管瘤相鉴别；能够提高小肝癌的检出率，可以作为 CT 检查的重要补充。

（4）正电子发射计算机断层成像（PET-CT）   PET-CT 可以反映肝脏占位病变的生化代谢信息，又可通过 CT 形态显像进行病灶的精确解剖定位，全身扫描可以了解整体状况和评估肿瘤转移情况，更能全面地判断肿瘤的分期及预后。但是价格较为昂贵，且对肝癌临床诊断的敏感性和特异性还需进一步提高，一般不作为首选检查。

（5）选择性肝动脉造影   选择性肝功能造影是侵入性检查，因肝癌富含血供，且以肝动脉供血为主，因此选择性肝动脉造影可以明确显示肝脏的小病灶及肿瘤血供情况，在明确诊断后还可以通过注射碘油来堵塞肿瘤供养血管达到治疗目的，适用于其他检查后仍未能确诊的患者。

5. 病理检查

肝穿刺活检或者肝外转移灶活检或对手术切除的组织标本进行病理组织学和/或细胞学检查是诊断原发性肝癌的金标准。但肝穿刺活检时，应注意防止肝脏出血和针道癌细胞种植，禁忌证是有明显出血倾向，患有严重心、肺、脑、肾疾患和全身衰竭的患者。

六、治疗

通常，对于每一例肝癌患者，都需要在外科、影像科、介入科、肿瘤内科等多学科互相协作、联合诊疗的基础上实行个体化治疗。如果能够得到正确合理的治疗，肝癌的远期疗效还是比较理想的。肝癌总的治疗原则是早期发现、早期诊断以及早期合理规范化的综合治疗。

1. 手术治疗

目前，手术治疗仍然是肝癌治疗的最有效手段，分为肝切除术和肝移植术。

肝切除术要最大限度地完整切除肿瘤，做到切缘无残留肿瘤；同时要最大限度地保留正常肝组织，降低手术死亡率和并发症。能否切除和切除的疗效除了与肿瘤大小和数目有关外，还与肝脏功能、肝硬化程度、肿瘤部位、肿瘤界限、有无完整包膜及静脉癌栓等有非常密切的关系。手术切除前要对患者的一般情况及肝功能等进行全面评价，要求患者一般情况良好，即没有心、肺、肾等重要脏器的器质性病变，肝功能正常或接近正常，肝功能储备好，同时没有肝外肿瘤转移灶，肿瘤部位局限，而非弥漫性分布等。通常采用 Child-Pugh 分级（根据胆红素、白蛋白、肝性脑病、腹水、凝血酶原时间延长指标综合评分）和 ICG 清除试验等评价肝功能储备情况。早期肝癌手术切除后 1 年生存率达 80％以上，5 年生存率达 50％以上。

如在术后辅以综合性治疗，可以获得更好的效果。

外科手术治疗的另一种方法为肝移植术。目前，在我国肝移植术对肝癌患者来说只是作为补充治疗。关于肝癌肝移植术的适应证有很多标准，主要包括肿瘤的大小、数目和有无血管浸润及淋巴结转移。综合来说，这些标准对于有无大血管侵犯、淋巴结转移及肝外转移的要求比较一致，但对肿瘤大小和数目的要求不尽相同。应根据供受体的需求比例做出综合判断来选择适应证。一般认为，如果合并肝硬化，肝功能失代偿（Child-Pugh C 级），且符合移植条件，应该首选肝移植术。

2. 其他治疗

其他治疗包括射频消融、微波消融、高强度聚焦超声、肝动脉介入治疗、酒精注射、冷冻治疗、放疗、分子靶向治疗、免疫治疗和中医中药治疗等，主要用于由于各种原因不能接受手术治疗的患者。几种常用的治疗方法如下。

（1）射频消融和微波消融 射频消融是指电流在频率为 $200\sim1200kHz$ 内的一种高频振荡，组织中的离子在电极周围产生相同频率的振荡，相互摩擦产热，达到 $60℃$ 时，组织学检查证明肿瘤细胞的蛋白质、DNA 变性，肿瘤组织完全失活，当温度上升到 $60\sim100℃$ 时，肿瘤组织发生凝固性坏死，即将组织内累积的电磁能转变为热能，通过热凝作用杀灭肿瘤。微波消融是利用微波天线近场的生物致热效应，使肿瘤蛋白质变性，从而达到治疗肿瘤的目的。

（2）肝动脉介入治疗 肝动脉介入治疗即将导管通过动脉置管到达肝动脉，再向其中注入栓塞剂或抗癌药的方法，可用于不能手术切除的中晚期肝癌患者或可以手术切除，但由于其他原因（如高龄、严重肝硬化等）不能或不愿接受手术的患者。肝动脉介入治疗能够达到控制疾病、延长生存的目的。

（3）分子靶向药物治疗肝细胞肝癌 近年来，应用分子靶向药物治疗肝细胞肝癌已成为新的研究热点，受到高度的关注和重视。新的分子靶向药物索拉非尼能够延缓肝癌的进展，明显延长肝癌晚期患者的生存期限，且安全性较好。目前，索拉非尼已相继获得欧洲 EMEA、美国 FDA 和我国 SFDA 等批准，用于治疗不能手术切除和远处转移的肝癌。

七、预防及健康指导

综上所述，肝癌的早期症状不明显，很容易被忽视，一旦出现典型症状往往已到肝癌晚期，此时进行治疗预后差，生存率低，因此，早期发现、早期诊断、早期治疗和预防工作显得尤为重要。

1. 病因预防

（1）避免 HBV 和 HCV 感染，积极注射乙肝疫苗。乙肝疫苗全程需接种 3 针，按照 0、1、6 个月的程序接种。新生儿接种乙肝疫苗要求在出生后 24 h 内接种，越早越好。同时切断传播途径，如输血等。

（2）戒除不良的生活方式或习惯，忌烟酒，不要吃霉变的粮食，如霉变花生、玉米等，少吃腌制肉制品等。选择在阴凉干燥处保存粮食。

（3）避免饮用被污染的水，注意饮用水卫生。

（4）饮食宜清淡、易消化、均衡，不宜进食过多高蛋白、高脂肪的食品，控制体重。

2. 早期发现、早期诊断、早期治疗

对 35 岁以上，尤其是男性，伴有乙肝病毒和（或）丙肝病毒感染、嗜酒等高危因素的人群进行肝癌普查，每半年进行一次血清 AFP 测定和 B 超检查。对 AFP ＞400μg/L 而 B 超检查未发现肝脏占位者，在排除妊娠、活动性肝病以及生殖腺胚胎源性肿瘤后应进行 CT 和（或）MRI 等检查。如 AFP 出现升高但并未达到诊断标准，除了应该排除上述可能引起 AFP 增高的情况外，还应密切追踪 AFP 的动态变化，将 B 超检查间隔缩短至 1～2 个月，需要时进行 CT 和（或）MRI 检查。若高度怀疑肝癌，则建议进行肝动脉碘油造影检查。应高度警惕厌食、乏力、精神差、长时间低热、水肿、肝区疼痛等症状，做到早发现。

一旦确诊肝癌，应根据肿瘤的大小、部位、有无肝内外转移及患者的全身情况选择合理的肝癌个体化治疗方案。应避免情绪波动，保持乐观的精神状态，尽量避免或减少引起情绪波动的各种刺激活动，避免过度劳累，避免食用辛辣刺激、粗硬的食物。肝癌手术后定期复查非常重要，应定期进行影像学检查以及动态监测 AFP 变化。

第二节 食管癌与健康

一、概述

食管癌是从下咽到食管胃结合部之间食管上皮来源的恶性肿瘤，是我国最为高发的恶性肿瘤之一。据考证，2000 多年以前在我国豫西一带已有食管癌的流行，俗称"噎食病"或"嗝食病"。

对食管癌的病因进行比较系统的研究是从 20 世纪 50 年代末开始的。50 年代末，我国科学家深入林县农村进行大规模的人群调查，发现该地区食管癌的发病率之高实为罕见。正是这些科学家们的开拓性工作使食管癌这一特殊的、呈区域性发病模式的疾病得到了国内外学者的重视。80 年代初期，一些西方学者也开始了对食管癌的研究。通过对人群的调查、对生活习惯和膳食结构的分析、水土分析等，科学家们提出了许多食管癌的危险因素，如亚硝胺、霉菌毒素、热饮、快饮、烟熏和腌制（酸菜）食物、维生素缺乏等。除环境因素外，机体本身的因素，如免疫状况、遗传因素等在食管癌的发生中也发挥着不可忽视的作用。深入了解环境和机体内在因素之间的相互关系对正确认识食管癌的发病具有重要意义。

食管癌的外科治疗，至今已有百余年的历史。1877 年，Czerny 首次为 51 岁的女性患者做了颈段食管癌切除并获得成功。1913 年，Torek 首次成功地进行了胸部食管癌切除。从 1877 年到 1940 年约 60 年的时间内，全世界成功的手术病例不到 50 例。由于技术条件的限制，手术死亡率达 50%以上。此前的手术，多数为食管造瘘术，由于破坏了正常的食物通道，患者术后的生存质量很低。1938 年，Marshall 和 Adams 分别报告了经左胸切除食管癌并在胸内行食管胃切除吻合术成功的案例，这是食管癌手术治疗的突破性标志。该术式显示了很大的优越性，它不改变饮食习惯，提高了患者的生存质量，因此，很快被其他学者接受并采用至今。1940 年，吴英恺完成了我国首例食管癌切除手术并取得成功。虽然手术切除使食管癌的死亡率有所下降，但因其以局部治疗为主，且对已有转移和复发的患者具有明显的局限性，特别是对于晚期患者，手术切除率低，而这类患者又是临床上最多见的，因此对这部分患者要辅以放疗和化疗。放疗和化疗开始于 20 世纪 50 年代，对食管癌的治疗起了重要作用，但总的效果还不理想，也仍然是以局部治疗为主要目的。随后出现的免疫治疗，开始重视机体自身的抗癌能力，90 年代的基因生物治疗有更诱人的前景，但目前还没有大规模应用于临床。

食管癌最常发生在三个生理性狭窄部位，发病部位以中段最多见，下段次之，上段最少。组织学上分为鳞状上皮癌、腺癌、未分化小细胞癌等。食管鳞状上皮癌是指食管鳞状上皮细胞分化的恶性上皮性肿瘤。食管腺癌主要指起源于食管下 1/3 的 Barrett 黏膜的腺管分化的恶性上皮性肿瘤，偶尔起源于上段食管的异位胃黏膜，或黏膜和黏膜下腺体。自 20 世纪 70 年代开始，食管腺癌的发病率在西方国家显著上升，目前已超过食管鳞状上皮癌成为全世界食管癌的主要病理类型。我国则主要以鳞状上皮癌最为多见，食管腺癌的发病率未见明显增长。根据食管癌的病理形态特点分为髓质型、蕈伞型、溃疡型和缩窄型四种类型。食管癌就诊时多处于中晚期，相当部分的患者已不能手术治疗，总的 5 年生存率低于 10%。但是早期食管癌手术后，10 年生存率可达 90%以上，一般认为肿瘤 5 年不复发就可痊愈。因此，提高食管癌早期诊断率和加强流行病学、病因学研究以便进行一级预防是十分必要的。

二、流行病学

据世界卫生组织（WHO）公布的最新资料显示，2008 年，全世界 67 亿人口中新发食管癌 48.2 万例，发病率为 7.0/10 万，居全部恶性肿瘤第 9 位；死亡 40.7 万例，死亡率 5.8/10 万，居第 8 位。中国 13.4 亿人口中新发食管癌 25.9 万例，发病率为 16.7/10 万，居全国各类恶性肿瘤第 5 位；死亡 21.1 万例，死亡率为 13.4/10 万，居第 4 位。我国是食管癌的高发地区，其发病率和死亡率均居世界之首。

1. 地区分布

食管癌的发病呈明显的地区差异，一定地域内的绝对高发与周边地区的相对低发形成鲜明对照，构成我国食管癌最典型的流行病学特征。在不少地区，尤其是农村，食管癌仍是威胁居民健康最严重的恶性肿瘤。据全国肿瘤防治研究办公室第三次肿瘤普查资料显示，食管癌的高发省份为河北、河南、福建和重庆，其次为新疆、江苏、山西、甘肃和安徽。在太行山脉附近的省份食管癌明显高发，河南省林州市食管癌的发病率最高。

2. 时间分布

据全国肿瘤防治研究办公室第三次肿瘤普查资料显示，我国食管癌的发病率仍然居高不下，个别区域有所下降。河北省磁县与河南省林州市食管癌标化发病率男性和女性均有下降。从 20 世纪 70 年代至 21 世纪初，河北省食管癌的死亡率呈明显下降趋势。

3. 人群分布

食管癌的发病年龄多在 40 岁以上，但近年来 40 岁以下发病者有增长趋势。其发病率存在一定的性别差异，在我国食管癌发病的性别比例随地区不同而明显不同，一般男性多于女性，高发区比例较小，比值可接近 1，低发区比例较大。不同种族其发病率也有差异，在我国的少数民族中，以哈萨克族的发病率最高，原因仍不清楚，可能与生活习惯或遗传易感性有关。

三、病因

虽然做了大量的调查研究工作，但食管癌的确切病因尚未完全明了。目前认为，食管癌的发生发展是环境因素与宿主因素相互作用的结果，可能的危险因素包括以下三方面。

1. 环境因素

(1) 饮酒和吸烟　长期大量饮酒会刺激食管黏膜，使其受损而导致癌变。尤其对于男性来说，饮酒是食管癌的主要危险因素。香烟中的焦油含有多种致癌物质如多环芳烃、亚硝胺、芳香胺等以及多种促癌因子如醛、苯酚等，这些物质可使正常细胞癌变。香烟的烟雾中含上千种致癌物质，其中的致癌物质可停留于口腔和咽，并随食物和水进入食管，刺激食管上皮细胞。饮酒并吸烟可使食管癌的患病风险进一步增加。戒酒、戒烟则可使食管癌的发病风险降低。

(2) 饮食因素　食管癌高发地区的居民食用发酵、腌制和霉变食物的现象较普遍。在食管癌高发区居民喜食的酸菜、虾油、蟹酱等腌制或发酵食品中可检测到硝酸盐、亚硝酸盐或亚硝胺类物质的存在。亚硝胺类物质是一种强的致癌物质，可以引起不同动物的食管及其他多个器官发生癌变，而硝酸盐和亚硝酸盐是亚硝胺类物质的前体。食用被霉菌污染的食物也是食管癌的危险因素。曾在河南省林州市的食物中检测到几种常见的霉菌，如串珠镰刀菌、杂色曲菌、娄地青霉、念珠菌、白地霉等。霉变食品中的镰刀菌等霉菌不但能还原亚硝酸盐，还能增加二级胺的含量，促进亚硝胺的合成。还有研究显示食管癌高发区的饮用水中含有亚硝胺类物质，这可能是由于水源被工业及氮肥污染所致。从而增大了该地区人群亚硝胺的摄入量，提高了食管癌的发病率。

（3）不良生活习惯 喜食烫食、饮食不规律、进餐速度快者食管癌的患病风险高。喜食烫食之所以增加食管癌的发病风险可能与长期吃热、烫食物易使食管黏膜受损有关。试验证实70℃以上的烫食对食管黏膜上皮细胞的增殖周期会产生严重影响，并且为细胞在有害代谢产物作用下发生癌变创造了有利条件。此外，进餐速度快、饮食不规律等也与食管癌的发病有较为密切的关联。当食物缺乏充分咀嚼时，食物中的粗糙物质长期刺激食管黏膜，尤其是在生理狭窄区，易造成食管黏膜损伤。而长期饮食不规律将导致食管运动和协调障碍，加重消化系统的负担，刺激食管，造成食管慢性损伤，增加细胞癌变的可能性。

（4）营养缺乏 动物蛋白、新鲜蔬菜和水果的摄入不足是食管腺癌的危险因素。对食管癌高发区膳食营养状况的调查发现，动物蛋白、新鲜蔬菜和水果摄入不足，造成人体内维生素 B_2、维生素 A、维生素 C 以及铁、硒等元素的缺乏。在补充维生素、微量元素，尤其是补充硒、β-胡萝卜素、维生素 E 后，人群中癌症的发病风险有所降低。

（5）其他因素 随着社会发展、科技进步，人们的生活节奏加快，社会压力增大，长期的精神紧张，可能会增加食管癌的发生。其原因可能是由于心理原因导致机体免疫功能降低，从而为其他危险因素发生作用提供机会或与之产生协同作用。研究显示人乳头状瘤病毒（HPV）可能与食管癌的发生有关。过多摄入脂肪可能会增加食管腺癌的发病风险。还有研究指出肥胖是食管腺癌的危险因素。

2. 遗传因素

遗传因素在食管癌的发生中起一定作用。食管癌呈现明显的家族聚集性，肿瘤家族史也是食管癌的危险因素之一。食管癌高发地的人群迁移到低发地区后其发病率仍高于当地人群，说明遗传在食管癌的发病中占有一定的比例。这些因素主要包括与细胞周期和凋亡相关的基因多态性，与代谢酶相关的基因多态性以及这些基因的表达异常，如 *P53* 基因。

3. 食管的癌前疾病和癌前病变

癌前疾病包括慢性食管炎、Barrett 食管炎、食管白斑症、食管憩室、食管失弛缓症、反流性食管炎和食管良性狭窄。癌前病变指鳞状上皮不典型增生，包括轻度、中度和重度不典型增生。

四、临床表现

食管癌的早期症状多不典型。部分患者在吞咽食物尤其是粗硬食物时可能有胸骨后烧灼样、针刺样或牵拉样疼痛或轻度哽噎等不适感。食物通过时缓慢，有滞留感或异物感，症状可通过吞咽口水缓解或消失。早期症状时轻时重，持续时间长短不一，甚至可无症状。中晚期症状如下：

1. 进行性吞咽困难

进行性吞咽困难是绝大多数患者就诊时的主要症状，但却是本病的较晚期表现。进行性吞咽困难指开始时是难咽干的食物，继而是半流质食物，最后连液体如水、唾液也不能咽下。

2. 食物反流

因食管梗阻的近段有扩张与潴留，可发生食物反流，反流物含黏液，混杂宿食，可呈血性或可见坏死脱落组织块。

3. 疼痛

可出现胸痛、背痛，这是由于局部糜烂、溃疡、肿瘤外侵或近段食管炎所致。进食时，尤以进食过热或食用酸性食物后疼痛更明显。疼痛可牵涉至颈、肩胛、前胸和后背等处。

4. 全身症状

长期摄食不足可导致慢性脱水、营养不良、消瘦及恶病质。

5. 转移症状

食管癌的扩散及转移是中晚期食管癌常见的症状，也是造成患者死亡的主要原因之一。癌细胞可通过多种途径进行扩散转移，其中淋巴转移是食管癌的常见转移方式，而血行转移发生较晚。食管癌患者常有左锁骨上淋巴结肿大，或因癌肿扩散转移引起的其他表现。如压迫喉返神经可引起声音嘶哑；压迫颈交感神经可引起Horner 综合征；发生骨转移可引起骨痛；发生肝转移可引起黄疸、腹水等。如肿瘤侵及相邻器官并发生穿孔，可发生食管支气管瘘，进食时可引起剧烈呛咳，还可引起纵隔脓肿、肺炎、肺脓肿等。如侵及主动脉，严重者可造成大出血，导致死亡。

大多数食管癌患者早期无明显阳性体征。中晚期出现锁骨上淋巴结转移时，可出现相应部位淋巴结肿大；肝转移时，出现触诊有肿块、叩诊有腹水等远处转移的相应体征，同时可伴有贫血、恶病质等相关体征。

五、辅助检查

1. 影像学检查

（1）食管 X 线钡餐造影检查　是诊断食管癌的重要手段之一。早期征象有：①食管黏膜皱襞紊乱、粗糙或有中断现象；②小的充盈缺损；③食管边缘不光滑，呈毛刺状；④局限性管壁僵硬或有钡剂残留。中晚期患者可见病变处管壁蠕动消失、僵硬，管腔狭窄、充盈缺损等，肿瘤巨大时，可见软组织块影。

（2）胸部 CT 检查　CT 扫描可以清晰地显示食管与邻近纵隔器官的关系，但难以发现早期食管癌。其目的主要是观察食管癌是否有食管外的转移或扩散，如果明确其他器官也有肿瘤，说明已到食管癌晚期。将 CT 与 X 线检查相结合，有助于对食管癌的诊断和分期。

（3）正电子发射计算机断层成像（PET-CT） PET-CT用于检测食管癌是否有全身转移。

2. 食管脱落细胞学检查

食管脱落细胞学检查是将双腔管带网气囊充气后拉出，取脱落细胞进行检查的方法。脱落细胞学检查方法简单，操作方便、安全，患者痛苦小，主要用于食管癌高发区的大规模普查，但目前对此法已有争议。20世纪80年代后，随着纤维内镜、电子内镜的推广和普及，食管脱落细胞学检查的应用也逐渐减少。对食管癌有出血及出血倾向者，或伴有食管静脉曲张者禁忌作食管脱落细胞学检查；对X线片上见食管有深溃疡或合并高血压、心脏病及晚期妊娠者，应慎行食管脱落细胞学检查；对全身状况差，过于衰弱的患者应先改善患者的一般状况后再行该检查；对合并上呼吸道及上消化道急性炎症者，应先控制感染后再行检查。

3. 内镜检查

内镜检查已经广泛用于食管癌的诊断，是目前发现和诊断食管癌的首选方法。内镜检查中辅以食管黏膜染色能清晰地显示病变的大小、范围和多点病灶，并进行指示性活检。这种方法灵敏度高，特异性强，可以查出不同程度的癌前病变和很早期的食管黏膜内癌，很少漏诊，可为临床医生提供诊断和治疗的依据。近年来常采用超声内镜检查（EUS），它能显示食管壁的各层结构，可以比较客观地判断肿瘤的浸润深度，并可诊断癌周肿大的淋巴结。

六、治疗

食管癌与其他恶性肿瘤一样，强调早期诊断和早期治疗。治疗方法包括手术治疗、放射治疗、化学治疗、综合治疗及内镜介入治疗。

1. 手术治疗

手术是治疗食管癌的首选方法。早期食管癌以局部切除为主。若全身情况良好，可耐受手术，并且无远处转移征象者，可考虑根治性手术治疗。晚期食管癌难以切除病灶但进食有困难者，为了缓解症状（如解决进食问题）可采取姑息性手术。手术方法应根据病变部位及患者的具体情况而定。

2. 放射治疗

对于手术难度大的上段食管癌和不能手术切除的中、下段食管癌主要采取放射治疗。上段食管癌放射治疗的效果与手术效果差不多。

3. 化学治疗

食管癌单独采用化学治疗效果很差，往往在综合治疗中辅助化学治疗。

4. 综合治疗

综合治疗指两种或两种以上的疗法同时或先后应用。目前食管癌主要的综合治疗包括术前放疗、术后放疗、同期放化疗、术前同期放化疗和术后同期放化疗等。

术前放疗的目的是使局部肿瘤缩小，降低癌细胞的生命力，使肿瘤周围小血管及淋巴管闭塞、周围组织纤维化，提高局部切除率、降低转移率，提高术后的生存率。

根治性食管癌术后放疗的目的是消灭亚临床病灶，以提高生存率。目前认为，食管癌根治术后预防性照射对Ⅲ期患者和淋巴结转移阳性患者有益，可以提高生存率。

同期放化疗的目的是希望利用放疗与化疗的互补和协同作用，提高局控率，减少远处转移，从而提高生存率。

术前同期放化疗的主要目的是通过放疗杀灭局部肿瘤，改善局控率；通过化疗杀灭微小转移灶、减少术中肿瘤细胞种植的机会。术前同期放化疗可以产生协同作用，从而提高治疗的敏感性和疗效，理论上可为手术创造更为有利的条件。尤其对于局部晚期的食管癌，通过术前放化疗可以使肿瘤缩小、降低分期，提高手术切除率，有望提高远期生存率。

术后同期放化疗的报道少，尚需进一步研究。

5. 内镜介入治疗

内镜介入治疗对于高龄或因其他疾病不能行外科手术的患者是一种有效的治疗手段。对病灶＜2cm，无淋巴转移的黏膜内癌，可行内镜下黏膜切除术。

晚期食管癌不能进食或食管狭窄及伴有食管瘘的患者，可采用内镜下支架植入术，以缓解食管梗阻的症状。

七、预防及健康指导

食管癌的早期症状通常不明显，临床诊治患者大都处于中晚期，预后效果很差。为了有效地降低其发病率和死亡率，须了解食管癌的危险因素，并进行积极的预防。在此基础上，提高癌前病变或癌症的早诊率并尽早加以治疗。

1. 病因预防

(1) 首先是戒烟限酒，注意均衡膳食。戒烟限酒可使食管癌的发病风险降低；注意补充新鲜蔬菜、水果，如胡萝卜、绿色蔬菜、西红柿等。它们含有丰富的维生素C和维生素E等抗氧化成分，可通过抑制亚硝胺化合物在体内的合成及清除活性自由基等预防肿瘤的形成。同时，要保证肉、蛋类食品的适量摄入。有研究显示饮茶也是食管癌的保护因素。茶叶中含有的茶多酚能减少致癌物与靶细胞DNA加合物的生成，具有消除自由基、抗氧化等功能，能通过提高免疫功能杀伤多种肿瘤细胞株。

(2) 尽量避免食用酸菜、蟹酱、咸鱼等腌制、发酵及霉变的含亚硝胺化合物或其前体物质的食物；改善环境、控制食管癌高发区的饮用水污染；改善食物储存和加工方法，防止粮食发霉。

(3) 改变不良的生活习惯，禁食过烫、过硬、粗糙的食物，进食时要细嚼慢咽，规律三餐饮食。

（4）加强运动。注意心理卫生，要有一个健康乐观的心态。

2. 早期发现、早期诊断、早期治疗

（1）积极治疗与食管癌相关的食管疾病。

（2）年龄在 40 岁以上，且有可疑症状，或有食管癌前疾病和癌前病变，或有家族史者，应定期到医院进行检查，以利于早期发现。

（3）对已确诊的食管癌患者进行积极的综合治疗。

（4）对人群进行宣传教育。

控制肿瘤的关键是一级预防，可通过改善环境、控制工业污染、改变营养膳食结构、养成良好的卫生习惯和建立健康的生活方式等降低食管癌的发病率。

第三节 结直肠癌与健康

一、概述

结直肠癌是结肠或直肠黏膜上皮在环境或遗传等多种致癌因素作用下发生恶性病变而导致的疾病，是最常见的消化道恶性肿瘤之一，其预后不良，死亡率较高。结直肠癌发病隐匿，初期症状无特异性，易被误认为是结肠炎、痔疮等而延误治疗。近 20～30 年来，结直肠癌的发病率和死亡率在世界大多数国家和地区呈逐年上升趋势。美国国家癌症研究所（NCI）调查显示，2009 年全球结直肠癌新发病例约 100 万例，因结直肠癌死亡的患者约 53 万。目前，结直肠癌已成为世界范围内第 3 位最常见的恶性肿瘤，在西方发达国家居第 2 位。随着我国人民生活水平的提高，饮食结构的改变，我国结直肠癌的发病率也呈上升趋势。2007 年，我国结直肠癌发病率为 24.7 /10 万，死亡率为 14.0 /10 万，且男女发病率均位于恶性肿瘤的第 3 位，严重威胁着人们的身体健康。

外科手术作为结直肠癌的主要治疗手段至少已有一个世纪的历史。1907 年，Miles 提出了腹会阴联合直肠癌切除术，其切除范围包括了这些区域中的所有组织结构（肛门也包括在内），是当时直肠癌手术的标准术式。1935 年，Dixon 发现在直肠不同部位，淋巴引流不同，提出了前切除术，即直肠癌远端切除 "5cm 法则"。直至 20 世纪 80 年代，Willams 等对直肠癌逆行扩散的研究发现，直肠癌肿瘤远端切除 2cm 以上即可，进而对 Dixon 前切除术进行了修正，直肠癌前切除术的临床应用范围才扩大到多数低位直肠癌患者。由于创伤较小、保留了患者的正常排便功能、术后护理便利，该术式在直肠癌的治疗中得到了广泛应用。由于外科医生逐渐认识到保留肛门的合理性和可能性，以及生活质量对患者是一个不容忽视、必须考虑的治疗目标，因此，90 年代以后，保肛手术成了直肠癌的首选术式，腹会阴联合切除术成为直肠癌根治性切除术中的最后一种选择。1982 年，Heald 等提出了全直肠系膜切除术（TME），目的是彻底切除直肠癌，将局部复发率降到最低限度。直肠癌在即使还没有区域或局部淋巴结转移的情况下，往往在直肠系膜中已存在癌细胞巢或癌结节。在传统手术操作中，系膜中的癌细胞播散往往成为直肠癌根治术后局部复发率居高不下的原因。TME 根除了癌肿的播散部位，从而保证了根治手术的质量。TME 不但保证了保肛手术的根治性，也提高了保肛手术的成功率。TME 使手术时自主神经的显露十分清晰，因而患者手术后的排便控制功能和泌尿生殖功能两方面都有了明显的提高。TME 的手术操作不但降低了手术后的局部复发率，而且使手术变得容易了，手术时间缩短了，术后恢复更快了，实际上体现了微创的概念。

结直肠癌的外科手术治疗理念从"根除肿瘤，挽救生命"向"保存生命，改善生活质量"转变，从"单纯追求手术彻底性"向"根治性和生活质量并重"的方向发展。随着临床实践的增加，腹腔镜结直肠切除术有了很大发展。总之，随着手术技术的发展，使患者术后的生活质量提高了，术后局部复发率降低了，5 年生存率也随之改善了。

二、流行病学

1. 地区分布

结直肠癌在不同地区，其发病率有明显区别。据世界肿瘤流行病学调查显示，结直肠癌在北美、西欧、澳大利亚、新西兰等地的发病率最高，我国属于低发区。但近年来，随着人民生活水平的不断提高，饮食习惯和饮食结构的改变以及人口老龄化，我国结直肠癌的发病率和死亡率均保持上升趋势。2005 年，结直肠癌的发病人数和死亡人数分别达到 17.2 万和 9.9 万，已超过美国，应引起我们的重视。

2. 人群分布

据世界卫生组织国际癌症研究署公布的资料，2002 年全球结直肠癌男性发病率明显高于女性。在发病年龄方面，高发国家结直肠癌的高发年龄为 60～70 岁，30 岁以下者占 6％左右。我国结直肠癌的高发年龄比国外提早 10～15 岁，30 岁以下者占 11％～13％，这是我国结直肠癌的一个主要特点。

除了发病率和死亡率有上升趋势以外，我国结直肠癌的发病部位也在逐步的发生变化。最早发生部位均在直肠，但近些年直肠癌所占比例显著下降，横结肠癌、升结肠癌和右半结肠癌所占比例明显上升。

三、病因

结直肠癌和其他恶性肿瘤一样，病因尚未明确，研究认为结直肠癌是饮食、环境以及生活方式与遗传因素协同作用的结果。结直肠癌的发生可能和下列因素有关。

1. 饮食因素

结直肠癌属于"生活方式癌"，是少有的几个可预防的恶性肿瘤之一。目前已经明确饮食因素是影响结直肠癌发生的重要因素。流行病学调查提示，高动物蛋白、高脂肪、高糖和低纤维素饮食（即"三高一低"）是其发病的主要诱因。有研究表明，90％的结直肠癌可以通过合理的饮食加以预防和控制，因此，健康饮食对结直肠癌的预防尤为重要。

（1）结直肠癌的发生率和死亡率与高脂肪、高蛋白饮食密切相关。高脂肪、高蛋白饮食导致结直肠癌发病的机制尚未明了。研究认为肉类经高温烹调后，可产生一种可致癌的杂环胺类化合物，从而导致结直肠癌的发生。高脂肪饮食能增加胆汁酸的生物合成，肠腔中高浓度的胆汁酸具有促癌作用，其促癌机制为：①改变结肠黏膜的细胞形态及动力学，促进结肠细胞增生和癌细胞增生；②引起 DNA 损伤；③直接干扰 DNA 代谢，增加胸苷的渗入和正常程序外的 DNA 合成；④提高结肠黏膜细胞的鸟氨酸脱羧酶活性；⑤抑制肠黏膜固有层淋巴细胞的增生，降低免疫功能。

（2）饮食中缺少纤维素也是结直肠癌发病的危险因素。饮食中纤维素的主要成分为非多糖类，存在于蔬菜、水果、谷物等中，能抵抗体内消化酶的降解。纤维素可使粪量增多而稀释结肠内的致癌物；能吸附胆汁酸盐；可被细菌酵解产生短链脂肪酸而降低 pH，抑制癌细胞生长。高纤维素饮食有助于降低结直肠癌的发病率。

2. 遗传因素

家族史是结直肠癌的重要危险因素。近亲中有 1 人患结直肠癌者，其本人患病的危险增加 2 倍，更多亲属患此病则患病的危险性更大。根据流行病学研究，结直肠癌存在家族聚集现象。一级亲属的遗传率明显高于二级亲属。家族性腺瘤性息肉病是一种少见的消化道常染色体显性遗传病，其临床特征性为大肠内出现成百上千的腺瘤性息肉，患者及其一级亲属是发生结直肠癌的高危人群，约占结直肠癌的 1％。Gardner 综合征又称遗传性肠息肉综合征，其特征为结肠息肉病合并多发性骨瘤和软组织肿瘤，属常染色体显性遗传，其结肠息肉的恶变率也很高。

3. 疾病因素

（1）肠道的慢性炎症、息肉、腺瘤　据估计大约 3％～5％的慢性溃疡性结肠炎发展为结肠癌，患病 20 年后的癌变率为 12.5％，30 年后达 40％。有研究表明，约 15％～40％的结肠癌起源于结肠多发性息肉，其癌前病程为 5～20 年；家族性腺瘤性息肉病患者 25 岁时腺瘤的恶变率为 9.4％，30 岁时为 50％，50 岁以前几乎100％发生恶变，其中位恶变年龄为 36 岁。

（2）克罗恩病（Crohn disease）　此病好发在回肠末段及回盲部，但整个消化道均可受累，结肠的克罗恩病占所有病例的 40％。一般认为，克罗恩病的癌变率比慢性溃疡性结肠炎低，但远高于普通人群，是普通人群的 4～20 倍。克罗恩病的癌变部位，小肠占 25％，结肠占 70％，其他部位占 5％。克罗恩病癌变者约有 10％为多发性，因此预后较差。

4. 生活方式及其他

（1）体力活动　早在 20 世纪 90 年代，有关专家已注意到，久坐的人员与从事高强度体力工作者，结直肠癌的发病率有显著差别。现在 WHO 也予以肯定，体力活动有利于降低结直肠癌的发病率。

（2）超重和肥胖　近年来认为，超重和肥胖是结肠癌的危险因素。有资料表明，体重指数（body mass index，BMI）超过 29 的人群与 BMI 小于 21 的人群相比较，患结肠癌的相对危险性增加了近 0.5 倍。

（3）吸烟和饮酒　吸烟和饮酒均为结直肠癌的危险因素，酒精在体内氧化后可形成过多的还原型辅酶 I，它能抑制三羧酸循环，使脂肪分解减慢，从而增加肿瘤的发病率。

（4）黏液血便、慢性腹泻、便秘是与结直肠癌相关的危险症状。黏液血便的出现提示肠黏膜本身存在严重的损伤，在肠道慢性炎症的基础上易发生癌变。而慢性腹泻、便秘增加了对肠黏膜的刺激，且便秘时粪便在肠内停留时间延长，肠内有毒物质吸收增加，毒物与肠黏膜的接触时间延长而更易引起肠黏膜损伤。

四、临床表现

早期结直肠癌症状不明显，可无症状或仅有隐约不适、消化不良及隐血等。随着癌肿的发展，症状逐渐明显，一般会出现下列症状：①排便习惯改变，排便次数及排便时间改变，腹泻与便秘交替出现等。②大便性状改变（变细、血便、黏液便等）。③腹痛或腹部不适。④腹部肿块。⑤肠梗阻。⑥贫血及全身症状，如消瘦、乏力、低热等。因肿瘤浸润转移尚可引起相应器官的改变。

结直肠癌依其原发部位的不同而出现不同的临床症状和体征。

1. 右半结肠癌

其突出症状为腹部肿块、贫血、腹痛。部分患者可出现黏液或黏液血便、便频、腹胀、肠梗阻等症状，但远较左半结肠癌少见。由于右半结肠肠腔宽大，原发癌以溃疡、肿块多见，且待发现时常已增大。许多患者可于右腹部扪及肿块，除非癌肿直接累及回盲瓣，一般较少出现肠梗阻。由于大便在右半结肠内仍呈半流体稀糊状，因此由大便摩擦癌肿而引起的出血较少见，多数出血是因为癌肿坏死破溃所致。因血液与粪液均匀混合而不易察觉可致长期慢性失血，患者往往因贫血而就医。腹痛亦多见，常为隐痛，多由肿块侵及肠壁所致。癌肿破溃继发感染可致局部压痛和全身毒血症等。

2. 左半结肠癌

其突出症状为大便习惯改变、黏液血便或血便、肠梗阻等。由于左半结肠肠腔狭小，原发癌多呈环状浸润生长，易致肠腔缩窄，故便秘多见。随后因缩窄上端肠腔积液增多，肠蠕动亢进，故在便秘后又可出现腹泻，常两者交替出现。大便进入左半结肠后逐渐由糊状变成团状，因而由大便摩擦病灶引起的肉眼血便多见，患者常就医较早，因长期慢性失血所致的贫血不如右半结肠癌突出。癌肿向肠壁四周浸润致肠腔狭窄引起的肠梗阻多为慢性、不完全性，患者常有较长期的大便不畅，阵发性腹痛等。由于梗阻部位较低，呕吐多不明显。

3. 直肠癌

其突出症状为便血、排便习惯改变及因晚期癌肿浸润引起的伴发症状。原位癌部位较低，粪块较硬，癌肿易受粪块摩擦而引起出血，多为鲜红色或暗红色。因与成形粪便不混或附于粪柱表面而易被误诊为痔出血。因病灶刺激和肿块溃疡的继发性感染，不断引起排便反射，易被误诊为菌痢或肠炎。癌肿呈环状生长易导致肠腔缩窄，早期表现为粪柱变形变细，晚期表现为不完全梗阻。

4. 肿瘤浸润及转移

局部扩散是结直肠癌最常见的浸润形式，癌肿侵及周围组织常引起相应的症状，如直肠癌侵及骶神经丛可致下腹及腰骶部持续疼痛，肛门失禁等。由于癌细胞的种植脱落，直肠指诊可在膀胱直肠窝或子宫直肠窝内扪及肿块，播散广泛者可出现腹水。早期癌肿亦可沿肠壁神经周围的淋巴间隙扩散，以后则由淋巴管转移到淋巴结。当癌细胞转移到腹主动脉旁淋巴结进入乳糜池后，可通过胸导管而发生左锁骨上淋巴结转移，引起该处淋巴结肿大。尚有少数患者由于上行淋巴管被癌栓堵塞而使癌细胞逆行播散，在会阴部出现许多弥漫性小结节。女性患者，肿瘤可转移至两侧卵巢而引起 Krukenberg 肿瘤。晚期结直肠癌亦可经血行转移到肝、肺、骨等处。

五、辅助检查

1. 体格检查

（1）一般状况　评价全身浅表淋巴结的情况。

（2）腹部视诊和触诊　检查有无肠型、肠蠕动波、腹部肿块。

（3）直肠指诊　直肠癌的诊断最常用的是"3P"检查，即直肠指诊（palpation）、直肠镜检（proctoscopy）和活组织检查（panchbiopsy），而"3P"中以直肠指诊最为重要。曾有资料统计，约 80% 的直肠癌可在指诊中被发现，而在误诊的直肠癌患者中约有 80% 是由于未作直肠指诊。因此，凡疑似结直肠癌者必须常规作直肠指诊，以了解肿瘤的大小、质地、占肠壁周径的范围、基底部活动度、距肛缘的距离、肿瘤向肠外浸润的状况及与周围脏器的关系等。指诊时必须仔细触摸，避免漏诊；触摸轻柔，切忌挤压，观察是否有指套血染。

2. 实验室检查

（1）血常规　了解有无贫血。

（2）尿常规　观察有无血尿，结合泌尿系统影像学检查了解肿瘤是否侵犯泌尿系统。

（3）粪常规　检查时，应当注意有无红细胞、脓细胞。

（4）粪便潜血试验　针对消化道少量出血的诊断有重要价值。

3. 内镜检查

直肠镜和乙状结肠镜适用于病变位置较低的结直肠癌。所有疑似结直肠癌的患者均推荐行纤维结肠镜或电子结肠镜检查，但以下情况除外：①一般状况不佳，难以耐受；②急性腹膜炎、肠穿孔、腹腔内广泛粘连以及完全性肠梗阻；③肛周或严重肠道感染、放射性肠炎；④妇女妊娠期和月经期。内镜检查之前，必须做好准备，包括检查前进流质饮食，服用泻剂，或行肠道清洁，使肠腔内粪便排净。内镜检查报告必须包括：进镜深度、肿物大小、距肛缘位置、形态、局部浸润的范围。结肠镜检时对可疑病变必须做病理学活组织检查。由于结肠肠管在检查时可能出现皱缩，因此，内镜所测肿物至肛门的距离可能存在误差，建议结合 CT 或钡剂灌肠以明确病灶的部位。

4. 影像学检查

（1）结肠钡剂灌肠　气钡双重造影检查是诊断结直肠癌的重要手段。但疑有肠梗阻的患者应当谨慎选择。

（2）B 超　B 超检查可了解患者有无复发和转移，具有方便、快捷的优点。

（3）CT 检查　CT 检查的作用在于明确病变侵犯肠壁的深度、向壁外蔓延的范围和远处转移的情况。目前，结直肠癌的 CT 检查推荐用于：提供肿瘤的分期；发现复发肿瘤；评价肿瘤对各种治疗的反应；阐明钡剂灌肠或内镜发现的肠壁内和外在性压迫性病变的内部结构，明确其性质；对钡剂灌肠发现的腹腔内肿块作出评价，明确肿块的来源及其与周围脏器的关系。

（4）MRI 检查　MRI 检查的适应证同 CT 检查。推荐以下情况首选 MRI 检查：①直肠癌的术前分期；②结直肠癌肝转移病灶的评价；③怀疑腹膜以及肝被膜下病灶者。

（5）经直肠腔内超声　推荐经直肠腔内超声或内镜超声检查为中低位直肠癌诊断及分期的常规检查。

（6）PET-CT　不推荐常规使用，但对于常规检查无法明确的转移复发病灶可作为有效的辅助检查。

（7）排泄性尿路造影　不推荐作为术前的常规检查，仅适用于肿瘤较大可能侵及尿路的患者。

5. 肿瘤标志物

结直肠癌患者在诊断、治疗前、评价疗效、随访时必须检测 CEA、CA19-9；建议检测 CA242、CA72-4；有肝转移患者建议检测 AFP；有卵巢转移患者建议检测 CA125。

6. 病理活检

明确其占位性质是结直肠癌治疗的依据。病理活检诊断为浸润性癌的患者应进行规范性的结直肠癌治疗。因活检取材的限制，活检病理不能确定浸润深度，但诊断为高级别上皮内瘤变的患者，建议临床医师综合其他临床情况，确定治疗方案。确定为复发或转移性结直肠癌时，检测肿瘤组织的基因状态。

7. 开腹探查

如出现以下情况，建议行开腹探查。

(1) 经过各种检查手段尚不能明确诊断且高度怀疑结直肠肿瘤。

(2) 出现肠梗阻，进行保守治疗无效。

(3) 可疑出现肠穿孔。

(4) 保守治疗无效的消化道大出血。

六、治疗

1. 手术治疗

手术切除是结直肠癌最主要的治疗方法，而手术规范与否是结直肠癌能否获得最佳治疗效果的重要保障。应结合国际最新的技术及丰富的临床经验来制订标准规范的结直肠癌手术方案。同时，结直肠癌外科手术的规范性应围绕手术的全过程，即围手术期。而要做到规范的围手术期治疗则须制订一整套早期监护、功能恢复、防止各种并发症及针对性治疗的规范措施，以保障患者安全、平稳、快速地度过手术的整个过程。2010 年，结直肠癌诊疗规范对结直肠癌的手术治疗原则规定如下。

(1) 全面探查，由远及近。必须探查记录肝脏、胃肠道、子宫及附件、盆底腹膜及相关肠系膜、主要血管淋巴结和肿瘤临近脏器的情况。

(2) 建议切除足够的肠管，清扫区域淋巴结，整块切除。

(3) 推荐锐性分离技术。

(4) 推荐由远及近的手术清扫。建议先处理肿瘤滋养血管。

(5) 推荐手术遵循无瘤原则。

(6) 推荐切除肿瘤后更换手套并冲洗腹腔。

(7) 如果患者无出血、梗阻、穿孔症状，且已失去根治性手术机会，则无首先姑息性切除原发灶的必要。

2. 放射治疗

放疗主要用于直肠癌，术前、术后根据具体情况进行。但放疗有引起放射性直肠炎的危险。

3. 化学药物治疗

结直肠癌对化学药物不太敏感，是一种辅助治疗。20 世纪 80 年代初提出的新辅助化疗观点，是结直肠癌治疗策略的新进展。新辅助化疗实际上就是术前进行化疗。术前选择性动脉灌注化疗可以控制原发灶及微小转移灶，缓解肠梗阻、便血等临床症状，从而有利于手术治疗及改善术后的生存率。术前化疗多采用以氟尿嘧啶为主的多药联合化疗方案。常用的是 MF 方案，即氟尿嘧啶（5-FU）＋丝裂霉素（MMC）方案，具体为 MMC＋5—FU＋CF（甲酰四氢叶酸钙），5—FU 750～

$1000mg /m^2$、MMC $10\sim15mg /m^2$、CF $200mg /m^2$。

术中化疗的主要目的是清除术中肉眼难以发现的微小病灶及游离的癌细胞，可采用肠腔化疗、门静脉化疗、术中温热灌注化疗等方法。术中化疗是防止术后复发的重要措施。

术后化疗也是减少肿瘤复发、提高生存率的一项重要措施。一般在一年到一年半内可使用 $2\sim3$ 个疗程。常用药物主要是氟尿嘧啶及其衍生物卡培他滨、优福定等。

4. 经结肠镜治疗

结肠腺瘤癌变和黏膜内的早期癌可经结肠镜用高频电凝切除。切除后的息肉做病理检查，如肿瘤未累及基底部则可认为治疗完成；如累及根部，需追加手术，彻底切除有癌组织的部分。对晚期结直肠癌形成肠梗阻，但患者一般情况差不能手术者，可用激光打通肿瘤组织，作为姑息疗法。

5. 手术后的结肠镜随访

由于术后可发生第二处原发结直肠癌，或术中可能漏掉同时存在的第二处癌，故一般在术后 $3\sim6$ 个月即行首次结肠镜检查。

七、预防及健康指导

结直肠癌是可以预防的。结直肠癌的预防至少可以有三种办法：病因学预防（建立正确的饮食习惯）；积极治疗癌前疾病（有明确结直肠癌家族史的人，接受遗传学预测和干预治疗）；积极参加定期的健康身体检查（普查），都是早期发现结直肠癌的有效方法。此外，之所以说结直肠癌是可以预防的，是因为结直肠癌发生前，肠道常存在一个很长时间的癌前疾病（结直肠息肉——一种肠道良性肿瘤）。一般来讲，从腺瘤到癌，大约须 $5\sim7$ 年。在这个阶段，医生可以通过结肠镜切除腺瘤，防止结直肠癌的发生。退一步讲，即便腺瘤已经开始癌变，若癌细胞仅仅侵犯到结直肠最表浅的一层（黏膜层），也可以通过结肠镜切除这种肿瘤，达到治愈的目的。

1. 病因学预防

合理安排饮食，即均衡饮食。大量研究表明高脂肪、高动物蛋白、高糖和纤维素不足会导致结直肠癌发病。所以，预防结直肠癌应从饮食干预入手。合理安排膳食结构、培养良好的饮食习惯至为重要。

（1）增加膳食纤维的摄入　高纤维素饮食可降低高脂肪、高糖、高动物蛋白饮食人群中结直肠癌的危险性。纤维素在肠道内不被消化，可刺激肠道蠕动、增加胃肠道容积、软化粪便；还可吸附食物残渣中的致癌物质如亚硝胺、多环芳烃，减少其与大肠黏膜的接触，使之尽快排出体外。此外，纤维素在结肠中经厌氧菌发酵可产生丁酸盐等短链脂肪酸（short chain fatty acids，SCFA），而 SCFA 具有抑制细胞增殖的作用。研究表明，每天摄入 35g 以上的纤维素可使结直肠癌的发病率降低

40%。大量摄入水果、蔬菜可降低结直肠癌的发生。富含膳食纤维的食物有芹菜、韭菜、白菜、萝卜、魔芋、大豆及豆制品和藻类等。

（2）减少高脂饮食的摄入 脂肪和油是高能量食物，可以导致肥胖和超重，而肥胖和超重会增加患癌症的机会。高脂饮食是引发结直肠癌的高度危险因素。动物脂肪多为饱和脂肪酸，摄入过多可增加大肠中胆汁酸与中性固醇的浓度，对肠道黏膜有潜在的刺激和损害并可改变大肠菌群，可能通过诱发肿瘤细胞的产生而导致结直肠癌。为降低结直肠癌的发生，日常饮食须注意：①少吃或不吃富含饱和脂肪酸和胆固醇的食物，如猪油、肥猪肉、动物内脏、鱼子、鱿鱼、蛋黄以及椰子油等；②植物油每人每天 20～30g，因植物油比动物油的熔点低，故更容易吸收；③不吃或少吃油炸食物；④适量摄入含单不饱和脂肪酸的食物，如橄榄油；⑤在烹调过程中避免将动物性食品和植物油过度加热；⑥由于钙对脂类有高度的亲和力，要增加钙的摄入。

（3）保障维生素的摄入 维生素是维持正常生命活动必不可少的物质。维生素A为脂溶性维生素，除能防止上皮细胞转化，修复上皮细胞损伤，抑制肿瘤细胞生长以外，还有延缓和阻止癌前病变，防止各种上皮肿瘤发生和发展的作用；β-胡萝卜素在体内能转化为维生素A，它是一种能清除过量自由基的细胞内抗氧化剂，能很快被肠道吸收，并容易进入组织和细胞内发挥作用；B族维生素缺乏可使肿瘤形成和生长速度加快；维生素C为水溶性维生素，能抑制亚硝胺在体内的合成，降低肿瘤的发病率，同时还可以促进钙磷在体内的吸收；维生素D预防结肠癌的作用与其调节钙代谢有关；维生素E为脂溶性维生素，能促进细胞分裂，延缓细胞衰老。

（4）良好的生活习惯 吸烟、饮酒、肥胖尤其是腹型肥胖及体力活动过少均是结直肠癌的危险因素，因此，在日常生活中应不吸烟，适量饮酒，保持理想体重，适量运动，建立良好的生活习惯。此外，还应多食用含有膳食纤维的食物，不吃霉变、烧烤、烟熏食物，限制腌制食物和食盐的摄入量。

总之，为维持身体健康，必须平衡膳食，营养素间的比例要合适，处于平衡状态。强调饮食的质量和数量，主食以谷类为主，粗细搭配，荤素结合。能量的摄入以维持健康体重为宜，摄入充足的蛋白质、维生素D、叶酸、蛋氨酸、矿物质和膳食纤维，控制动物脂肪、胆固醇的摄入，在进行烹饪时减少营养物质的破坏。多食含有膳食纤维的食物，促进代谢废物的排泄等均可降低结直肠癌的发生风险。

2. 治疗癌前病变

结直肠癌的癌前病变较为明确，主要有腺瘤、家族性腺瘤性息肉病及溃疡性结肠炎，如能在早期发现并治疗这些病变，有望大大减少结直肠癌的发生。患有遗传性结直肠癌的家族成员患结直肠癌的概率超过50%，因此，如家族中有家族性腺瘤性息肉病和遗传性非腺瘤病性结直肠癌等疾病，其他家庭成员应多加注意。

3. 积极参加定期的体检

加强防癌健康教育，目的是让群众了解什么是结直肠癌，有什么危险因素，如何做到预防和早期发现，使人们自觉选择健康的生活方式和积极参与筛查。结直肠癌属于筛查效果明确的恶性肿瘤，进行结直肠癌筛查可有效提高患者的生存率，降低发病率和病死率。目前，在社区的自然人群中，针对有个人史和家族史等具有高危特征的人群进行筛查已成为共识，如何确定结直肠癌的高危人群显得尤为重要。结直肠癌的高危人群：一级亲属患有结直肠癌；本人患有癌症或有肠息肉史；或具有以下两项或两项以上者：慢性腹泻、慢性便秘、黏液血便、慢性阑尾炎、精神刺激史以及慢性胆道病史者。

结直肠癌普查的方法一般包括两个阶段。首先是用简单、无痛、价格便宜的化验进行筛查，如粪便潜血试验。由于许多原因都可以引起潜血阳性（如肠道炎症、痔疮、上消化道疾病以及某些食物、药物等），故一旦查出粪便潜血阳性，就必须做结肠镜检查。

有效的早期筛查和干预治疗可使结直肠癌的发生率下降60%，病死率下降80%。我国也正在全国范围内逐步推广免费癌症筛查试点，公众可以积极配合筛查，同时也应养成良好的常规体检习惯，每3~5年主动前往医院进行粪便潜血检测，这也是预防结直肠癌的必要措施。

第四节　乳腺癌与健康

一、概述

乳腺癌是女性常见的恶性肿瘤之一，癌组织多起源于导管上皮，少数来自于乳腺小叶的终末导管，其发病率约占所有癌症的10%左右，呈逐年上升趋势，目前位居女性恶性肿瘤的首位，是20~59岁妇女死亡的主要原因之一，已经严重危害到了妇女的身心健康。

随着循证医学的发展，对乳腺癌认识的加深和治疗手段的提高，乳腺癌的治疗模式已从以往的单纯依靠手术的单一治疗转变为多学科的综合治疗，但外科手术仍是治疗乳腺癌的重要方法。1894年，Halsted以解剖学为基础，着重于局部播散的防治，特别是淋巴结转移的防治，提出了乳腺癌根治手术。Halsted根治术的诞生，开创了乳腺癌外科手术史上的新纪元，大大减少了局部复发率，明显提高了患者的生存率。此后70多年来，乳腺癌根治术一直是乳腺癌的标准化治疗方式，并在此基础上出现了扩大根治术等术式，以期通过扩大局部手术范围，彻底根治肿瘤。随后的临床观察发现，虽然乳腺癌根治术获得了较高的局部控制率，但仍有半数以上的患者最终死于本病，而失败的主要原因是远处转移，这其中也包括部分无淋巴结转移的患者。随着基础研究的深入，人们对乳腺癌等恶性肿瘤的生物学特性也开始有了更深的理解，最具代表性的是 Fisher 提出的"乳腺癌一开始就是一种全身性疾病"的观点。Fisher 认为乳腺癌在早期，甚至是亚临床阶段，癌细胞就可以经血液循环转移，发生全身扩散；区域淋巴结虽具有重要的生物学免疫作用，但并不是癌细胞的机械滤过屏障。手术切除癌肿和转移的淋巴结也仅是减轻机体的肿瘤负荷，改善宿主对肿瘤的反应，以改善机体的防御功能；而无限扩大手术范围，除增加并发症外，也影响机体的免疫功能。此后的许多临床试验证实了 Fisher 的理论，这为以后进行保留乳房手术和实施前哨淋巴结活检提供了重要依据。以 Fisher 为代表的乳腺癌生物学理论取代了以往经典的 Halsted 理论，使乳腺癌的外科治疗进入了以乳腺癌生物学特性为指导的，局部治疗和全身治疗并重的乳腺癌新治疗模式的时代。缩小手术范围成为当今乳腺癌外科手术的趋势。

乳腺癌的组织学表现形式是大量幼稚的癌细胞无限地增殖和无序地拥挤成团，挤压并侵蚀破坏周围的正常组织，破坏乳房的正常结构。正常细胞发生突变后细胞呈多形性，组织结构紊乱，容易随血液或淋巴液等播散全身，形成早期的远处转移，给乳腺癌的临床治愈增加了很大困难。

1992 年，美国各地成千上万名妇女自豪地在胸前佩戴上了粉红丝带，并于当年 10 月发起了以佩戴"粉红丝带"为标志的乳腺癌防治运动，"粉红丝带"成为全球乳腺癌防治运动的标志。每年 10 月为世界乳腺癌防治月，每年 10 月 18 日为防乳腺癌宣传日，10 月的第 3 个星期五被定为粉红丝带关爱日。

二、流行病学

1. 地区分布

20 世纪以来乳腺癌的发病率在世界各地均有上升的趋势。世界各国乳腺癌的发病率有很大的差异，北美和欧洲大多数国家乳腺癌的发病率高于亚洲和拉丁美洲等的国家。据统计，全球每年约有 120 万妇女患乳腺癌，并有约 50 万妇女死于此病。

近年来，我国妇女乳腺癌的发病率已明显上升，且仍呈逐年增加的趋势，沿海地区比内陆地区高，城市比农村高。乳腺癌存在明显的性别差异，女性发病率为男性的 100 倍，绝经期前后的妇女发病率较高。男性乳腺癌较为罕见。

2. 人群分布

乳腺癌发病的年龄分布在东西方国家有所不同，在高发区如北欧、北美等的国家，乳腺癌从 20 岁左右开始出现，在绝经期即 45～50 岁之前保持快速上升的势头，大约年龄每增长 10～20 岁，发病率上升 1 倍，绝经期后上升相对缓慢，75～85 岁达到最高。而在亚洲等低发地区，乳腺癌的发病率在绝经后会略下降，一般乳腺癌的发病高峰在 45～55 岁之间，亚洲人移居西方国家后仍保持这种年龄分布特征。

无论国内还是国外，尽管乳腺癌的发病率居高不下，死亡率却不断下降，其原因不仅得益于女性乳腺癌筛查和早诊制度的建立，更得益于近年来不断发展的分子生物学技术和规范化综合诊疗水平的提高。

三、病因

乳腺癌的病因尚未完全阐明，但许多研究资料表明，乳腺癌的发生除与出生地有关外，还可能与下列因素有关。

1. 年龄

乳腺癌的发病具有显著的年龄相关性，随着年龄的增加，乳腺癌的发生危险也增加，50 岁以上者的发病率明显上升。不同人种乳腺的密度、乳腺癌的好发年龄及其发病率等均存在差异。

2. 性激素

乳腺是性激素的主要靶器官之一，内源性和外源性雌激素对乳腺癌均有促进作用。月经初潮过早（＜12 岁）或绝经过晚（＞55 岁）、未生育、高龄初产（＞35岁）且未哺乳者或生育后不哺乳者，可能通过增加内源性雌激素的累积暴露而增加患乳腺癌的危险性。

另外一个常见的因素是外源性雌激素的暴露，包括口服避孕药和激素替代治疗。有数据显示接受口服避孕药避孕 1 年的妇女与从来没服用过或者短期服用过口服避孕药的妇女相比乳腺癌的患病危险性增加。接受激素替代治疗的患者比没有接受的患者乳腺癌的年发病率高 2％。绝经前妇女应用激素替代治疗时患乳腺癌的风险最大，且与雌激素的剂量有关。绝经后在更年期长期服用雌激素也可能增加乳腺癌的危险性。因此，虽然口服避孕药和激素替代治疗用于月经周期的控制、提高生活质量以及对症状的控制是合理的，但是雌激素应尽可能低剂量、短时间的应用。

3. 遗传因素

研究显示有乳腺癌和卵巢癌家族史或其他恶性肿瘤家族史者，乳腺癌的发生风险增加。乳腺癌并非遗传病，但具有遗传倾向，有家族聚集的特点，一级亲属有乳腺癌家族史的妇女，其乳腺癌的发病危险是普通人群的 2～3 倍。

4. 乳腺良性病变

乳腺良性病变是乳腺癌的重要危险因素之一，如乳腺导管和小叶的不典型增生。

5. 肥胖与饮食

有研究认为高脂饮食、肥胖及酒精的摄入等均是乳腺癌的危险因素。许多与肥胖、饮食和酒精摄入相关的数据是有争议的，提示仅有弱或中度的影响，这些因素可能不像年龄和激素暴露那样是独立的危险因素。有研究显示绝经后体重指数高于标准 20％的妇女，其乳腺癌的发病危险将增加 3 倍，提示绝经后的肥胖妇女易患乳腺癌。除了肥胖，高腰围是新发现的又一个乳腺癌的危险因素，原因可能是过多能量包括参与新陈代谢、细胞生长和增殖的激素的储存。此外增加的雌激素也有助于癌症的发生。

6. 放射线

乳腺是对放射线较敏感的组织之一，接受高水平的电离辐射，如因其他疾病使胸部接受过多放射线照射、疾病过度诊断（X线摄片的人口数目、筛查次数、持续时间、年龄）、怀孕及哺乳期间经历诊断的妇女，发生乳腺癌的危险性均增加，尤其对于高龄产妇而言，更是如此。

7. 运动

有研究报道经常参加体育锻炼的妇女比不活动的妇女乳腺癌的发生率要低，可能的原因是大量的体育活动可延迟月经开始，因而减少乳腺癌的发病危险。此发病因素亦存在不少争议。

8. 乳腺密度

研究发现在乳腺摄影片上显示大量致密纤维腺体组织的女性发生乳腺癌的危险性增高。此发病因素也存在着争议。

四、临床表现

早期乳腺癌临床上没有明显的症状，很难发现。了解乳腺癌的临床表现有利于女性自己定期检查乳房，早期发现乳腺癌，临床表现如下。

1. 无痛性肿块

乳房的无痛性肿块常是促使患者就诊的主要原因。肿块多为单发，质硬，表面不光滑，与周围组织分界不清，不易推动。

2. 乳头溢液

非妊娠期从乳头流出血液、浆液、乳汁、脓液，或停止哺乳半年以上仍有乳汁流出者，称为乳头溢液。溢液可以是无色、乳白色、淡黄色、棕色及血性等；可以呈水样、血样、浆液性或脓性；溢液量可多可少，间隔时间也不一致。

3. 乳头和乳晕异常

乳头扁平、回缩、凹陷，直至完全缩入乳晕下，看不见乳头。有时乳头抬高，两侧乳头不在同一水平面上。

4. 乳房皮肤及轮廓改变

肿瘤累及 Cooper 韧带，可使其缩短而致使皮肤凹陷，形成"酒窝征"；肿瘤细胞堵塞皮下淋巴管，引起淋巴回流障碍，造成皮肤水肿，皮肤呈"橘皮样"改变；乳腺癌发展至晚期，当皮肤广泛受侵时，可在表皮形成多个坚硬的小结节或小条索，甚至融合成片；另外，晚期乳腺癌会出现皮肤破溃形成癌性溃疡，常有恶臭，易出血。

5. 淋巴结肿大

乳腺癌的淋巴转移最初多见于腋窝淋巴结，肿大的淋巴结质硬、无痛、可推动，以后数目增多，融合成团，甚至与皮肤或者深部组织粘连。同侧腋窝淋巴结可肿大，然后侵入锁骨下淋巴结，甚至锁骨上淋巴结；还可向胸骨旁淋巴结、对侧腋窝淋巴结等转移引起肿大，后入血向远处转移。

6. 血行转移

乳腺癌为全身性疾病，癌细胞可直接侵入血循环发生远处转移。常见的远处转移部位为肺、肝、骨、脑、胸膜腔及心包等。

7. 乳头湿疹样乳腺癌

少见，恶性程度低，发展慢，表现为乳头有瘙痒、灼烧感，以后出现乳头和乳晕的皮肤变粗糙、糜烂如湿疹样，进而形成溃疡，有时覆盖黄褐色鳞屑样痂皮。部分人乳晕区可扪及肿块。

8. 炎性乳腺癌

炎性乳腺癌并不多见，表现为乳房明显增大，局部皮肤呈炎症样表现，开始时比较局限，不久即扩大到大部分乳房皮肤，皮肤充血、增厚、粗糙、表面温度升高，同时伴有皮肤水肿。该病发展迅速，预后差。

五、辅助检查

1. 临床触诊

触诊前应详细询问病史、家族史等，绝经前妇女最好在月经结束后进行乳房触诊。受检者通常采用坐位或立位，对下垂型乳房或乳房较大者，亦可结合仰卧位。触诊先由健侧乳房开始，后检查患侧。检查者的手指和手掌应平置在乳房上，应用指腹，轻施压力，以旋转或来回滑动进行触诊。检查左侧乳房时由外上象限开始，然后顺时针方向进行由浅入深触诊直至4个象限检查完毕为止，最后触诊乳头。以同样方式检查右侧乳房，但沿逆时针方向进行，触诊乳房时应着重注意有无红肿热痛和包块；乳头有无硬结、弹性消失和分泌物。注意乳头、乳晕区及腋窝部位不要遗漏，可双手结合。

2. 乳房 X 线检查

常用方法有钼靶 X 线摄片和干板照相。钼靶 X 线摄片的射线剂量小，干板照相的射线剂量较大，但对钙化点分辨率较高。常规体位包括双侧、内外侧斜位及头足位。可根据病灶位置选择补充体位。适应证：①乳房肿块、硬化，乳头溢液，乳房皮肤异常，局部疼痛或肿胀。②筛查发现的异常改变。③良性病变的短期随诊。④乳房修复重建术后。⑤乳腺肿瘤治疗时。⑥其他需要进行放射检查或放射科医师会诊的情况。对 35 岁以下、无明确乳腺癌高危因素或临床查体未见异常的妇女，不建议进行乳房 X 线检查。

3. 乳房超声

超声检查无创伤，可反复使用，主要用于区分肿块是囊性还是实质性，并可同时进行乳腺和腋窝淋巴结的检查。常规取仰卧位，扫描范围自腋窝顶部至双乳下界，包括全乳及腋窝。适应证：①年轻、妊娠期、哺乳期妇女乳腺病变首选的影像学检查。②对临床触及的肿块及可疑异常进行确认，进一步评估临床及影像所见。③评估植入假体后的乳腺病变。④引导介入操作。目前，国际公认乳房钼靶 X 线摄像是最有效的乳腺普查手段，但是钼靶 X 线摄像诊断乳腺疾病的准确性受乳腺致密程度的影响。年轻女性因为腺体致密、纤维组织丰富，常表现为整个乳房呈致密性阴影，缺乏层次对比。因此，35 岁以下的年轻女性，可将乳房超声当成首选的普查方法。另外，B 超扫描在观察腋窝淋巴结方面具有优势。

4. 乳房 MRI 检查

MRI 不作为乳腺癌诊断的常规检查项目，可用于乳腺癌的分期评估，确定同侧乳腺肿瘤的范围，判断是否存在多灶或多中心性肿瘤。初诊时可用于筛查对侧乳腺肿瘤。同时，有助于评估新辅助治疗前后肿瘤的范围、治疗缓解状况以及是否可以进行保乳治疗。但对于带有心脏起搏器和体内金属的患者不适用。

5. 病理学检查

局部针吸、细胞学检查、切除活检等各种组织病理学诊断是乳腺癌的确诊和治疗依据，是通过综合分析临床各种信息及病理形态得出的最后诊断。

六、治疗

乳腺癌的治疗包括手术治疗、放射治疗、化学治疗、内分泌治疗和分子靶向治疗。在科学和人文结合的现代乳腺癌治疗新理念的指导下，乳腺癌的治疗趋势包括保留乳房和腋窝的微创手术、更为精确的立体定向放疗和选择性更好的靶向药物治疗。

1. 手术治疗

手术治疗对于病灶局限于局部及区域淋巴结的患者是首选。其适应证为国际临床分期的 0 期、Ⅰ 期、Ⅱ 期及部分 Ⅲ 期的患者（具体分期请参考专业书籍）。其禁忌证为已有远处转移、全身情况差、主要脏器有严重疾病及年老体弱不能耐受手术者。目前的手术方式正在朝着缩小切除范围的方向发展。手术方式包括乳腺癌根治术、乳腺癌扩大根治术、乳腺癌改良根治术、全乳房切除术和保留乳房的乳腺癌切除术等。20 世纪 90 年代乳腺外科的一个重要进展——前哨淋巴结活检，是指对接受乳腺癌引流的第一站淋巴结进行切除活检，目的是预测肿瘤是否有腋淋巴结转移，对于活检阴性者可不进行腋淋巴结清扫。对于手术方式的选择目前尚有争议。没有一个手术方式适合各种情况的乳腺癌，因此手术方式的选择应根据病理分型、疾病分期及辅助治疗的条件等决定。

2. 放射治疗

（1）早期乳腺癌保乳术后放射治疗　原则上所有保乳手术后的患者均需要放射治疗，可选择常规放射治疗或适形调强放射治疗。

（2）乳腺癌根治术或改良根治术后局部区域复发的放射治疗　局部区域复发的患者在治疗前需取得复发灶的细胞学或组织学诊断。

（3）乳腺癌改良根治术后放射治疗　对术后全身治疗包括化疗或（和）内分泌治疗者，具有下列高危因素之一，需术后放射治疗：①原发肿瘤最大直径≥5cm，或肿瘤侵及乳房皮肤、胸壁；②腋窝淋巴结转移≥4枚；③T_1、T_2、淋巴结转移1～3枚，包含某一项高危复发因素（年龄≤40岁，激素受体阴性，淋巴结清扫数目不完整或转移比例＞20％，HER2/neu过表达等）的患者，可以考虑术后放射治疗。

（4）乳腺癌新辅助化疗后、改良根治术后放射治疗　对于有辅助化疗指征的患者，术后放射治疗应该在完成辅助化疗后开展；如果无辅助化疗指征，在切口愈合良好的前提下，术后8周内开始放射治疗。

3. 化学治疗

乳腺癌的化疗根据患者的不同阶段以及不同的目的，主要分为三种形式。

（1）晚期乳腺癌化疗　晚期乳腺癌的主要治疗目的不是治愈患者，而是提高患者的生活质量、延长患者的生存时间。治疗手段以化疗和内分泌治疗为主，必要时考虑手术或放射治疗等其他治疗方式。根据原发肿瘤的特点、既往治疗、无病生存期、转移部位、进展速度及患者状态等多方面因素，因时制宜、因人制宜，选择合适的综合治疗手段，个体化用药。

（2）可手术治疗的乳腺癌辅助化疗　对患者基本情况（年龄、月经状况、血常规、重要器官功能、有无其他疾病等）、肿瘤特点（病理类型、分化程度、淋巴结状态、人表皮生长因子受体2及激素受体状况、有无脉管瘤栓等）及治疗手段（如化疗、内分泌治疗、靶向药物治疗等）进行综合分析，若接受化疗的患者受益大于风险，可进行术后辅助化疗。

（3）新辅助化疗　新辅助化疗是指为降低肿瘤临床分期，提高切除率和保乳率，在手术或手术加局部放射治疗前，首先进行全身化疗。

乳腺癌的化疗药物从20世纪70年代的环磷酰胺、甲氨蝶呤、氟尿嘧啶，到80年代的蒽环类药物阿霉素、表阿霉素，再到90年代紫杉类药物紫杉醇、多西紫杉醇的问世，化疗已经成为乳腺癌治疗中重要的治疗方式，无论在乳腺癌的术前新辅助治疗、术后的辅助治疗还是复发转移患者的解救治疗中都占有非常重要的位置。目前蒽环类和紫杉类药物仍然是乳腺癌治疗中非常重要的两大类药。其他常用的乳腺癌化疗药物还有：长春瑞滨、吉西他滨、卡培他滨、铂类、烷化剂、甲氨蝶呤等。

4. 内分泌治疗

乳腺癌的内分泌治疗在肿瘤内分泌治疗中研究历史最久，适用于雌激素受体和孕激素受体阳性的患者，主要包括雌激素受体拮抗剂（如三苯氧胺）和芳香化酶抑制剂（现在常用的为第三代芳香化酶抑制剂，如来曲唑、阿那曲唑和依西美坦）。三苯氧胺既可以应用于绝经前女性也可以应用于绝经后的女性，但对于绝经后的女性，芳香化酶抑制剂的疗效更好。另外还有可以代替手术和放疗的药物去势药物

（如诺雷德）。

5. 分子靶向治疗

人类基因组计划的研究成果给肿瘤分子诊断和分子靶向治疗带来了巨大的影响，人类可以在分子水平上设计针对不同靶点的新型药物。针对乳腺癌的靶向药物主要包括以 HER 家族为靶点的药物（如曲妥珠单抗/赫赛汀、拉帕替尼等）和血管生成抑制剂（贝伐单抗/阿瓦斯汀），均已在临床应用。针对其他一些靶点的药物如针对 RAS 家族、法尼基转移酶抑制剂、泛素-蛋白酶通路等的药物还在临床研究阶段。2002 年，在我国上市的赫赛汀（曲妥珠单抗）是乳腺癌治疗领域的第一个分子靶向药物，也是目前在中国乳腺癌治疗中应用最广的一个靶向药物，其应用适应证是 HER2 阳性的患者。

七、预防及健康指导

乳腺癌的发病率逐年升高，提醒女性，尤其是高危人群，应注意身体的早期检查，增强预防意识，做到定期检查、及早发现、及时治疗。早期发现是提高乳腺癌患者生存率和降低其死亡率的重要手段。

一般来讲，乳腺癌的高危人群是指由于年龄、遗传基因和生活习惯等方面的不同，使得某些女性患乳腺癌的概率较一般女性为高，乳腺癌的高危人群如下。

① 患有乳腺癌或卵巢癌者或有乳腺癌家族史者。

② 未生育或高龄初产（35 岁以后）未曾哺乳的女性。因此大力提倡母乳喂养对预防乳腺疾病也有一定的促进作用。

③ 月经初潮过早、绝经过晚的女性。

④ 经常摄取高脂肪食物及过于肥胖的绝经后女性。

⑤ 乳腺小叶有上皮高度增生或不典型增生者。

⑥ 过度暴露于放射线或致癌源者（如经常施行 X 线透视或放射线治疗者）。

⑦ 不常运动、精神压力大等。

乳腺癌的危险因素较多，日常生活中可以针对这些可能的危险因素加以注意。

① 肥胖和体重的增加都有可能导致乳腺癌的发生。平时应少摄取高脂肪食物，多食用富含纤维素的食物、蔬菜、水果、谷类等；减少身体中可能导致乳腺癌的雌激素水平，降低乳腺癌的发生率。

② 养成良好的生活习惯

经常运动，生活规律，可降低乳腺癌的发生率。

乳腺癌的病因尚不清楚，目前尚难以提出确切的病因学预防，但重视乳腺癌的早期发现，通过普查提高乳腺癌的检出，可以提高乳腺癌患者的生存率。为了早期发现乳腺癌，最好的办法是妇女学会自己定期检查乳房，方法如下。

① 视诊 脱去上衣，在明亮的光线下，面对镜子做双侧乳房的视诊。双臂下垂，观察两边乳房的弧形轮廓有无改变，是否在同一高度，乳房、乳头及乳晕皮肤

有无脱皮或糜烂，乳头是否提高或回缩，然后双手叉腰身体做左右旋转状继续观察以上变化。

②触诊　取立位或仰卧位，左手放在头后方，用右手检查左乳房，手指要并拢，应用指腹，轻施压力，从乳房上方以乳头为中心按外上、外下、内下、内上、腋下顺序，由浅入深，以旋转或来回滑动进行触诊检查，系统检查有无肿块，注意不要遗漏任何部位，不要用指尖压或是挤捏，最后触诊乳头。乳房触诊后，还应仔细触诊腋窝、锁骨上窝等了解淋巴结有否肿大或其他异常，因此处常为乳房炎症或恶性肿瘤扩展和转移的所在。通过检查，如果发现肿块或其他异常要及时到医院做进一步检查。

对于乳腺癌经治疗后的患者，除自我检查外，建议可定期到医疗机构进行检查。

①最初两年每4～6个月1次，其后3年每6个月1次，5年后每年1次。

②乳房超声可每6个月1次。

③乳房钼靶 X 线摄影为每年1次。

④胸片为每年1次。

⑤腹部超声为每6个月1次，3年后改为每年1次。

⑥存在腋窝淋巴结转移4个以上等高危因素的患者，行基线骨扫描检查，全身骨扫描每年1次，5年后可改为每2年1次。

⑦血常规、血液生化、乳腺癌标志物的检测每6个月1次，3年后每年1次。

⑧应用三苯氧胺的患者每年进行1次盆腔检查。

乳腺癌是女性常见的恶性肿瘤之一，近年来有上升趋势，严重威胁女性的身体健康，我们希望通过上述介绍，使女性对乳腺癌有一定了解，并能高度重视，做到自我检查，早期发现、早期就诊并争取早期治疗。

第五节 宫颈癌与健康

一、概述

宫颈癌是指发生在宫颈阴道部或移行带的鳞状上皮细胞及宫颈管内膜的柱状上皮细胞交界处的恶性肿瘤。在妇女的恶性肿瘤中，宫颈癌的发病率仅次于乳腺癌，位居第二位，居女性生殖道恶性肿瘤的首位。全世界每年都有大约 20 万妇女死于这种疾病。它是一种严重危害女性健康的恶性肿瘤。

我国宫颈癌的早期普查工作是由林巧稚倡导的，而杨大望在全国首次开展了阴道细胞学检查技术，从普查开始便推广应用了阴道细胞学检查。1958 年，在 20 个大中城市，111 万余名 25 岁以上的妇女中普查，发现宫颈癌的患病率为 145/10 万；1959 年，在京、津、沪等 13 个省市 403.2 万人的肿瘤普查中发现，宫颈癌占妇女恶性肿瘤的第 1 位，平均患病率为 180.5/10 万。1978 年，宫颈癌防治研究协作组制定了统一的调查卡片及诊疗常规，包括一般每 2～3 年普查一次，积极治疗与宫颈癌有关的妇科疾病等；并总结出宫颈癌的三大危险因素（宫颈糜烂、性行为紊乱和不注意经期卫生）。经过多年的普查普治，达到了对宫颈癌早发现、早诊断和早治疗的目标，我国宫颈癌的死亡率明显下降。

医学研究发现人乳头状瘤病毒（HPV）的持续感染与宫颈癌的发生密切相关，因此，在 20 世纪 70 年代就开始了宫颈癌疫苗的研究。随后在 90 年代初蓬勃兴起。目前，由美国默克公司研制成功的宫颈癌疫苗"加德西"和英国葛兰素史克公司生产的同类疫苗"Cervarix"获准上市，具有很好的预防 HPV 感染的功能。宫颈癌疫苗可诱导机体产生中和抗体，激发保护性免疫反应，能够有效预防与癌症相关的 HPV 的传播，降低宫颈癌的发生率。因而也是最具应用前景的预防性疫苗。

二、流行病学

据报道，全世界每年新发病例数为 46.5 万人，每年因宫颈癌死亡的人数在 20 万人以上。90 年代，我国每年新发病例数为 13.2 万人，死亡约 6 万人。根据 2008 年卫生统计年鉴数据显示，1973～1975 年，我国宫颈癌患者的死亡率为 10.7/10 万，占女性恶性肿瘤死亡率的第 3 位，到 2005 年，则降至 2.86/10 万，退居第 8 位，而 2008 年宫颈癌的死亡率城市女性为 2.15/10 万，农村为 1.86/10 万。对中国25～60 岁妇女危害最大的肿瘤是宫颈癌。虽然近年来中国内地宫颈癌的发病率和死亡率呈逐年下降趋势，但其发病明显趋向年轻化，仍对社会和家庭造成巨大的影响。

1. 地区分布

宫颈癌的发病率有明显的地区差异性，我国属于高发区，而在我国排前三位的宫颈癌高发区为湖北省五峰县渔关区、陕西省略阳县和江西省靖安县；低发区为北京、上海等地。近年来，随着国内外宫颈细胞防癌涂片检查，长期大面积普查、普治及妇女保健工作的开展，宫颈癌的发病率和死亡率均已明显下降，特点是晚期肿瘤的发生率下降，早期及癌前病变发生的比例上升。

2. 人群分布

关于宫颈癌的发病年龄，各国报道不一。我国宫颈癌的发病通常在 35 岁以后，高峰年龄在 45～49 岁之间。值得注意的是，小于 30 岁的宫颈癌患者并非罕见，宫颈癌有逐步年轻化的趋势。性伴侣数多的妇女和城市流动性大的妇女患宫颈癌的危险性较高。

宫颈癌的分布存在种族和民族间的差异。我国曾经对 8 个少数民族进行过调查，发现维吾尔族的宫颈癌死亡率最高，其次是蒙古族、回族，而藏族、苗族较低。

一般来说，教育程度低和经济收入低的妇女容易发生宫颈癌。这是由于经济原因和受教育程度影响了患者受到医疗干预和主动就医的机会所致。我国非农业人口宫颈癌的发病率低于农业人口，而患者大多来自经济落后的偏僻农村或缺水的山区。这在客观上反映了社会经济发展情况对宫颈癌发病的影响。

三、病因

性生活过早、性生活混乱以及早婚、早育是宫颈癌的高危因素；凡配偶有阴茎癌、前列腺癌或其妻曾有宫颈癌者均为高危男子，与高危男子有性接触的妇女易患宫颈癌；生殖道感染或性传播疾病，尤其是 HPV 感染是宫颈癌的高危因素。经济落后、卫生习惯差、受教育程度低、卫生资源不足、设备简陋以及医疗卫生人员技能和经验缺乏等，均可导致宫颈癌的发病率增高。

1. 性因素

性行为与宫颈癌的关系密切。绝大部分宫颈癌发生于已婚或有性经历的妇女。

（1）早婚和过早有性行为的女性发生宫颈癌的危险性高。初次性交年龄越小，宫颈癌发病的时间越早。有研究显示初次性交年龄小于 15 岁的患者诊断宫颈癌比初次性交年龄为 19 岁以上的患者要早 3.1 年，初次性交年龄为 15~18 岁的患者诊断宫颈癌要比初次性交年龄为 19 岁以上的患者早 2.6 年。这可能与宫颈局部发育尚不够成熟，性行为的频繁刺激、创伤与感染有关。

（2）性生活混乱是宫颈癌的又一高危因素，宫颈癌的患病率与患者一生中的性伴侣个数有关。性伴侣越多，其发生宫颈癌的相对危险性越高。

（3）女性的性伴侣曾有或同时拥有多个性伴侣，或性伴侣的配偶患有宫颈癌也是女性本人发生宫颈癌的高危因素。随着社会模式的逐步变化，目前世界范围内的女性初次性行为的年龄不断提前，而结婚年龄推后，即有婚前性行为的年限延长，而在此期间更换性伴侣的现象较婚后更为普遍，这与宫颈癌发病年龄的提前有关。

（4）男性因素可能在女性宫颈癌的发病中起一定作用。性生活混乱女性的性伴侣同样可能存在性生活混乱的问题，可能有各种性病史如阴道滴虫感染、梅毒、淋病、生殖器尖锐湿疣等在诱发宫颈癌的发病中可能也有一定的作用。有研究显示，男性包皮垢与宫颈癌的发生有关。包皮垢中的胆固醇经细菌作用可转变成致癌物，可能是导致宫颈癌的重要诱因。

2. 生育因素

初产年龄早、多产的女性，宫颈癌的发病率高，可能与初次性生活年龄早，分娩时宫颈创伤等有关。

3. 社会因素

经济情况差和教育程度低的妇女发生宫颈癌的危险较高，可能与医疗环境及社会意识有关。

4. 营养因素

营养因素可能在宫颈癌的发生中起协同作用。有研究显示叶酸缺乏与高危型人乳头状瘤病毒感染以及患者发生宫颈上皮内瘤变和浸润性宫颈癌有关。番茄红素

（ψ-胡萝卜素）、维生素 A、维生素 C、维生素 E 以及深绿色、深黄色蔬菜和水果的摄入增加，与宫颈癌的发病风险呈负相关。微量元素也可能在宫颈癌的发生中起一定的作用。

5. 病原体因素

多种病原体与宫颈癌的关系密切，尤其是人乳头状瘤病毒和单纯疱疹病毒Ⅱ型（HSVⅡ）。HPV 通常是通过性生活传播。近年来的研究确立了高危型 HPV（HRHPV）感染与宫颈癌发病的关系，这一成果直接导致了宫颈癌疫苗的问世。HPV 感染是宫颈癌的致病原因，但在 HPV 的 100 多种亚型中，只有几种特定的 HPV 亚型可导致宫颈癌，称为高危型。其中 HPV-16 和 HPV-18 型占 70%～75%，另外还有 HPV-31、HPV-33 型等。同时，HPV 感染还可导致阴道癌、外阴癌、阴茎癌、肛门癌、口咽癌、喉癌和扁桃体癌。

研究显示，HPV 感染在女性中是一个较为普遍的现象。女性在其初次性交的第一个 10 年，HPV 累计感染率高达 50%～80%，感染后大部分女性会在 9～16 个月内，通过自身免疫力将病毒清除。有 30%～50% 的感染者会出现低度宫颈上皮内瘤样病变，但在病毒清除后 3～4 个月内会逐渐恢复正常。也有部分女性因自身免疫因素或其他因素的影响不能将病毒清除，并在体内维持高水平病毒载量，而成为 HPV 持续感染者，这是导致宫颈癌的高危因素，逐步发展会成为宫颈不典型增生，进而形成宫颈原位癌，最终发展为宫颈浸润癌。

高危型人乳头状瘤病毒的持续感染能够引发宫颈癌，其中主要的 13 种 HRHPV（HPV-16、HPV-18、HPV-31、HPV-33、HPV-35、HPV-39、HPV-45、HPV-51、HPV-52、HPV-56、HPV-58、HPV-59 及 HPV-68）占 98% 以上，各国各地区致癌种类有差别。国外研究显示 HPV-16 是世界上最常见的 HPV 类型，其次是 HPV-18。亚洲常见的类型依次是 HPV-16、HPV-52、HPV-58 和 HPV-18。有报道显示在宫颈上皮内高度病变组织中，HPV DNA 的阳性率超过 85%。宫颈浸润癌的 HPV 检测几乎 100% 阳性。宫颈浸润癌组织中最常见的 HPV 类型为 HPV-16、HPV-18、HPV-33、HPV-45、HPV-31、HPV-58、HPV-52 和 HPV-35。其中大约 70% 的宫颈浸润型鳞癌由 HPV-16 和 HPV-18 引起。而宫颈腺癌最常见的亚型是 HPV-16、HPV-18 和 HPV-45。

四、临床表现

早期宫颈癌常无明显症状，偶于性交、妇科检查后有接触性出血，与慢性宫颈炎无明显区别，有时甚至宫颈光滑，尤其在老年妇女宫颈已萎缩者，某些颈管癌患者由于病灶位于颈管内，阴道部宫颈外观表现正常，易被忽略而漏诊或误诊。一旦症状出现，多已达到中晚期。主要临床表现如下。

1. 阴道出血

阴道不规则出血是宫颈癌的主要症状，年轻患者常表现为接触性出血，发生在性生活和妇科检查后，也可表现为经期延长、周期缩短、经量增多等。绝经后患者常表现为阴道不规则出血。阴道出血量可多可少，一般根据病灶大小、侵及间质内血管的情况而定。菜花型宫颈癌出血早，量也多，如果出血频发，失血多可导致严重的贫血。晚期病例可出现阴道大量出血，可导致休克，多见于侵蚀性生长的肿瘤。

2. 阴道排液

阴道排液是宫颈癌的主要症状，多发生在阴道出血以前。最初阴道分泌物可以没有任何气味，随着癌肿的生长，可出现气味。到晚期时因癌组织破溃，组织坏死，继发感染等，白带变混浊，如淘米水样或混杂血液，具有特殊的恶臭。

3. 疼痛

疼痛是晚期宫颈癌的症状。产生疼痛的原因主要是由于癌肿浸润或压迫盆腔神经所致。若闭孔神经、骶神经、大血管或骨盆壁受累时，可引起严重的疼痛，有时向下肢放射。肿瘤向上蔓延累及子宫内膜时，分泌物被宫颈管口的癌组织阻塞，不能排出，可以形成宫腔积液或宫腔积脓，患者可出现下腹部不适、小腹疼痛、腰痛及发烧等症状。癌肿侵犯宫旁组织，输尿管受到压迫或浸润时，可引起输尿管或肾盂输尿管积水，产生胀痛或痉挛性下腹部一侧或两侧剧烈疼痛；癌肿压迫髂淋巴、髂血管，使回流受阻时，可出现下肢肿胀和疼痛。

4. 全身症状

晚期患者因癌肿组织的代谢、坏死组织的吸收或合并感染而引起发热，体温一般在 38℃ 左右，少数可达 39℃ 以上。由于出血、消耗而出现贫血、消瘦甚至恶病质。

5. 其他症状

病灶向前方扩散可侵犯膀胱，患者出现尿频、尿急、下坠和血尿，常被误诊为泌尿系统感染而延误诊断。严重的可形成膀胱阴道瘘。病灶向后蔓延可侵犯直肠，而有里急后重、便血、排便困难等症状，进一步发展可出现阴道直肠瘘。病灶向两侧输尿管侵犯，严重时导致输尿管梗阻、肾盂积水，最后引起尿毒症。晚期癌肿可以通过血管或淋巴系统扩散到远处器官而出现相应部位的转移灶及其相应症状。转移的部位不同，出现的症状也不同，较常见的是锁骨上淋巴结转移，在该部位出现结节或肿块。

宫颈癌癌前病变，即宫颈上皮内瘤样病变（CIN）。根据异型细胞在宫颈上皮层内的范围分级，可分为三级。

CIN Ⅰ（轻度非典型增生）细胞异型性轻，排列不整齐，但仍保持极性，异常增殖细胞限于上皮层下 1/3。

CIN Ⅱ（中度非典型增生）细胞异型性明显，排列较紊乱，异常增殖细胞占据上皮层下 2/3。

CIN Ⅲ（重度非典型增生及原位癌）重度非典型增生的上皮细胞异型性显著，

失去极性，异常增殖细胞扩展至上皮的 2/3 或几乎全层，难以与原位癌区别。原位癌的上皮异型性细胞累及全层，极性消失，核异型性显著，核分裂相多见。上皮基底膜完整，无间质浸润。

五、辅助检查

宫颈癌目前的主要筛查方法有：宫颈细胞学检查、HPV DNA 检测、碘试验等。阴道镜检查虽然不是筛查方法，但作为一种临床诊断性检查方法在宫颈癌的筛查方面也具有重要作用。最终确诊还是靠病理检查。

1. 常规妇科检查

双合诊或三合诊检查，检查部位包括外阴、阴道、宫颈、子宫及附件。

2. 宫颈细胞学检查

宫颈细胞学检查是目前发现宫颈癌前病变（宫颈上皮内瘤样病变）和早期宫颈癌的主要手段。取材时要求患者 24h 内无性交或未清洗阴道；非月经期；停用阴道内抗生素或抗霉菌药 1 周后；在进行阴道双合诊检查前进行。对于绝经期前后或宫颈治疗等原因使鳞柱交界部上移者，以及怀疑宫颈腺癌者，可以同时加取宫颈管的涂片，以提高细胞学检查的阳性率。宫颈细胞学检查结果按照传统的巴氏 5 级分类法：巴氏 I 级为正常；巴氏 II 级为炎症引起，指个别细胞核异质明显，但不支持恶性；巴氏 III 级为可疑；巴氏 IV 级为高度可疑；巴氏 V 级为阳性。除宫颈刮片脱落细胞学检查外，液基薄层细胞学检测（TCT）是近年来细胞学检查采用的先进技术。TCT 检查是采用液基薄层细胞检测系统检测宫颈细胞并进行细胞学分类诊断，与传统的宫颈刮片巴氏涂片检查相比明显提高了标本的满意度及宫颈异常细胞的检出率；同时还能发现部分癌前病变和微生物感染如霉菌、滴虫、病毒和衣原体等感染。结果为 TBS 报告系统，TBS 报告法内容直观，增加了结果的可信度。

3. HPV DNA 检测

在几乎所有的宫颈癌标本中均可检出 HPV DNA。2004 年，中国癌症研究基金会推出的宫颈癌筛查指南明确有三年以上性行为或 21 岁以上有性行为的妇女均为筛查对象（因为 21 岁以下的宫颈癌患者极为罕见，而且从 HPV 感染到宫颈癌的发生需要 3~8 年时间）。推荐的宫颈癌筛查方案为 HPV DNA 检测。(1) HPV DNA 结果阴性者，每 3~5 年筛查 1 次；(2) HPV DNA 结果阳性者，需进行：①结果正常，半年~1 年筛查 1 次；②结果异常，进行阴道镜检查/组织学检查。对 HPV 的检测方法有细胞学检测、斑点印迹法、荧光原位杂交法、原位杂交法、Southern 杂交法、聚合酶链式反应（PCR）和杂交捕获法（hybrid capture，HC）等。现今以 HC II 最佳，其检测 HPV 的敏感性可达 88%~100%，阴性预测值高达 99%。HPV 检测作为宫颈细胞学检查的辅助手段有助于筛选宫颈癌的高危人群，旨在早期诊断宫颈癌。

4. 碘试验

碘试验是宫颈癌常见的检查方法。正常宫颈阴道部和阴道鳞状上皮含有丰富的糖原，可被碘溶液染为棕色，而宫颈管柱状上皮、鳞状上皮化生、非典型增生、原位癌及浸润癌区没有糖原存在，所以不染色。并且碘试验对癌无特异性。临床上用阴道窥器暴露宫颈后，擦去表面黏液，将浓度为2%的碘溶液直接涂在子宫颈和阴道黏膜上，不染色处为阳性。碘试验主要用于识别宫颈病变危险区，以确定取材部位。如发现不正常碘阴性区即可在此区取活检送病理检查。

5. 阴道镜检查

阴道镜检查是从形态学和组织学上确定宫颈的状况，对宫颈的癌前病变、早期宫颈癌的发现及病变部位的确定有重要作用，可提高活检的阳性率。阴道镜检查最常见的适应证为筛查试验阳性者，如细胞学阳性或 HPV DNA 阳性等，此时应进行阴道镜检查。分别于宫颈处涂 3%醋酸及 1%碘溶液，镜下对转化区、血管结构、上皮和病灶边界进行观察，选择可疑部位取活检，不典型者则取宫颈 3、6、9、12点处做活组织病理检查。阴道镜检查是通过直接观察宫颈表面上皮结构的改变作出判断，检查前任何的阴道操作均可能影响检查结果，所以检查前 1~2 天禁止性生活和阴道操作，停止阴道用药，若有阴道炎应先予以治疗。阴道镜检查应避开月经期，最适宜的时间是排卵期，此时宫颈管口稍松弛，易于观察宫颈管内结构。对于老年绝经患者，若阴道和宫颈出现广泛弥漫的充血影响观察时，若患者无雌激素应用禁忌证，可局部应用雌激素，1~2 周后行阴道镜检查。对 TCT、HPV 结果中一项或均为阳性的患者进行阴道镜下取活检。

6. 膀胱镜、直肠镜检查

若宫颈癌转移，可疑膀胱或直肠受侵者应行相应腔镜检查。

7. 病理检查

CIN 和宫颈癌的诊断均应由活体病理检查证实。如病变部位肉眼观察不明显，可用碘试验或 3%或 5%醋酸涂抹后采取或在阴道镜下取活检。对于多次咬取活检仍不能确诊，须进一步采取较深部组织时，可用切取法。当宫颈表面活检阴性、阴道细胞学检查阳性、临床不能排除宫颈管癌时，或发现癌但不能确定有无浸润和浸润深度而临床上需要确诊者，可行宫颈锥形切除或宫颈环形电切术送病理检查。

8. 影像学检查

由于解剖部位表浅，绝大多数宫颈癌，经妇科检查及细胞病理学检查即可确诊，影像学检查在宫颈癌诊断中的价值主要是对肿瘤转移、侵犯范围和程度的了解，指导临床决策并观察疗效。

（1）腹盆腔超声　包括经腹部及经阴道（或直肠）超声两种方法。主要用于宫颈局部病变的观察，同时可以观察盆腔及腹膜后淋巴结转移情况，以及腹盆腔其他脏器的转移情况。

（2）腹盆腔CT　客观评价宫颈病变与周围结构（膀胱、直肠等）的关系，以及淋巴结是否有转移，同时观察腹盆腔其他器官是否有转移。平扫 CT 效果不佳，主要行增强 CT 扫描，显示宫颈局部病变，但仍有近 50％的病变呈等密度，不能清晰显示。

（3）盆腔 MRI　软组织分辨率高，是显示宫颈病变最佳的影像学方法，可以明确地分辨病变与周围结构，明确病变与直肠、膀胱、阴道等的关系。依照 MRI 表现进行术前分期的准确率较高。同时也可以观察双侧腹股沟、盆腔及腹膜后淋巴结转移情况。

（4）胸片及胸部 CT　胸片应包括正、侧位片，主要目的是为了排除肺转移，必要时进行胸部 CT 检查。

（5）骨扫描　怀疑有骨转移时应用。

9. 肿瘤标志物检查

宫颈癌时肿瘤标志物异常升高，主要用于协助诊断。因我国宫颈癌以鳞状细胞癌最为常见，所以常用鳞状上皮细胞癌抗原（SCC）进行检测。血清 SCC 增高，其浓度随病情加重而增高，测定 SCC 可监测肿瘤的治疗效果、复发情况、转移情况及评价预后，但无特异性。

六、治疗

宫颈癌的治疗方法包括手术、放疗、化疗和多种方式联合的综合治疗。总体治疗原则为早期宫颈癌患者（临床分期为Ⅰ～Ⅱa，分期法详见宫颈癌专业书籍），单纯根治性手术与单纯根治性放疗两者治疗效果相当，5 年生存率、死亡率、并发症概率相似。各期宫颈癌患者均可选择放射治疗，但对于Ⅱb 期以上的中晚期宫颈癌采用以顺铂为基础的同步放化疗。治疗方式应根据患者的年龄、病理类型及分期综合考虑，予以选择。

七、预防

应从两方面来着手进行宫颈癌的预防：一方面为病因的预防，另一方面为临床前预防，即"三早"预防。所谓的"三早"即早发现、早诊断、早治疗，其目的是防止初发疾病的发展。宫颈癌的发生和发展有一个渐进的演变过程，时间可以从数年到数十年，一般认为这个演变过程经过这样几个阶段：增生、不典型增生、原位癌、早期浸润癌、浸润癌。因此建议在人群中对已有性行为的女性进行定期普查，发现癌前病变及早期癌时应及时给予诊断和治疗，可有效预防宫颈癌的发生并降低其死亡率。

（1）避免早婚、早育、多产、性生活紊乱。推迟性生活的年龄，女性要注意会阴部清洁。加强月经期、产褥期和性生活卫生护理，月经期和产褥期要避免同房，以降低宫颈癌的发生。

（2）男性应注意包皮的清洁，包皮过长者应进行手术治疗，性生活前应注意清洗干净。性生活男、女双方应有专用器具洗涤外生殖器，特别是同房前清洗。可采用避孕套、避孕隔膜等，减少宫颈与阴茎直接接触的机会。

（3）妇女应注意经期及性生活卫生，积极防治宫颈的各种慢性感染，如各种细菌、病毒、滴虫、真菌及性传播疾病等。对已发生滴虫、真菌、病毒感染者，应针对性地给予抗滴虫、抗真菌及抗病毒药物治疗。

（4）加强围产期保健，减少宫颈裂伤；对那些绝经前后妇女出现阴道不规则出血者应提高警惕。

（5）宫颈癌筛查是国内外公认的预防宫颈癌的主要措施。通过妇科检查及相关辅助检查如宫颈细胞学检查（TCT、LCT、CCT 等）、病毒学检测（如 HPV 分型、HSV-II、CMV 等）、阴道镜检查及宫颈环形电切术（Leep 术）等，对宫颈癌前病变及原位癌进行早期发现、早期诊断和早期治疗。

根据《中国癌症筛查及早诊早治指南》的建议，筛查的对象包括任何有 3 年以上性行为或 21 岁以上有性行为的妇女，而性生活过早、有多个性伴侣、免疫功能低下、吸烟、卫生条件差和性保健知识缺乏的高危妇女则是筛查的重点。因 65 岁后患宫颈癌的危险性极低，所以一般不主张对 65 岁以上的妇女进行宫颈癌的筛查。有接触性出血、不规则阴道流血、绝经前后出血者，如发现有癌前病变如宫颈上皮内瘤样病变及原位癌，应积极进行治疗。对性交后或经期之间或绝经后阴道出血，宫颈良性病变，电灼、抗生素等治疗后复发，可疑宫颈病变（如白斑）及肉眼可见肿瘤的患者进行随访，应当转至妇科门诊进行妇科检查、宫颈细胞学、阴道镜和宫颈组织活检等以明确诊断。

（6）在饮食方面可以补充胡萝卜素、维生素 C 及微量元素锌和硒等。多吃黄豆及其制品，有可能降低发生宫颈癌的危险。

（7）针对高危型 HPV 的宫颈癌疫苗已经问世，但长期的效果目前还不清楚。

总之，病因学研究显示，宫颈癌是目前惟一的病因较为明确的恶性肿瘤。因此，针对高危型 HPV 所发明并逐步应用的疫苗；针对病因对高危人群的性行为方式给予干预和引导；针对疾病不同时期采取监测随访及治疗，都将有利于我们对该病的诊治。

第六节 视网膜母细胞瘤与健康

一、概述

视网膜母细胞瘤（RB）是婴幼儿最常见的眼内恶性肿瘤。它是视网膜核层起源的胚胎性肿瘤，为先天性疾病且具有遗传倾向，严重危害患者的视力和生命。早期诊断和及时治疗是挽救患儿生命及保存有用视力的关键。但由于绝大多数患者为婴幼儿，即 3 岁前已发病，且肿瘤在眼内生长隐蔽，早期不易被家长发现，因此我国大部分 RB 患儿初诊时眼内肿瘤就已进入晚期。其发病率国内外报道不一致，国外 RB 的发病率约为 1：(6098～34000)，我国 RB 的发病率约为 1：(15000～28000)。本病具有遗传性，但环境污染也可导致基因突变增加而发病。从遗传学的角度看，RB 的发生是因为视网膜母细胞瘤基因（*Rb* 基因）的缺失或失活所致。依 *Rb* 基因缺失或失活的发生时间，RB 分为具有遗传性的生殖细胞型或非遗传性的体细胞型。生殖细胞型 RB 的 *Rb* 基因缺失或失活发生于胚胎的第一次有丝分裂时，或由患者父母遗传而来，为常染色体显性遗传。体细胞型 RB 的 *Rb* 基因缺失或失活发生在受精之后的未成熟的视网膜细胞，不具遗传性。遗传型占 40%，其中 1/4 有 RB 家族史，突变的基因是由曾患病的亲代遗传而来，3/4 由新产生的生殖细胞突变所致。遗传型 RB 发病年龄较小，平均 1 岁，其中 2/3 的病例表现为双眼 RB 或单眼多个肿瘤病灶，可发生第二恶性肿瘤（第二恶性肿瘤，即遗传性 RB 若干年后发生其他部位原发性恶性肿瘤，如骨肉瘤、纤维肉瘤）。双侧或家族型 RB 可以合并颅内松果体母细胞瘤或其他蝶鞍旁肿瘤而形成三侧性 RB。有少数 RB 可自行退化。由于 RB 严重危害患者的视力和生命，因此要早发现、早诊断、早治疗。近年来，随着诊疗手段的不断进步，使 RB 的治疗有了很大的改善，但早期发现仍存在困难，眼摘除手术的致残性给患儿及家属带来极大痛苦。

二、临床表现

RB 的临床表现因就诊时疾病所处的阶段不同而不同。约半数患儿出现白瞳症，表现为瞳孔区发亮，有黄白反光或类似"猫眼"，这种瞳孔反光多源于晶状体后部白色肿块的反射，往往体积较大的肿瘤易呈现白瞳症。有的患儿以斜视为主要症状就诊，因肿瘤位于后极部位，中心视力易受影响而出现内外斜视，因此应对因斜视来就诊的患者认真检查眼底，以起到筛查的目的。少数患儿表现为轻度的眼部红痛、角膜混浊等类似青光眼的症状。此外，还有无菌性眶内蜂窝织炎、眼内炎、不明原因的前房积血等表现。

在临床的早期阶段，即肿瘤基底直径＜2mm 时，检眼镜检查呈现隐约可见的透明或半透明的位于视网膜感觉层内的病损。稍大些的肿瘤可见其滋养及引流的视网膜血管扩张，一些大的肿瘤可见许多类似干酪样或粉笔样的钙化斑。任何大小的 RB 均可产生白瞳，大肿瘤更常出现。按 RB 的生长方式可将其分为视网膜内生长型、内生型和外生型三种。视网膜内生长型者肿瘤局限于视网膜内；内生型者肿瘤从视网膜向玻璃体腔内生长，其特征性为伴有朦胧可见的视网膜血管的白色混浊团块，质脆易碎，可种植于玻璃体腔及前房内而出现类似眼内炎的表现，尤其与眼弓蛔虫病这种多发生于幼儿的寄生虫病相似；外生型肿瘤从视网膜朝外向视网膜下间隙生长，它可以引起进行性视网膜脱离，使视网膜向前隆起移至透明的晶状体后。临床上外生型 RB 可与 Coats 病或其他渗出性视网膜脱离相似。偶尔 RB 可呈现弥漫性浸润生长，肿瘤细胞沿视网膜呈相对平坦浸润而无明显肿块，这些病例因类似葡萄膜炎或眼内炎而使诊断变得更加困难。少数病例可因癌细胞播散至前房而导致假性前房积脓，或因虹膜新生血管形成而引起前房积血，还可出现玻璃体积血及眶内蜂窝织炎的体征。

三、辅助检查

1. 眼底检查

眼底检查见临床表现。

2. 眼部 B 超检查

B 超检查可在玻璃体内探及实质性占位病变。病变呈球形、半球形或不规则形，其内回声强弱不均，大多数（53/64）患儿病变内可探及强回声光斑（钙斑），其后可见声影，无活动度。少数患者，尤其是双眼患儿，多表现为一只眼病变相对较大，而另一只眼病变相对较小。

3. 眼部彩色多普勒超声

对于弥散浸润型及伴有出血的 RB 患者行 B 超检查时，肿瘤本身亦为中强回声、无钙斑，随体位改变肿瘤亦可有较轻度的形态改变，单纯依靠 B 超很难作出诊断。彩色多普勒超声不仅可以提供病变的二维图像，而且可以同时叠加血流信号。病变实质内是否有血流信号将有助于 RB 的诊断。

4. CT 或 MRI

CT 检查示球内肿块形态各不相同，肿块内钙化为其特征性表现。增强扫描示未钙化的肿块部分有强化。早期眼环呈局限性增厚，后期整个玻璃体内密度增高，病灶内常见钙化，呈沙粒状、斑块状，发生率高达 80% 以上，钙化程度在不同病例间可相差较远。钙化灶的大小取决于病程的长短及肿块的大小，其钙化的机制可能是肿瘤生长过快，血供不足，细胞坏死，钙盐沉积形成复合物所致。极少情况下由于肿瘤沿视网膜弥漫生长而形成板状肿块，且常缺乏钙化。RB 的 MRI 检查的典型表现为肿块呈不规则形，位于眼球后部突向玻璃体内，与正常玻璃体相比，T_1WI 信号高于玻璃体，T_2WI 呈低信号；与视神经相比，T_1WI、T_2WI 上肿块均呈等信号。MRI 在显示肿块的大小、有无视网膜下积液及视神经侵犯方面较 CT 优越。

四、治疗

近年来，RB 的治疗有了很大的进展。早期治疗眼内期 RB 的常用方法是眼球摘除术，现多采取综合治疗方案。选择治疗方法时，要首先考虑保存患儿的生命，其次考虑保存患儿的眼和有用视力。

1. 化学减容法

化学减容法是用化学治疗的方法使肿瘤体积缩小，以便继续进行范围更局限及损伤更轻微的局部治疗的方法，它已发展成为 RB 初始治疗的重要手段。化学减容法的应用使 RB 患者的眼球保留率明显提高。存在的问题主要是玻璃体或视网膜下种植的复发，复发部位通常远离主要的肿瘤，还有少数的患者会发生新的 RB。

2. 外照射放射治疗

RB 通常对放射治疗很敏感。外照射放射治疗通过对全眼球进行照射以治疗高度进展的肿瘤，特别是伴有广泛玻璃体种植的肿瘤。但存在复发，放射线损伤视网膜、视神经和晶状体及在放射区域诱发第二恶性肿瘤的可能等问题。

3. 局部治疗

眼内期 RB 根据肿瘤的部位、大小可行局部治疗，包括激光光凝、经瞳孔温热疗法（TTT）、冷冻治疗和巩膜敷贴放射治疗等，其中绝大部分适用于小肿瘤的治疗，尤其是经过化学减容法治疗后体积缩小的瘤体。

4. 手术

眼球摘除术是用于治疗 RB 的一种常用而重要的方法。对眼内期病情高度进展、患眼已无希望恢复有用视力或者肿瘤可能向视神经、脉络膜或眼眶浸润的患者，眼球摘除是恰当的选择。对发生继发性青光眼、锯齿缘肿瘤种植或肿瘤向前房浸润的患眼也最好行眼球摘除术。眶内容物摘出术适用于肿瘤已穿破眼球向眶内生长、视神经管扩大者等，术后须联合放射治疗，但影响外观，且预后不佳。

RB 的治疗方法因人而异，应全面综合的考虑多种因素，包括年龄、肿瘤累及单眼或双眼、肿瘤大小、部位及范围、有否发生转移的凶兆、第二恶性肿瘤发生的危险、全身状况以及视力预后的估计等情况。

五、预防

早期发现仍存在困难、眼球手术摘除具有致残性及放射治疗的副作用大等问题给患儿及家属带来了极大痛苦，因此我们建议早期预防。

1. 遗传咨询、基因诊断

由于大多数遗传性 RB 有家族史，因此对其同胞及子女进行明确的产前与症状前诊断有一定的价值。当确立遗传性 RB 诊断时，患者同胞与子女的发病风险是备受关注的问题。早期诊断与早期治疗是提高 RB 患者生存率与降低致盲致残率的关键。但因 RB 发病比较隐蔽并且多发生在婴幼儿，不容易早期发现，因而所有可能患 RB 的患儿都须接受繁琐的定期复查。而基因诊断可以提供明确的风险预测，使携带有生殖细胞型突变的个体能得到确实的定期检查、早期发现病变并及时治疗。

2. 常规眼底检查

新生儿及儿童常规眼底检查。早期诊断以及选择正确的治疗方案，对保存患儿的生命和尽量保存眼球、保存视力至关重要。

（邱丽　商迎辉　劳凤学）

第三章
传染病与健康

第一节 艾滋病与健康

一、概述

艾滋病即获得性免疫缺陷综合征（acquired immunodeficiency syndrome，AIDS），是由人类免疫缺陷病毒（*human immunodeficiency virus*，HIV）感染引起的以 T 细胞免疫功能缺陷为主的一种免疫缺陷病。1981 年 6 月，美国疾病预防控制中心报道了卡波西肉瘤（kaposi sarcoma）在男性同性恋人群中暴发，并命名为男性同性恋相关性免疫缺陷症，这是世界上第一次有关艾滋病的正式记载。1982年，这种综合征被重新命名为"获得性免疫缺陷综合征"，简称艾滋病（AIDS）。不久以后艾滋病迅速蔓延到各大洲。1985 年，一位到中国旅游的外籍青年患病入住北京协和医院后很快死亡，后被证实死于艾滋病，这是我国发现的第一例艾滋病。1988 年，世界卫生组织规定，每年的 12 月 1 日为"世界艾滋病日"，1996 年以后更名为"世界艾滋病宣传运动日"。1998 年首次提出高效抗逆转录病毒疗法（HAART），对艾滋病的治疗取得一定的效果。2006 年证实人类 HIV 源自野生黑猩猩，美国把艾滋病纳入体检项目，中国颁布并实施《艾滋病防治条例》。

HIV 是引起艾滋病的病原体，主要侵犯人体免疫系统，引起获得性免疫缺陷综合征和相关疾病。HIV 是单链 RNA 病毒，属逆转录病毒的一种。病毒主要侵犯 CD_4^+ T 细胞、单核细胞和 B 淋巴细胞，破坏人体的免疫力，导致免疫系统失去抵抗能力，出现各种难以治愈的机会性感染及癌症，发展到最后引起死亡，病死率几乎为 100%。

二、病原学

1. 形态结构

人类免疫缺陷病毒呈球形，直径为 100～120nm。病毒外层是脂蛋白包膜，其中嵌有病毒蛋白 gp120 与 gp41。gp120 位于包膜表面，构成包膜表面的刺突；gp41 是跨膜蛋白，并与 gp120 通过非共价作用结合。病毒内层是由蛋白 p17 形成的球形基质（matrix）以及蛋白 p24 形成的半锥形衣壳（capsid）后者在电镜下呈高电子密度。衣壳内含有病毒的 RNA 基因组、逆转录酶、整合酶和蛋白酶等物质。根据基因差异，HIV 可分为 HIV-1 型和 HIV-2 型。目前全球流行的主要是 HIV-1 型，我国也以 HIV-1 型为主要流行株。

2. 复制

HIV 主要感染 CD_4^+ T 淋巴细胞，也能感染单核巨噬细胞和 B 细胞等。HIV 侵入机体，通过 gp120 与靶细胞表面特异性受体（主要是 CD_4 受体）结合，进入细胞。首先，病毒核衣壳脱壳。第二步，病毒 DNA 复制与整合。以病毒 RNA 为模板，在逆转录酶的作用下产生互补链 DNA；再以 DNA 为模板，进一步形成双股 DNA；部分 DNA 在整合酶的作用下与宿主细胞核染色质（体）的 DNA 整合在一起，成为潜伏状态的前病毒 DNA，使感染进入潜伏期。第三步，病毒成分合成。经过 2～10 年的潜伏性感染阶段，当感染细胞被激活时，病毒合成，或不经过潜伏期，直接进行合成。前病毒 DNA 在转录酶作用下转录成 RNA，RNA 再翻译成蛋白质。第四步，病毒装配与释放。病毒经过装配后形成大量的新病毒颗粒，这些病毒颗粒释放出来后，继续攻击其他 CD_4^+ T 淋巴细胞。通过复制，病毒与细胞整合在一起终生难以消除。

3. 病毒的变异及分布

HIV 是一种高度变异的病毒，根据变异基因序列不同，可将每型病毒分为不同亚型。由于病毒抗原的多变性，给疫苗研制带来了相当大的难度。

HIV 广泛存在于感染者的血液、精液、阴道分泌物、唾液、尿液、乳汁、脑脊液中，其中以血液、精液及阴道分泌物中浓度最高。

4. 抵抗力

HIV 对理化因素的抵抗力较弱，对热敏感，在 56℃ 条件下 30min 即灭活。在室温下，HIV 可以存活 7 天，被 HIV 污染的物品至少在 3 天内有传染性。不加稳定剂的病毒在 -70℃ 冰冻下失去活性，而在含有 35％ 山梨醇或 50％ 胎牛血清的冻存液中，-70℃ 3 个月仍保持活性。HIV 对消毒剂和去污剂敏感，0.2％ 次氯酸钠、0.1％ 漂白粉、70％ 乙醇、35％ 异丙醇、50％ 乙醚、0.3％ 双氧水及 0.5％ 来苏儿处理 5min 能灭活病毒，1％ NP-40 和 0.5％ tritonX-100 能灭活病毒而保留其抗原性。HIV 对紫外线、γ 射线有较强的抵抗力。

世界卫生组织推荐对艾滋病病毒灭活采用加热 100℃ 持续 20min，灭活效果较理想。艾滋病病毒的消毒灭菌主要是针对艾滋病病毒感染者和被艾滋病患者的血液和体液污染的医疗用品、生活场所等，例如，辅料、纱布、衣物等。对艾滋病病毒的消毒灭菌可以根据消毒物品选择适当的物理方法或化学方法。需要重复使用的物品可用煮沸或高压蒸汽消毒灭菌。不宜煮沸的物品可用 2％ 戊二醛、75％ 酒精等进行消毒。

三、流行病学

自 1981 年首例艾滋病报道以来，目前已有 190 个国家发生本病。据联合国艾滋病规划署和世界卫生组织联合报告，2006 年全球艾滋病病毒携带者为 3950 万；新增艾滋病感染者 430 万。我国 1985 年发现首例艾滋病，2003 年年底已发现 HIV 感染者 8 万余人，截至 2010 年 10 月，累计报告艾滋病病毒感染者和患者 37 万余例，其中患者 13 万例，死亡 6.8 万例。

1. 传染源

患者和无症状携带者是本病的传染源。患者的传染性最强，无症状携带者在流行病学上的意义更大，是艾滋病流行难以控制的重要原因。病毒主要存在于血液、精液、乳汁、阴道分泌物、伤口渗出液、唾液及泪水中。

2. 传播途径

目前我国艾滋病的传播呈现多途径并存状态。吸毒和性传播是感染艾滋病的主要途径，分别占 37% 和 28%；经既往采供血途径传播占 5.1%；母婴传播占 1.4%。其中经性途径感染者呈上升趋势。

（1）性接触传播 通过同性或异性间性行为传播。高危人群有同性恋者、性乱者和有多个性伙伴者。最近认为性病患者，特别是有生殖器溃疡者（如梅毒、软下疳、生殖器疱疹）也应列为艾滋病的高危人群。

艾滋病感染者的精液或阴道分泌物中有大量的病毒，在性活动时，由于性交部位的摩擦，很容易造成生殖器黏膜的细微破损，这时病毒就会乘虚而入，进入未感染者的血液中。值得一提的是，由于直肠的肠壁较阴道壁更容易破损，所以肛门性交的危险性比阴道性交的危险性更大。

（2）血液及血制品传播 ①静脉药瘾者共用受 HIV 污染的、未消毒的针头及注射器；②输入污染了 HIV 的血液或血液制品以及类似情况下的骨髓移植和器官移植；③共用医疗器械或生活用具（如与感染者共用牙刷、剃须刀）也可经破损处传染，但罕见。

（3）母婴传播 感染本病的孕妇可通过胎盘、分娩及产后血性分泌物和喂奶等途径传播给婴儿。

3. 易感人群

各个年龄均可感染，但同性恋或性乱交者，静脉毒瘾者，血友病患者，接受可疑 HIV 污染的血、血制品或器官移植者，双亲或双亲之一是 HIV 感染者的儿童，感染的危险性比较大，属高危人群。发病人群主要为 40 岁以下的青壮年。目前，我国 HIV 易感者正由高危人群向一般人群扩散。

四、发病机制

HIV 对 CD_4^+ T 淋巴细胞（包括淋巴细胞和单核巨噬细胞）有特殊的亲嗜性。

CD_4^+ T 淋巴细胞是 HIV 的主要靶细胞，CD_4 分子是 HIV 作用的主要特异性受体。HIV 进入靶细胞后，经过脱壳、病毒 DNA 复制及整合、病毒成分合成以及病毒装配与释放等环节进行复制。病毒复制后形成大量的新病毒颗粒，这些病毒颗粒释放出来后，继续攻击其他 CD_4^+ T 淋巴细胞。由于受染细胞膜表面表达 gp120，可诱导机体通过抗体依赖细胞介导的细胞毒性作用（ADCC）损伤靶细胞，最终导致大量感染 HIV 的 CD_4^+ T 淋巴细胞被破坏。CD_4^+ T 淋巴细胞大量减少可引起免疫调节障碍。单核巨噬细胞也可受到 HIV 的侵袭，成为病毒储存场所，并可携带病毒进入中枢神经系统，引起神经系统病变。由于患者免疫功能缺陷，因而易发生各种机会性感染以及多种恶性肿瘤如卡波西肉瘤、淋巴瘤等。

五、临床表现

HIV-1 感染之后，感染者进入临床潜伏期，一般经 2～10 年可发展为艾滋病，HIV-2 所需的时间更长。艾滋病的全过程可分为四个时期，即 HIV 急性感染期、HIV 无症状感染期、艾滋病相关综合征期、典型艾滋病期。临床表现主要包括以下几方面。

1. HIV 急性感染期

通常发生在初次感染后 1～6 周。部分感染者出现病毒血症和免疫系统急性损伤所产生的临床症状。大多数患者临床症状轻微，持续 1～2 周后缓解。临床表现以发热最为常见，可伴有咽痛、出汗、头痛、恶心、厌食、全身不适、关节肌肉痛等症状。部分患者可出现红斑样皮疹，腹泻，淋巴结肿大，血小板减少，CD_4^+ T 淋巴细胞计数一过性减少，同时 CD_4 /CD_8 比值亦可倒置。此期在血液中可检出 HIV RNA 和 p24 抗原，而 HIV 抗体则在感染后数周才出现。

2. HIV 无症状感染期

本期可为原发 HIV 感染或由急性感染期症状消失后延伸而来，临床上没有任何症状。但血液中可检出 HIV RNA、p24 抗原和包膜蛋白（gp120）抗体（即抗-HIV），外周血单个核细胞可检出 HIV DNA。此期持续时间一般为 2～10 年或更久。其时间长短与感染病毒的数量、型别，感染途径，机体免疫状况，营养条件及生活习惯等因素有关。在无症状感染期，由于 HIV 在感染者体内不断复制，感染者免疫系统受损，CD_4^+ T 淋巴细胞计数呈逐渐下降，但其具有传染性。

3. 艾滋病相关综合征期

随着感染时间的延长，病毒在体内大量增殖，机体免疫功能被严重破坏，HIV 感染者开始出现与艾滋病相关的症状和体征，表现为发热、疲乏、体重下降、慢性腹泻及全身淋巴结肿大等全身症状。具体包括原因不明的持续不规则发热 38℃ 以上，>1 个月；盗汗；腹泻，大便次数多于 3 次 /天，>1 个月；体重 6 个月之内减轻 10％ 以上等。

4. 典型艾滋病期

本期为感染 HIV 后的最终阶段。患者 CD_4^+ T 淋巴细胞计数明显下降，多<200 $/\mu l$，HIV 血浆病毒载量明显升高。此期主要临床表现为 HIV 相关症状、各种机会性感染及肿瘤。

（1）**严重的免疫缺陷导致的各种机会性感染**　最常见的是单纯疱疹病毒、巨细胞病毒、卡氏肺孢子菌（PQ）及结核或非结核分枝杆菌感染。其他的包括 EB 病毒、弓形虫、隐孢子虫、隐球菌、念珠菌等感染。

由于疱疹病毒、念珠菌、巨细胞病毒等侵犯口咽部及食管，可引起溃疡及炎症，表现为吞咽痛、吞咽困难、胸骨后灼烧感等。

由于机会感染引起肺炎、卡波西肉瘤、结核等反复发作，病原体可重叠感染。呼吸系统临床表现多种多样，可出现白色泡沫样痰、脓痰、血痰、黏液状痰等，病程中多种性质的痰可交替出现；可出现反复咳嗽、发烧、呼吸急促和发绀，动脉血氧分压降低；肺部 X 线检查可出现肺炎、间质性肺炎、空洞、肿瘤等多种表现。在肺部感染中，卡氏肺孢子菌肺炎是 AIDS 主要的致死病因之一。它是由卡氏肺孢子菌引起的间质性浆细胞性炎症，临床表现为发热、咳嗽、少量白色泡沫样痰，呼吸困难，通气功能障碍，症状进行性加重，可在痰、胸腔积液、气管灌洗液或气管内膜活检中找到病原菌。

机会感染可引起肾损害。巨细胞病毒、EB 病毒感染可引起免疫复合物肾炎、局灶性或弥漫性系膜增生性肾小球肾炎、急性肾小管坏死、肾小管萎缩及局灶性间质性肾炎等。表现为蛋白尿、氮质血症、急性肾衰竭或尿毒症等。

（2）**神经系统症状**　开始仅有轻微的头晕、头痛，但病情进展快，随即可出现头晕、头痛加剧，伴恶心、呕吐。也可表现为记忆力减退、精神淡漠、性格改变、癫痫反复发作、进行性痴呆和下肢瘫痪等。

（3）**因免疫缺陷而继发肿瘤**　常见皮肤黏膜或内脏的卡波西肉瘤、淋巴瘤等。卡波西肉瘤被认为是 AIDS 的主要症状，可在各系统内发生，但不是所有的 AIDS 患者都发生卡波西肉瘤。早期卡波西肉瘤的皮肤表现通常为红色或紫红色斑疹、丘疹和结节，数量多，压之不褪色。肿瘤可迅速扩大，周围常伴有棕黄色瘀斑，通常分散存在，但在疾病进展期常融合成斑块。发生在大腿中部者触之有橡皮感，多呈圆形；发生在背部、颈部、领口周围者可呈线形，呈血管走向；发生在面部，由于淋巴回流受阻，可出现眶周水肿。卡波西肉瘤早期无疼痛，但在疾病进展期可出现疼痛。晚期常伴发致命性机会感染。

（4）**持续性全身淋巴结肿大**　主要特点是除腹股沟以外有两个或两个以上部位的淋巴结肿大；淋巴结直径≥1cm，无压痛，无粘连；持续时间 3 个月以上。

此外，还可出现口腔毛白斑、心肌炎、进行性痉挛性截瘫、共济失调和尿失禁等临床表现。

5. 窗口期

所谓"窗口期"是指 HIV 最初进入人体到产生可检测到的病毒抗体的时间，通常为两周到 3 个月，甚至可能到 6 个月。艾滋病窗口期症状比较明显，主要症状有：淋巴结肿大、皮疹、荨麻疹、盗汗、头痛、咳嗽、长期低热、腹痛、慢性腹泻、体重下降、口腔病变、关节痛、肌肉痛、卡波西肉瘤等。

如果怀疑可能为艾滋病窗口期症状时，应尽早到有条件的医院、卫生防疫站及其他指定的卫生部门用艾滋病检测试纸进行抗体检测，以确定是不是感染了艾滋病病毒。每一个刚感染上艾滋病病毒的人，都存在一个"窗口期"。因此，一个人如果有了一次"危险行为"，害怕自己感染上艾滋病，或者怀疑有艾滋病窗口期症状，立即去作了艾滋病病毒抗体检测，结果为阴性，这时下结论说这个人没有感染上艾滋病还为时过早，而应该在过了"窗口期"后再作一次检查。如果第二次检查没有问题，才能确定此人没有感染艾滋病病毒。特别要指出的是，如果一个人的确感染了艾滋病病毒，即使在所谓的"窗口期"，没有艾滋病窗口期的症状，他仍可传播艾滋病病毒。

在现实生活中，有许多原因能够引起以上症状，不能因为自己有相关症状就断定携带有 HIV。应该到医院进行正规的 HIV 抗体检测才能够得出正确的结论。

六、辅助检查

1. 血常规

常有红细胞、血红蛋白降低，呈轻度贫血；白细胞减少，少于 4×10^9 /L；淋巴细胞明显减少，常少于 $1000 / \mu l$。淋巴细胞亚群检查，T 淋巴细胞减少，CD_4^+ T 淋巴细胞计数下降（正常值 $700 \sim 1200 / \mu l$）；CD_4 / CD_8 比值倒置，小于 1.0（正常比值为 1.75～2.1）。

2. 病原学检查

病原学检查包括 HIV 抗体、p24 抗原和病毒载量测定等方法。HIV 1/2 抗体检测是 HIV 感染诊断的金标准，p24 抗原和病毒载量测定在 HIV 感染检测中的地位和重要性也日益受到重视。

（1）抗体检测　检测血清中 HIV 抗体的存在，主要有酶联免疫吸附试验（ELISA）、间接免疫荧光试验（IFA）和免疫印迹试验（western blot，WB）等方法。ELISA 试验和 IFA 试验简便快捷，敏感性高，通常用作初筛试验；免疫印迹试验特异性高，常用作确证试验。

① 初筛试验　通常用 ELISA 试验和 IFA 试验检测血清中不同亚型的 HIV 抗体。如果筛查试验结果呈阴性反应，应用原有试剂和另外一种不同原理或不同厂家的试剂进行重复检测，或另外两种不同原理或不同厂家的试剂进行重复检测，如两种试剂复测均呈阴性反应，则为 HIV 抗体阴性，可出具 HIV1/2 抗体阴性报告；如果筛查试验结果呈阳性反应，需进一步通过确证试验证实是抗体阳性者，方能确

诊 HIV 感染。

② 确证试验　初筛试验 HIV1/2 抗体阳性，需再进行确证试验检测，常用免疫印迹试验（WB）。WB 特异性强，假阳性率极低。试验设阴性对照、强阳性对照和弱阳性对照。诊断标准是阴性对照无任何显色区带，强阳性对照应出现 HIV 基因组编码的全部蛋白区带，弱阳性对照应出现 p24 和 gp160 两条带型，标本至少出现 p24、gp41、gp160 或 gp120 中的两条带型，才能判断为阳性。对阳性标本应重复试验，结果仍为阳性才能出具阳性报告。

（2）抗原检测　由于抗体的出现晚于抗原，不能做出早期诊断。因此，对早期诊断及献血人员通常采用 ELISA 夹心法检测 p24 抗原，敏感性很高。

（3）病毒载量测定　病毒载量测定（viral load）是一种较敏感、准确测定血浆中 RNA 的定量检测方法。通常采用 RT-PCR 技术、核酸序列依赖性扩增（NAS-BA）技术、分支 DNA 信号放大系统等检测全血、血浆、外周血单核细胞、精液和组织中的病毒载量。具有灵敏度高、周期短等特点。

七、治疗

目前尚无特效疗法，也没有证据表明人体会对艾滋病病毒产生保护性免疫，大多数艾滋病患者死于反复继发感染及肿瘤，因而强调综合治疗。治疗上，一方面要抑制病毒在体内的繁殖，增强免疫功能；另一方面要防治机会性感染，缓解症状，延长生命。其中抗病毒治疗是关键。早期治疗和预防其他感染可延缓病程发展，提高生活质量。目前临床上常用的治疗方法有以下几个方面。

1. 高效抗逆转录病毒治疗（HAART）

高效抗逆转录病毒治疗是艾滋病的最根本的治疗方法，需要终生服药。治疗目标是最大限度地抑制病毒的复制，保存和恢复免疫功能，降低病死率和 HIV 相关性疾病的发病率，提高患者的生活质量，减少艾滋病的传播。目前临床上用于治疗艾滋病的药物主要分为三类。

（1）核苷类逆转录酶抑制剂　主要功能是干扰 HIV 的 DNA 合成，包括齐多夫定（zidovudine，AZT）、双脱氧胞苷（dideoxycytedine，ddC）、去羟肌苷（didanosine，ddI）和拉米夫定（lamivudine，3TC）。

（2）非核苷类逆转录酶抑制剂　主要功能也是干扰 HIV 的 DNA 合成，包括地拉韦啶（delavirdine）、奈韦拉平（nevirapine，NVP）等。

（3）蛋白酶抑制剂　主要功能是抑制 HIV 蛋白酶，影响病毒的成熟与装配，包括沙奎那韦（saquinavir）、利托那韦（ritonavir）、英地那韦（indinavir）和奈非那韦（nelfinavir）。

HAART 即多种抗病毒药物联合治疗，通常组成二联或三联疗法，也称"鸡尾酒疗法"，因为药物的配制方法和配制鸡尾酒很相似，将多种药物混合，用特殊的方法将其混合均匀，故得名。其在降低发病率、病死率和提高生活质量方面有明显作用。

2. 并发症的治疗

对各种感染进行针对各种病原体的抗感染治疗，如念珠菌感染用氟康唑或伊曲康唑治疗；单纯疱疹或带状疱疹用阿昔洛韦或泛昔洛韦治疗，局部应用干扰素；PCP 应用复方新诺明，或联合克林霉素治疗，重者合用糖皮质激素，甚至呼吸支持；细菌感染应用针对敏感菌的抗生素；活动性结核病给予规范的抗结核治疗，出现结核性脑膜炎或结核性心包积液时需合用糖皮质激素；鸟分枝杆菌感染需乙胺丁醇联合克拉霉素（或阿奇霉素）治疗，重症者可同时合用利福布汀或阿米卡星；深部真菌感染根据真菌的种类可选两性霉素 B、卡泊芬净、伏立康唑、伊曲康唑、氟康唑、氟胞嘧啶等；巨细胞病毒感染应用更昔洛韦或膦甲酸钠，累及中枢神经系统时需二者合用；弓形体脑病需乙胺嘧啶联合磺胺嘧啶，过敏者用克林霉素；子宫颈癌，根据分期不同需行根治手术、放疗、化疗；淋巴瘤需联合化疗；卡波西肉瘤，局限者仅需抗 HIV 治疗，播散者需化疗。

3. 免疫调节治疗

免疫调节治疗药物白细胞介素-2 和丙种球蛋白等都具有增强免疫功能的作用，丙种球蛋白可增强 AIDS 患者的非特异性免疫力，白细胞介素-2 可增强 AIDS 患者的淋巴细胞计数，改善 AIDS 患者的免疫功能。但只有在接受 HAART 治疗、降低 HIV-1 病毒载量的基础上，才能应用免疫调节治疗，否则，仅仅提高 AIDS 患者的淋巴细胞计数，会增加 HIV-1 攻击靶细胞的机会，增强 AIDS 患者体内的病毒载量，加速 AIDS 病情的发展。当患者的 CD_4^+ 细胞下降到一定程度时，可以给予抗生素预防，如复方新诺明对卡氏肺囊虫肺炎和弓形体病的预防，异烟肼对结核病的预防等，可以减少这种机会性感染的发生率。

八、预防与健康指导

1. 预防

由于艾滋病的高度致死性和惊人的蔓延速度，必须采取预防艾滋病的综合措施。包括开展广泛的宣传教育，普及预防知识，认识艾滋病的由来和危害，熟悉它的传染方式和预防措施。切断传播途径是目前比较现实、有效的办法，通过健康教育和咨询来规范和改变人们的行为，医疗卫生保健机构规范各项有关操作，防止医源性传播并做好自身保护；控制传染源，建立 HIV 检测系统，掌握流行动态。

控制传染源及切断传播途径，要求艾滋病患者和 HIV 感染者不应参与任何形式的献血和器官捐献；注意性卫生和性安全，当配偶一方血清抗体阳性时，双方都要定期做有关检查，实行医疗监督，采取性安全的预防措施，应坚持使用避孕套，同时应注意避孕，女性感染者的新生儿实行人工喂养；打击贩毒、吸毒；打击卖淫嫖娼，推广使用安全套，做好婚前检查；保证供血安全，对捐献器官者进行艾滋病检测；提倡一次性注射器；不共用牙刷、剃须刀或其他可能被血液污染的物品等；病人及 HIV 携带者的血液、排泄物和分泌物应进行消毒。

做好职业暴露防护工作，防止医源性传播。医务人员要严格执行消毒隔离制度，溅出的血液可用次氯酸钠等消毒液擦洗。在进行注射、拔牙和外科手术等创伤性操作时，应严格消毒并谨慎处理锐器，避免造成患者之间、医患之间的传播并避免刺伤自己。个人在医疗过程中，在情况允许下，尽量不使用血制品和血液，必须使用时，应向大夫提出要求检测血制品及血液，最好使用一次性注射器。尽量使用口服药。

预防艾滋病病毒母婴传播最有效的方法是预防育龄期妇女感染艾滋病病毒。有感染危险的妇女，如静脉吸毒、多性伴侣或怀疑自己与艾滋病病毒感染者有过性接触的妇女，在怀孕前或怀孕期应考虑做艾滋病病毒抗体检测，已感染了艾滋病病毒的妇女应避免怀孕。一旦决定怀孕，应该咨询有经验的艾滋病方面的医生，并给予全程的干预措施，使这种传播的危险性降到最低。

发现周围有艾滋病感染者时，不要歧视他们，要多加关心；当存在感染危险时，要勤洗手，伤口要及时涂抹消毒液，将危险因素降到最低。只要防范措施到位，一般而言，与艾滋病患者接触不会有什么危险。艾滋病患者要娱乐有度，合理安排生活，一旦发生出血状况，要及时用酒精消毒处理，以免危及他人。

2. 合理营养

人体感染 HIV 后，多种原因可造成身体营养缺乏；而营养缺乏又会加快艾滋病的病程和疾病进展。足够的蛋白质储备和充足的微量营养素摄入对保证许多药物的疗效十分重要。进食高能量、高蛋白食品，包括鱼虾类、家禽类、牛乳及乳制品、蛋类等食品；多吃新鲜蔬菜、水果，包括胡萝卜、菠菜、南瓜等富含维生素 A、胡萝卜素的食物，青椒、橘子等富含维生素 C 的食物，榛子、大杏仁等富含维生素 E 的食物；少量多餐，每日 4～6 餐为宜；避免食用酸辣食品、不饮酒、不吸烟。

3. 适当锻炼，增强体质；用积极的方式释放压力，保持良好的情绪。

第二节 乙型病毒性肝炎与健康

一、概述

乙型病毒性肝炎（viral hepatitis type B，乙型肝炎）是由乙型肝炎病毒（*hepatitis B virus*，HBV）引起的、以肝脏病变为主并可引起多器官损害的传染性疾病。乙型肝炎是病毒性肝炎（包括甲型肝炎、乙型肝炎、丙型肝炎、丁型肝炎和戊型肝炎等 5 型）的一种类型，主要临床表现为疲乏无力、食欲不振、恶心、呕吐、腹胀、肝大和肝功能异常，部分患者有发热和黄疸，可发展为肝衰竭、肝硬化，甚至肝癌。

乙型肝炎及 HBV 感染呈世界性流行，但不同地区 HBV 感染的流行强度差异很大。据世界卫生组织报道，全球感染乙型肝炎病毒的人数约为 20 亿，其中 3.5 亿人为慢性 HBV 感染，每年约有 100 万人死于 HBV 感染所致的肝衰竭、肝硬化和原发性肝细胞癌。我国、东南亚地区和非洲某些国家是 HBV 感染的高发区。据调查，目前我国感染乙型肝炎病毒的人数约为 6.9 亿，现有的慢性 HBV 感染者约9300 万至 1 亿人，其中慢性乙型肝炎患者约 2000 万例，每年报告的新发病例数约50 万，每年死于与乙型肝炎相关的肝病者约 28 万人。乙肝危害严重，我国又是HBV 感染的高发区，预防其传染具有重要的意义。

二、病原学

1. 形态结构

乙型肝炎病毒属嗜肝 DNA 病毒科（hepadnaviridae），分为三种不同形态的颗粒：一种是直径约 22nm 的小圆球状颗粒，在血清中最多；第二种是直径约 22nm，长度为 50～230nm 的管状颗粒，是由小圆球状颗粒连接而成，以上两种颗粒均不含病毒核酸，无传染性；第三种是直径约 42nm 的圆球状颗粒，称为 Dane 颗粒，即 HBV 颗粒。Dane 颗粒是由外膜和核心组成。外膜由脂质、蛋白质和糖类组成，包含乙型肝炎病毒表面抗原（HBsAg）；外膜内侧为核壳体和核心，包含 HBV 的核心抗原（HBcAg）和 e 抗原（HBeAg）及 HBV DNA 和 DNA 多聚酶。

2. 基因结构

HBV 基因组为非闭合的双链环状 DNA，含 4 个主要的开放性读码框架（ORF），分别命名为 S 基因区、C 基因区、P 基因区和 X 基因区，4 个基因区有重叠现象。S 基因区又称表面抗原编码区，由 S 基因、前 S_1 基因和前 S_2 基因组成，该区编码病毒的外膜蛋白，其中 S 基因编码 HBsAg，其上游的前 S_1 基因和前 S_2基因编码前 S 蛋白。HBV 感染人体后，早期即可在肝细胞内及血液循环中出现HBsAg。HBsAg 无传染性，但具有抗原性，能刺激机体产生抗-HBs 抗体。C 基因区又称为核心抗原编码区，由 C 基因和前 C 基因组成，C 基因编码核心抗原（HBcAg），前 C 基因编码 e 抗原（HBeAg）。HBeAg 可分泌到细胞外，可在血清中检出，为 HBV 复制和传染性的标志，可刺激机体产生抗-HBe 抗体，抗-HBe 不是保护性抗体，而是 HBV 感染的标志。HBcAg 可分布在肝细胞的细胞核、胞浆和包膜上，可刺激机体产生抗-HBc 抗体。抗-HBc 也不是保护性抗体，是 HBV 感染的标志。P 基因区又称多聚酶编码区，编码 DNA 聚合酶（polymerase）。X 基因区编码 X 蛋白（HBxAg），是一种通用转录启动因子。

HBV 基因组还包含启动子和增强子序列。其中核心启动子含有转录因子的结合位点，这些转录因子主要存在于肝细胞内，因此，HBV 几乎只能在肝细胞内复制。

HBV 感染肝细胞时，病毒核酸进入肝细胞核中，在病毒聚合酶和宿主拓扑酶的作用下，形成超螺旋的共价闭合环状 DNA（cccDNA）。HBV 的 cccDNA 可在细胞中持续存在，稳定感染的肝细胞核内含有约 30～50 拷贝，形成病毒库，为 HBV持续感染和再活动提供了新的来源。因此，在核苷酸类似物持续抗病毒治疗后，一旦停药，HBV 易出现反跳。在接受化疗、器官移植、免疫抑制治疗和与 HIV 共感染的患者中，也因免疫功能降低或抑制而出现 HBV 再活动，临床表现为疾病的活动。

3. 抵抗力

HBV 对外界环境抵抗力很强，在 30～32℃血清中可存活 6 个月以上，－20℃条件下可存活 15 年。100℃ 10min 或 65℃ 10h 高压蒸气灭菌或一般浓度的消毒剂均可灭活 HBV。戊二醛、环氧乙烷、0.5%过氧乙酸和碘伏对 HBV 的灭活效果较好。

三、流行病学

1. 传染源

急、慢性乙型肝炎患者和 HBV 携带者是乙型肝炎的传染源，其中慢性乙型肝炎患者和 HBV 携带者是主要的传染源。乙型肝炎患者的潜伏期一般为 50～150天，平均为 60～90 天。最短的是在感染后 2 周，血清中即出现 HBsAg，最长的可达 9 个月，后者称长潜伏期肝炎。潜伏期的长短取决于病毒感染的数量、感染途径及机体状态，经血感染的潜伏期较短。

HBV 携带者是指无肝炎的临床症状和体征，各项肝功能检查正常的感染者。全世界有 3.5 亿 HBV 携带者，我国约占 1/3，其数量大、隐蔽性强、活动不受限而成为乙肝最主要的传染源，其传染性大小与血清病毒水平相关。

2. 传播途径

因 HBV 可通过血液、精液、阴道分泌物、唾液、月经、乳汁、胆汁、泪液、尿液、汗液等多种体液排出体外，对外界环境抵抗力强，决定了 HBV 可通过多种途径传播。但主要通过三种途径传播，即医源性传播、母婴传播和接触传播。

（1）医源性传播　①经血传播，输入被 HBV 污染的血液，可使 50%的受血者发生输血后乙型肝炎。输入被 HBV 污染的血液制品，包括凝血因子、血小板、白细胞、压积红细胞等也可传播。但近年来，由于对献血员进行严格筛选，输血后乙型肝炎的发生率已明显降低。②经污染的医疗器械或牙刷、餐具等传播。极其微量的血液污染，可使易感者感染。被患者血液、体液污染的医疗器械、注射器等物品，未经严格消毒进行外科手术、拔牙、针灸、静脉穿刺、化验采血、注射、预防接种及针刺；使用不洁注射器静脉吸毒；公用剃须刀、牙刷、餐具，修足、文身、扎耳环孔以及医务人员工作中的意外暴露等，均可使 HBV 经皮肤或黏膜进入人体，引起乙型肝炎传播。

经过严格的血清学筛检，输血后肝炎的发病率大幅度下降。但目前仍不能完全阻断 HBV 经输血传播。有报道，输入所有 5 项指标全部阴性的血液后仍可发生输血后乙型肝炎。采用分子生物学检测技术，发现部分 HBsAg 阴性者仍有低水平的HBV 复制，此类感染称为 HBV 隐匿型感染。因此，对肝炎经输血传播的途径仍不容忽视。

（2）母婴传播　母婴传播又称垂直传播，主要经分娩时新生儿接触 HBV 感染母亲的血液和体液等而引起传播。可分为三个阶段，一是产前或宫内传播，即 HBV 在孕期即通过胎盘进入胎儿体内；二是产程传播，即在分娩过程中母血或阴道分泌物渗入胎儿体内；三是产后传播，即产后母亲在护理婴儿的过程中发生的传播。据报道，我国孕妇 HBsAg 阳性率为 10% 左右，其中约 50% 的 HBeAg 阳性。HBsAg 阳性母亲的子女出生后若未经乙肝免疫接种，则 30%～40% 出现 HBsAg 阳性；HBsAg 和 HBeAg 双阳性的母亲母婴传播的概率可高达 90%～100%。随着乙型肝炎疫苗联合乙型肝炎免疫球蛋白的应用，母婴传播已大为减少。

（3）接触传播　乙型肝炎患者或 HBV 携带者的唾液、精液和阴道分泌物中含有 HBV。性滥交者感染 HBV 的机会较正常人明显升高，性病史者、多性伴侣、肛交人群是 HBV 感染的重要危险人群；家庭中 HBsAg 阳性者的配偶较其他成员更易感染 HBV；乙肝家庭中暴露人群的 HBV 感染率明显高于无乙肝患者的家庭；与患者聚居者的感染率高于分居者；HBsAg 携带呈明显的家庭聚集现象。

HBV 不经呼吸道和消化道传播，因此日常学习、工作或生活接触，如同一办公室工作（包括共用计算机等办公用品）、握手、拥抱、同住一宿舍、同一餐厅用餐和共用厕所等无血液暴露的接触，一般不会传染 HBV。流行病学和实验研究亦未发现 HBV 能够经吸血昆虫（蚊、臭虫等）传播。

3. 人群易感性

人群对 HBV 普遍易感。主要易感人群是新生儿和未接种过乙肝疫苗的易感染者；HBsAg 阳性的家庭成员中的易感者；接触乙型肝炎患者的医护人员、化验员、经常接受输血的血友病、血液透析、血液病患者等高危人群。人感染 HBV 后可获得持续性免疫力，其标志是血清中出现抗-HBs，免疫力的大小和持续性与抗-HBs 滴度成正比。

四、发病机制

乙型肝炎的发病机制十分复杂，涉及 HBV 和人体免疫功能及其相互作用，具体结果根据机体的免疫反应、HBV 感染的数量、毒力及感染方式决定。其中，机体的免疫功能状态起着重要的作用，直接影响着 HBV 感染的临床表现和转归。但具体机制还不十分清楚。

HBV 感染肝细胞后，细胞膜的抗原性发生改变，可以诱导人体的细胞免疫和体液免疫。机体产生针对肝特异性脂蛋白和肝细胞膜抗原的抗体，通过 ADCC 作用破坏肝细胞。引起肝细胞损伤主要是通过细胞免疫，而细胞毒 T 细胞（CTL）是引起肝细胞损伤的主要效应细胞。

免疫反应正常者，病毒特异性 T 细胞，主要是 CTL 细胞识别和破坏 HBV 感染的肝细胞，使 HBV 减少和清除；同时产生足量的特异性抗体如抗-HBs 及抗病毒细胞因子如 TNF-α、IFN-γ 抑制和清除 HBV，使机体恢复正常。

免疫反应亢进者，产生抗-HBs 过早、过多，与 HBsAg 形成免疫复合物，引起局部变态反应，导致肝细胞大块坏死而引起急性或亚急性重型肝炎。

免疫反应低下者，由于所产生的抗-HBs 不足以清除体内的 HBV，病毒持续复制，而细胞毒 T 细胞对感染的肝细胞攻击反应较弱，肝细胞损害较轻，表现为慢性迁延性肝炎。

免疫耐受可引起持续感染状态。免疫耐受是指机体在接触某种抗原后产生的、只对该种抗原呈特异性的免疫无应答状态，表现为虽有 HBV 复制，但不引起免疫反应，肝细胞没被破坏，成为无症状 HBsAg 携带者。慢性 HBV 感染者大都有不同程度的免疫耐受。

若 HBV 感染使 HBsAg 或 HBeAg 持续表达于肝细胞膜上，NK 细胞和 CTL 细胞不断杀伤肝细胞，而抗-HBs 又不能清除 HBV，则表现为慢性活动性肝炎。

五、临床表现及分类

平均潜伏期为 70～80 天（约 30～160 天）。

1. 急性乙型肝炎

急性乙型肝炎可分为急性黄疸型肝炎和急性无黄疸型肝炎两种类型。急性黄疸型肝炎较少见，按病程可分为黄疸前期、黄疸期和恢复期三期，总病程 2～4 个月。黄疸前期典型的临床表现为食欲不振、厌油、恶心、乏力、尿色加深，也有发热及呼吸道症状，本期持续数天至 1 周。黄疸期表现为巩膜、皮肤出现黄染，皮肤瘙痒，肝大、有压痛及叩痛，部分患者出现脾大等症状；血清丙氨酸氨基转移酶（ALT）明显升高十倍至数十倍，可达 1000U/L，本期可持续 2～6 周。恢复期表现为症状、体征逐渐恢复正常，黄疸逐渐消退，肝脾逐渐回缩至正常，本期可持续 4 周左右。急性无黄疸型肝炎多较隐匿，症状轻，类似急性黄疸型肝炎的黄疸前期，有轻度乏力、恶心等不适，但无黄疸，体检化验时偶尔发现 ALT 升高，多数在 3 个月内恢复，少数转变为慢性肝炎。

2. 慢性乙型肝炎

慢性乙型肝炎可由急性病毒性肝炎发展而来，也可隐匿发病。慢性乙型肝炎临床表现的轻重有所不同，根据病情可分为轻度、中度和重度三种。轻度慢性乙型肝炎，病情较轻，可反复出现乏力、头晕、食欲减退、厌油、尿黄、肝区不适、睡眠欠佳、肝稍大、有轻触痛等症状和体征，可有轻度脾大。部分病例症状、体征缺如。肝功能指标仅 1 或 2 项轻度异常。中度慢性乙型肝炎，症状、体征及实验室检查居于轻度和重度之间。重度慢性乙型肝炎，有明显或持续的肝炎症状，如乏力、食欲不振、腹胀、尿黄、便溏、肝区疼痛等；体征主要有肝病面容、肝掌、蜘蛛痣、脾大等；体检主要有 ALT 和（或）天冬氨酸氨基转移酶（AST）反复或持续升高，白蛋白降低、丙种球蛋白明显升高。

3. 乙型肝炎肝衰竭

根据发病原因和病程，可分为四型。

（1）急性肝衰竭（又称暴发性肝炎）　起病急，发病迅速。多由营养不良、嗜酒或服用损害肝脏的药物等诱因所致。发病 2 周内出现黄疸迅速加深；极度乏力；明显的厌食、腹胀、恶心、呕吐等消化道症状；出现肝脏缩小、腹水增多、消化道出血倾向；口有肝臭；急性肾衰竭；出现嗜睡，性格改变、烦躁、谵妄、昏迷、抽搐等肝性脑病的症状。病程不超过 3 周。

（2）亚急性肝衰竭　多在急性黄疸性肝炎患者的基础上发生，在 15～24 日后出现急性肝衰竭的主要临床表现。但较急性肝衰竭病情发展慢，发展至晚期，可出现严重的并发症。

（3）慢性肝炎并发急性肝衰竭　在慢性活动性肝炎或肝硬化的基础上，短期内出现大块或亚大块肝坏死，引起肝衰竭的临床表现。症状类似于亚急性肝衰竭。

（4）慢性肝衰竭　是在慢性乙型肝炎、肝硬化的基础上，肝功能进行性减退和失代偿，最终发生肝衰竭。

4. 瘀胆型肝炎

瘀胆型肝炎主要表现为较长时期（大于 3 周）的肝内梗阻性黄疸，表现有皮肤瘙痒、粪便颜色变浅、肝脏肿大；γ-谷氨酰转肽酶、碱性磷酸酶、总胆汁酸升高，血清胆红素大于 $171\mu mol/L$。

5. 乙型肝炎肝硬化

根据肝脏炎症情况分为活动性与静止性两型。活动性肝硬化，有慢性肝炎活动期的表现，乏力及消化道症状明显，可见 ALT 升高、黄疸、白蛋白下降等表现。静止性肝硬化，无肝脏炎症活动的表现，症状轻或无特异性，可有上述体征。

根据肝组织病理及临床表现分为代偿性肝硬化和失代偿性肝硬化。代偿性肝硬化为早期肝硬化，血清白蛋白大于等于 35g/L，血清胆红素小于等于 $35\mu mol/L$，可有门脉高压症。失代偿性肝硬化指中晚期肝硬化，有明显肝功能异常及失代偿征象，如血清白蛋白小于 35 g/L，血清胆红素大于 $35\mu mol/L$，凝血酶原活动度小于 60%。可发生腹水、肝性脑病或门静脉高压引起的食管、胃底静脉明显曲张或破裂出血。

6. HBV 携带者

血清 ALT 在正常范围，肝组织学检查无明显异常或病变轻微，分为：①慢性 HBV 携带者，表现为 HBsAg、HBeAg 和 HBV DNA 阳性，肝组织学检查无明显肝炎或肝纤维化病变；非活动性 HBsAg 携带，血清 HBsAg 阳性、HBeAg 阴性、抗-HBe 阳性或阴性，HBV DNA 检测不到，肝组织学检查无明显肝炎或肝纤维化病变。

六、辅助检查

1. 血常规和尿常规

（1）血常规　白细胞总数正常或偏低，淋巴细胞相对增多。

（2）尿常规　急性黄疸型肝炎患者可出现尿胆红素阳性，尿胆原和尿胆素增多。

2. 肝功能及肿瘤标记物检查

（1）血清 ALT 和 AST　血清 ALT 和 AST 水平一般可反映肝细胞损伤程度，最为常用。一般急性肝炎时，ALT 明显升高，ALT 活性高于 AST，ALT 与 AST 比值大于 1，恢复期时逐渐下降至正常。慢性肝炎时，ALT 和 AST 可以持续反复升高，AST 活性高于 ALT，ALT 与 AST 比值小于等于 1。肝衰竭时表现为黄疸加重，血清胆红素明显升高，而 ALT、AST 反而下降，呈现酶疸分离现象。

（2）血清胆红素　通常血清胆红素水平与肝细胞坏死程度有关，肝衰竭患者血清胆红素可呈进行性升高，每天上升≥1 倍正常值上限，可≥10 倍正常上限；也可出现胆红素与 ALT 和 AST 分离现象。

（3）血清白蛋白　反映肝脏合成功能，慢性乙型肝炎、肝硬化和肝衰竭患者可有血清白蛋白下降。

（4）凝血酶原时间（PT）及凝血酶原活动度（PTA）　PT 是反映肝脏凝血因子合成功能的重要指标，PTA 是 PT 测定值的常用表示方法，对判断疾病进展及预后有较大价值。近期内 PTA 进行性降至 40% 以下为肝衰竭的重要诊断标准之一，< 20% 者提示预后不良。亦有采用国际标准化比值（INR）来表示此项指标者，INR 值升高与 PTA 值下降意义相同。

（5）胆碱酯酶（CHE）　可反映肝脏的合成功能，对了解病情轻重和监测肝病发展有参考价值。肝衰竭时，血清 CHE 活性明显降低。

（6）甲胎蛋白（AFP）　AFP 明显升高主要见于原发性肝细胞癌，但也可提示大量肝细胞坏死后的肝细胞再生，故应注意 AFP 升高的幅度、动态变化及其与 ALT、AST 的消长关系，并结合患者的临床表现和肝脏超声等影像学检查结果进行综合分析。

3. HBV 的血清学检测

目前常用于临床的病毒标志物有乙型肝炎病毒表面抗原（HBsAg）、乙型肝炎病毒表面抗体（抗-HBs）、乙型肝炎病毒 e 抗原（HBeAg）、乙型肝炎病毒 e 抗体（抗-HBe）、乙型肝炎病毒核心抗原（HBcAg）、乙型肝炎病毒核心抗体（抗-HBc）、乙型肝炎病毒表面抗原前 S_2 蛋白和前 S_2 抗体及乙型肝炎病毒 DNA。临床通常将 5 项 HBV 感染的血清学标志，包括 HBsAg、抗-HBs、HBeAg、抗-HBe 和抗-HBc，称为"两对半"。5 项指标的搭配可出现多种结果，其中常见的"大三阳"是指 HBsAg、HBeAg 和抗-HBc 阳性，多表示感染早期，病毒复制活跃，血液中病毒量大，传染性强。"小三阳"是指 HBsAg、抗-HBe 阳性，而抗-HBc 可以阳性或阴性，表示病毒复制能力下降，预后较好。下面分别简要介绍 HBV 感染的血清学标志物及其临床意义，供参考。

（1）HBsAg　HBsAg 阳性是 HBV 感染后最先出现的一个指标，可见于乙型肝炎患者、无症状 HBsAg 携带者、部分肝硬化和肝癌患者的血清中，但它不是诊断乙肝的惟一依据，其临床和流行病学意义应结合临床症状和体征、肝功能的改变以及其他血清学标志物才能做出诊断。

（2）抗-HBs 抗-HBs 是乙肝惟一有效的保护性抗体，其保护效果与抗体滴度成正比。抗-HBs 阳性时说明感染恢复、病毒清除、传染性消失和免疫力产生。一般在感染或接种疫苗后 3～6 个月出现，可持续数年甚至终生，见于乙型肝炎康复及接种乙型肝炎疫苗者。

（3）HBeAg HBeAg 阳性表示感染早期，乙型肝炎处于活动期，在体内复制，传染性大。孕妇阳性可引起垂直传播，致 90％以上的新生儿呈 HBeAg 阳性。HBeAg 持续阳性，表明肝细胞损害较重，且易转为慢性乙型肝炎或肝硬化。

（4）抗-HBe HBeAg 消失后出现抗-HBe，这时表示大部分 HBV 被消除，在体内复制减少，传染性变小，病情开始恢复。但抗-HBe 可存在于部分无症状HBsAg携带者及慢性肝炎患者中，慢性活动性肝炎出现抗-HBe 阳性者可进展为肝硬化。

（5）抗-HBc 抗-HBc 是 HBcAg 的抗体，无保护作用，可分为 IgM 和 IgG 两型。抗-HBc IgM 阳性提示 HBV 复制，主要是 HBV 急性期或近期感染的重要标志，但在慢性乙型肝炎急性发作、原发性肝癌及部分无症状 HBsAg 携带者血清中，也可检测到抗-HBc IgM。抗-HBc IgM 消失后，抗-HBc IgG 出现，它可长期存在于血清中，说明既往感染过 HBV。

（6）HBcAg HBcAg 阳性表示病毒复制活跃，传染性强，预后较差。但由于HBcAg 是一种核心蛋白，存在于病毒的核心部位，无游离状态，不易检测，实验室通常不检测 HBcAg。

（7）其他 HBV 感染的血清学标志 除前面提到的"两对半"外，临床上还可检测 S 抗原（Pre-S）和前 S 抗体（抗 Pre-S）、HBxAg 和抗-HBx、HBV DNA 和DNA 聚合酶（DNAP）等。前 S_1 抗原是病毒复制非常重要的传染性指标，较HBeAg 敏感，可以反映 HBeAg 阴性乙肝患者体内的病毒活动状况，前 S_1 抗原转阴越早、前 S_1 抗体转阳越早，患者病程越短、预后越好。Pre-S_2 阳性提示 HBV复制异常活跃，有传染性；抗 Pre-S_2 阳性见于乙肝急性期及恢复早期，提示 HBV已被清除，预后较好。乙型肝炎病毒 DNA 存在于病毒的核心部分，是 HBV 复制的可靠标志，表明 HBV 复制及有传染性。HBV 多聚酶是 HBV 复制酶，它的存在表示病毒复制活跃，传染性强。

4. HBV DNA 基因型和变异检测

（1）HBV DNA 定量检测 可反映病毒复制水平，主要用于慢性 HBV 感染的诊断、治疗适应证的选择及抗病毒疗效的判断。HBV DNA 的检测值可用国际单位（U）/ml 或拷贝 /ml 表示。根据检测方法的不同，1U 相当于 5.6 拷贝。

（2）HBV 基因分型和耐药突变株检测 常用的方法有：①基因型特异性引物

PCR 法；②限制性片段长度多态性分析法（RFLP）；③线性探针反向杂交法（IN-NO-LiPA）；④基因序列测定法等。

5. 影像学检查

可对肝脏、胆囊、脾脏进行 B 超、CT 和 MRI 检查。

6. 病理学特点

该部分较复杂，可参考专业书籍。

七、治疗

乙型肝炎目前缺乏理想的特效治疗，主要是根据不同临床类型和组织学损害采取不同的措施。

1. 急性乙型肝炎的治疗

急性乙型肝炎患者经过充分休息、适当的营养和一般保肝药物治疗，95%的患者可以自愈。一般不需要抗病毒治疗。

2. 慢性乙型肝炎的治疗

慢性乙型肝炎的治疗包括一般治疗、对症治疗及抗病毒治疗。以抗病毒为主的综合治疗是治疗的关键。治疗的总体目标是最大限度地长期抑制或清除 HBV，减轻肝脏炎症、坏死、纤维化的进展，减少或阻止肝脏失代偿、肝硬化、原发性肝癌及其并发症的发生，从而改善生活质量和延长存活时间。

（1）一般治疗　强调高蛋白饮食，不宜进食过多的糖，避免高热量饮食，以防止肝脏脂肪病变及糖尿病。肝炎活动期以静养为主；静止期注意适当休息，动静结合。

（2）对症治疗　主要是减轻肝脏炎症、保护肝细胞、退黄等治疗。维生素类可以促进解毒；甘草甜素、联苯双酯等降低血清氨基转移酶；茵栀黄、苦黄、丹参和低分子右旋糖苷等用于退黄。

（3）抗病毒治疗　抗病毒治疗开始前，应排除由药物、酒精或其他因素所致的 ALT 升高，也应排除应用降酶药物后 ALT 暂时性正常等情况。建议在临床医生根据抗病毒治疗的适应证的指导下用药。目前临床应用的抗 HBV 的药物主要有干扰素-α（IFN-α）和核苷（酸）类似物（nucleoside analogues）两类。

① 干扰素-α　IFN-α 具有抗病毒、抗肿瘤和免疫调节作用，分为普通干扰素-α（IFN-α）和聚乙二醇化干扰素-α（peg-IFN-α）两类。IFN-α 具有免疫调节作用，HBsAg 血清转换率高，持久应答率较高，疗程相对固定，不存在耐药等优点；但也存在其缺点，如抑制作用较弱，需注射治疗，起效慢，不良反应较多，适应证窄，不宜用于妊娠、有精神病史、失代偿期肝硬化以及血细胞及血小板较低的患者。

② 核苷（酸）类似物　该类药物具有较强的抑制 HBV 的作用。其不良反应轻，可以长期治疗；可以口服，使用方便；适应证广。但也具有疗程不固定，停药

后易复发，长期服用易引起 HBV 耐药突变等缺点。目前我国已批准上市的有拉米夫定（lamivudine）、阿德福韦二匹伏酯（adefovir dipivoxil）、恩替卡韦（ente-cavir）、替比夫定（telbivudine）4 种。

（4）其他治疗 包括胸腺肽和 α-胸腺素免疫调节治疗；中药及中药制剂治疗等。

3. 乙型肝炎肝衰竭治疗

目前缺少特效疗法，应采取综合治疗。由于乙型肝炎肝衰竭具有病情重、进展快、病死率高的特点，治疗时应早期采取抑制肝坏死、促进肝细胞再生和防止并发症发生的措施，有条件者及时进行肝移植。

（1）一般治疗和支持治疗 注意食用高糖、低脂，含适量蛋白质和富含各种维生素的饮食；尽量减少口服蛋白质摄入，可静脉输入人血浆白蛋白或血浆，以控制肠内氨的来源。绝对卧床休息，加强监护。

（2）防治并发症 肝衰竭患者多死于严重的并发症，治疗过程中应及时发现和治疗肝性脑病、出血、继发感染和肝肾综合征等并发症。

（3）抗病毒治疗 主要使用核苷（酸）类似物治疗，但禁用干扰素-α。

（4）减少肝细胞坏死，促进肝细胞再生 可静脉滴注促肝细胞生长素（PH-GF），促进肝细胞 DNA 合成，改善肝巨噬细胞功能，降低 TNF-α 水平；或静脉缓慢滴注前列腺素 E_1（PGE_1），扩张肝脏血管、增加肝血流量，促进肝细胞再生，稳定溶酶体膜，减轻肝损伤。

（5）人工肝支持治疗 体外通过机械和理化装置，暂时辅助或代替严重病变的肝功能，清除有害物质，代偿肝的代谢功能，为肝细胞再生或肝移植创造条件。

（6）肝移植或细胞移植 肝移植是目前治疗终末期肝病的常规手术和治疗晚期肝衰竭的最有效的治疗手段。干细胞移植具有广阔的临床应用前景。

八、预防与健康指导

1. 控制传染源

加强管理，在诊断出急性或慢性乙型肝炎时，建议对患者的家庭成员进行血清 HBsAg、抗-HBc 和抗-HBs 的检测，并对其中的易感者（该 3 种标志物均阴性者）接种乙型肝炎疫苗。

对慢性 HBV 携带者及 HBsAg 携带者，除不能捐献血液、组织器官及从事国家明文规定的可能对其健康不利的职业或工种外，可照常工作和学习，但应定期进行随访。

2. 切断传播途径

加强血制品管理，安全注射，对牙科器械、内镜等医疗器械严格消毒。加强服务行业管理，对使用的理发、刮脸、修脚、穿刺和文身等器具要严格消毒。注意个人卫生，不与任何人共用剃须刀和牙具等用品，患者餐具要消毒，最好单独使用。

进行正确的性教育，在性伙伴健康状况不明的情况下，要使用安全套；若性伴侣为 HBsAg 阳性者，应该注射乙肝疫苗或使用安全套。对于症状严重、肝功能明显异常的慢性患者，应积极治疗，待病情稳定后可结婚、生育。对 HBsAg 阳性的孕妇，应避免羊膜腔穿刺，并缩短分娩时间，保证胎盘的完整性，尽量减少新生儿暴露于母血的机会。

3. 保护易感人群

（1）主动免疫 接种乙型肝炎疫苗是预防 HBV 感染的最有效方法。乙型肝炎疫苗的接种对象主要是新生儿，其次为婴幼儿，以及 15 岁以下未免疫人群和高危人群。高危人群包括医务人员、经常接触血液的人员、托幼机构工作人员、器官移植患者、经常接受输血或血液制品者、免疫功能低下者、易发生外伤者、HBsAg 阳性者的家庭成员、男性同性恋或有多个性伴侣和静脉内注射毒品者等。

乙型肝炎疫苗全程需接种 3 针，按照 0、1、6 个月的程序。新生儿应在出生后 24 h 内接种乙型肝炎疫苗，越早越好。

单用乙型肝炎疫苗阻断母婴传播的阻断率为 87.8%。对母亲为 HBsAg 阳性的新生儿，应在出生后 24h 内尽早（最好在出生后 12h 内）注射乙型肝炎免疫球蛋白（HBIG），剂量应$\geqslant$100 U，同时在不同部位接种 $10\mu g$ 重组酵母或 $20\mu g$ 中国仓鼠卵母细胞（CHO）乙型肝炎疫苗，在 1 个月和 6 个月时分别接种第 2 和第 3 针乙型肝炎疫苗，可显著提高阻断母婴传播的效果。也可在出生后 12 h 内先注射 1 针 HBIG，1 个月后再注射第 2 针 HBIG，并同时在不同部位接种一针 $10\mu g$ 重组酵母或 $20\mu g$ CHO 乙型肝炎疫苗，间隔 1 个月和 6 个月后分别接种第 2 和第 3 针乙型肝炎疫苗。新生儿在出生 12h 内注射 HBIG 和乙型肝炎疫苗后，可接受 HBsAg 阳性母亲的哺乳。

高病毒载量孕妇所生新生儿感染 HBV 的危险性增高。有报道认为，在 HBV DNA 大于 109 拷贝/ml 的孕妇，自妊娠 32 周开始给孕妇应用拉米夫定抗病毒治疗至出生 1 个月，可以减少母婴传播的风险。但在取得更充分的证据前尚不能给出明确推荐意见。

对母亲为 HBsAg 阴性的新生儿可用 $5\mu g$ 或 $10\mu g$ 重组酵母或 $10\mu g$ CHO 乙型肝炎疫苗免疫；对新生儿时期未接种乙型肝炎疫苗的儿童应进行补种，剂量为 $5\mu g$ 或 $10\mu g$ 重组酵母或 $10\mu g$ CHO 乙型肝炎疫苗；对成人建议接种 $20\mu g$ 重组酵母或 $20\mu g$ CHO 乙型肝炎疫苗。对免疫功能低下者或无应答者，应增加疫苗的接种剂量（如 $60\mu g$）和针次；对 3 针免疫程序无应答者可再接种 3 针，并于第 2 次接种 3 针乙型肝炎疫苗后 1～2 个月检测血清中抗-HBs，如仍无应答，可接种一针 $60\mu g$ 重组酵母乙型肝炎疫苗。

接种乙型肝炎疫苗后有抗体应答者的保护效果一般至少可持续 12 年，因此，一般人群不需要进行抗-HBs 监测或加强免疫。但对高危人群可进行抗-HBs 监测，如抗-HBs＜ 10 mU/ml，可给予加强免疫。

（2）被动免疫　在意外接触 HBV 感染者的血液和体液后，可按照以下方法处理。

① 血清学检测　应立即检测 HBV DNA、HBsAg、抗-HBs、HBeAg、抗-HBe、ALT 和 AST，并在 3 个月和 6 个月内复查。

② 如已接种过乙型肝炎疫苗，且已知抗-HBs ≥10 mU/ml 者，可不进行特殊处理。如未接种过乙型肝炎疫苗，或虽接种过乙型肝炎疫苗，但抗-HBs ＜10 mU/ml 或抗-HBs 水平不详者，应立即注射 HBIG 200～400U，并同时在不同部位接种一针乙型肝炎疫苗（20μg），于 1 个月和 6 个月后分别接种第 2 和第 3 针乙型肝炎疫苗（各 20μg）。

4. 健康指导

（1）护理常规　急性肝炎和慢性肝炎活动期需严格卧床休息，症状明显改善，肝功能恢复正常后，可逐渐下床活动，以不感疲劳为度；急性肝炎早期给予易消化、富含维生素的清淡饮食，病情及食欲好转后适当增加蛋白质饮食，避免过多含糖量高的饮食；病情重，有肝性脑病、腹水、消化道出血或肾功能障碍者，应严格控制钠盐、蛋白质、粗纤维食物和水分的摄入，恢复期患者给予适量的高蛋白、高维生素和低脂肪饮食；保持大便通畅，可口服乳果糖，也可用乳果糖溶液或酸性液体灌肠，腹胀严重时，用肛管排气或松节油腹部热敷；食具、用具、排泄物及血液污染物均需严格消毒。

（2）饮食禁忌　忌辛辣、忌吸烟、忌饮酒；忌食用加工食品，因其中含有防腐剂，对肝脏有毒性；忌滥用激素和抗生素，忌乱用补品；忌高铜饮食，尽量少吃海蜇、乌贼、虾、螺类等含铜多的食品；忌劳累、生活不规律、情绪不畅；忌乱投医，不要轻信江湖游医，以免耽误正确治疗，使病情恶化。

（3）进行情绪护理　慢性乙型肝炎患者的心理异常主要表现在抑郁、焦虑、人际关系不协调等。患者担心同事知道自己的病情后会躲避自己，担心会传染给家人，担心病情恶化，担心患病会影响自己的工作和婚姻等，常常表现为痛苦绝望，特别在意他人的语言举止，感情很容易受到伤害。在日常生活及护理中，要注意对患者热情真诚，尊重患者的人格和隐私，开导患者正确对待疾病，克服心理障碍，建立乐观的生活态度。针对患者不同个体的心理需求，尽量给予满足、帮助和支持，使其建立起有助于疾病康复的心理环境，以利患者疾病的恢复和生活质量的改善。

第三节 结核病与健康

一、概述

结核病（tuberculosis）是由结核分枝杆菌（*mycobacterium tuberculosis,*

MTB) 感染引起的慢性传染性疾病，可累及全身多个器官系统，肺是最常见的感染部位，占各器官结核病总数的 80％～90％，也可累及肝、肾、脑、淋巴结等器官。结核病是伴随人类历史最长的疾病之一。1965 年，法国学者 Sylvius 解剖死于"消耗病"或"痨病"患者的尸体，发现肺脏及其他器官有颗粒状的病变，根据其形态特征称之为"结核"。1973 年，在湖南长沙马王堆汉墓出土的 2100 年前的女尸身上发现左上肺门有结核病灶。目前，国内外许多学者针对结核病的流行演变将结核病的流行史分为三个时期。

(1) 第一个时期 1882 年结核杆菌被发现以前。这一时期，人们对结核病没有一个科学的认识，结核病流行十分猖獗，死亡率高，当时人们称之为"白色瘟疫"。

(2) 第二个时期 1882～1945 年。1882 年德国细菌学家罗伯特·郭霍 (Robert Koch) 证实结核分枝杆菌是引起结核病的病原菌。这一时期，明确了结核病的传染源和传播途径，在肺结核的诊断、早期发现、预防、治疗、消毒、隔离及卫生宣教等方面有了新的进展。

(3) 第三个时期 1945 年开始至今。随着链霉素等各种化学药物的问世，化学疗法逐渐普及，加之结核病的控制措施不断完善，结核病的流行状况发生了显著的变化，结核病的流行呈加速下降趋势。但 20 世纪 90 年代起，全球结核病的疫情回升，主要原因为：①对结核病的忽视。由于发达国家结核病控制的效果较好，因此，他们盲目乐观地认为消除结核病在望，放松了对结核病的控制工作，削减机构、人员和经费。而尽管发展中国家疫情严重，但无足够的力量支持结核病的防治工作。②移民和难民增加。来自结核病流行严重地区的大量移民和难民进入结核病非流行区，这些移民和难民大多数已经感染了结核杆菌，发病率很高，他们的发病加重了当地结核病的流行。③人类免疫缺陷病毒 (HIV) 的感染和艾滋病 (AIDS) 的流行。感染了 HIV 的结核分枝杆菌携带者，由于病毒破坏了机体的免疫功能，其发展为活动性结核病的可能性比未感染 HIV 者高 30～50 倍，且结核病的病程发展更快。此外，在 HIV 感染的发展进程中，结核病是最早发生的一种机会性感染，结核病加重了 HIV 感染者或艾滋病患者的症状，使其更易死亡。④多耐药结核病例的增加。由于结核病患者的不规律治疗，患者肺内的结核杆菌对多种抗结核药物发生耐药。这些患者不但治疗无效，病死率高，而且传染给其他人造成耐药性结核杆菌的流行。

世界卫生组织已将其列为重点控制的传染病之一，我国也将肺结核列为乙类传染病。据世界卫生组织报道，目前全球有近 1/3 (约 20 亿人口) 的人口已感染结核杆菌。2010 年，全球有 900 万人罹患结核病，140 万人死亡，其中 95％发生在发展中国家。这些数字显示结核病已成为世界上成人传染病的第二号杀手。目前，我国结核病的年发病人数约为 130 万，占全球发病的 14.3％，位居全球第二位，是全球 22 个结核病高负担国家之一。2010 年，全国第五次结核病流行病学调查结果显示，我国人群中活动性肺结核的患病率为 392/10 万，其中传染性肺结核的患病率为 100/10 万，即我国平均每 10 万人口中约有 400 名活动性肺结核患者，其中有 1/4 的患者具有传染性。据此估算，2010 年我国现有活动性肺结核患者总数为 523 万，其中传染性肺结核患者总数为 134 万。我国也是全球结核病耐多药国家之一，根据 2007～2008 年开展的全国结核病耐药性基线调查结果，估算我国每年新发耐多药结核病患者数约为 12 万。结核病年死亡人数为 5.4 万，死亡率为 4.1/10 万；肺结核年死亡人数为 5.2 万，死亡率为 3.9/10 万。结核杆菌/人类免疫缺陷病毒（MTB/HIV）双重感染患者约 2 万。

结核病是可防可控的传染病，加强健康宣教，普及防治知识，对于提升全民防治意识，形成全社会共同参与防治工作的局面，从而有效预防控制结核病的传播流行将起到非常重要的作用。

二、病原学

结核病的主要致病菌是人型结核分枝杆菌，牛型分枝杆菌是引起牛发生结核病的分枝杆菌，也可以感染人发生结核病。

1. 形态特征

典型的结核分枝杆菌为细长，稍弯曲，两端圆钝的杆菌，约 $(0.3～0.6)\mu m \times (1～4)\mu m$，单个散在，有时呈 X 形、Y 形或条索状。革兰染色法不易着色，用抗酸染色法，即以石炭酸复红染色，用 3% 盐酸乙醇脱色，再用美蓝复染，细菌呈红色。结核分枝杆菌受青霉素、环丝氨酸、异烟肼的作用或受巨噬细胞吞噬等环境因素的影响，可导致细胞壁缺失或部分缺失，形态可变异为 L 形，呈颗粒状或丝状。

2. 培养特性

专性需氧，最适温度为 37℃，最适 pH 值为 6.8～7.2。初次分离需要营养丰富的培养基，常用罗氏（Lowenstin-Jensen）固体培养基，其含蛋黄、甘油、马铃薯、无机盐和孔雀绿等。结核分枝杆菌生长缓慢，在一般培养基中每分裂 1 次需 18～20h。在固体培养基上培养 2～4 周可见致密、较干燥、呈颗粒状、结节状或菜花状，乳白色或米黄色，不透明的菌落。在液体培养基中一般 1～2 周即可生长。临床标本检查时，液体培养比固体培养的阳性率高数倍。

3. 抵抗力

结核分枝杆菌对理化因素的抵抗力较强。在干燥的痰内可存活 6～8 个月，粘附在尘埃上可保持传染性 8～10 天。在 3% HCl、6% H_2SO_4 或 4% NaOH 中，15min 不受影响，可在分离培养时用于处理有杂菌污染的标本和消化标本中的黏稠物质。对 1∶13000 的孔雀绿有抵抗力，加在培养基中可抑制杂菌生长。

结核分枝杆菌的细胞壁中含有脂质，对乙醇敏感，在 70% 乙醇中 2min 内死亡；对湿热敏感，在液体中加热至 60℃ 30min 或煮沸 1min 即被杀死；对紫外线敏感，日光照射数小时可被杀死，可用于结核病患者衣服、书籍等的消毒。

结核分枝杆菌的抵抗力与环境中有机物的存在有关，如痰液可增强结核分枝杆菌的抵抗力，5% 石炭酸在无痰时 30min 可杀死结核分枝杆菌，有痰时需要 24h；5% 来苏儿在无痰时 5min 可杀死结核分枝杆菌，有痰时需要 1～2h。

结核分枝杆菌对链霉素、异烟肼、利福平、环丝氨酸、乙胺丁醇、卡那霉素、对氨基水杨酸等敏感，但长期用药容易出现耐药性，而吡嗪酰胺的耐药性<5%。

4. 变异性

结核分枝杆菌可发生形态、菌落、毒力、免疫原性和耐药性等的变异。近年来，世界各地结核分枝杆菌的耐多药菌株逐渐增多，甚至引起暴发流行。结核分枝杆菌的耐药可由自发突变产生（原发性耐药）或由用药不当经选择突变产生（继发性耐药）。而耐多药菌株的产生可能主要由于后者。

卡介苗（BCG）是 Calmette 和 Guérin 将牛型结核分枝杆菌在含甘油、胆汁及马铃薯的培养基中经 13 年共 230 次传代而获得的减毒活疫苗株，现广泛用于预防接种。

三、流行病学

据世界卫生组织报道，全球有 1/3 的人口已感染结核杆菌。一个未经治疗的活动性肺结核患者，一年能传染 10～15 人。耐药及耐多药结核病（至少耐利福平、异烟肼两种或两种以上的药物）已成为当前结核病控制工作中的重大威胁。1998年，WHO/IUATLD（国际防痨与肺病联盟）在 35 个国家或地区的耐药检测结果显示，原发性耐多药结核病平均为 9.9%，有 1/3 的国家原发性耐多药结核病大于 2%，获得性耐多药结核病平均为 13%。2006 年，据世界卫生组织估算，全球耐多药结核病病例有 100 万，且每年新增病例 30 万～60 万。我国是世界上结核病的高疫情国家，也是全球耐多药结核病的高发国家之一，结核病的疫情十分严峻。

1. 传染源

痰结核杆菌阳性，尤其是痰涂片检查结核杆菌阳性的肺结核患者是最重要的传染源。

2. 传播途径

经呼吸道传播是最主要的传播途径。当患者咳嗽、咳痰、打喷嚏时，可产生大量的含结核杆菌的微滴，1～5μm 大小的微滴可较长时间悬浮于空气中，在空气不流通的室内可达 4～5h 之久，与患者接触则可能因吸入而感染。

进食未消毒的患结核病的牛的牛奶或奶制品后，结核杆菌可寄居于宿主的肠壁或扁桃体内形成原发感染而分别导致肠系膜淋巴结肿大和颈淋巴结肿大。

通过损伤皮肤或切口直接接种的传播途径极少见，仅发生于直接接触结核杆菌的特殊工种的工作人员。通过胎盘而发生宫内感染也偶有报道。

四、发病机制及分类

当空气中的微滴携带结核杆菌被吸入人肺泡后，被巨噬细胞吞噬。多数结核杆菌被巨噬细胞杀灭，不引起任何感染。在少数个体中，细菌在巨噬细胞内存活并增殖，引发宿主的免疫反应。因此，结核分枝杆菌的致病性与细菌在组织细胞内大量繁殖引起的炎症、菌体成分和代谢物质的毒性以及机体对菌体成分产生的免疫损伤有关。

1. 致病物质

（1）脂质

① 索状因子　是分枝菌酸和海藻糖结合形成的一种糖脂，能使细菌在液体培养基中呈蜿蜒索状排列。此因子与结核分枝杆菌的毒力密切相关。它能破坏细胞的线粒体膜，影响细胞呼吸，抑制白细胞游走和引起慢性肉芽肿。若将其从细菌中提出，则细菌丧失毒力。

② 磷脂　能促使单核细胞增生，并使炎症病灶中的吞噬细胞转变为类上皮细胞，从而形成结核结节。

③ 硫酸脑苷脂（sulfatide）　可抑制吞噬细胞中吞噬体与溶酶体的结合，使结核分枝杆菌能在吞噬细胞中长期存活。

（2）蜡质 D　是一种肽糖脂和分枝菌酸的复合物，可从有毒株或卡介苗中用甲醇提出，具有佐剂作用，可激发机体产生迟发型变态反应。

（3）蛋白质　具有抗原性，和蜡质 D 结合后能使机体发生变态反应，引起组织坏死和全身中毒症状，并在形成结核结节中发挥一定作用。

2. 所致疾病

结核分枝杆菌可通过呼吸道、消化道或损伤皮肤侵入易感机体，引起多种组织器官的结核病，其中以通过呼吸道引起的肺结核较为多见。

（1）肺部感染　由于感染菌的毒力、数量和机体的免疫状态不同，肺结核可有以下两类表现。

① 原发感染　多发生于儿童。结核分枝杆菌初次进入肺泡后被巨噬细胞吞噬。由于结核分枝杆菌含有大量脂质，可抵抗溶菌酶的作用而继续繁殖，繁殖到一定数量时，巨噬细胞遭受破坏，在肺泡内释放出的大量菌体。释放的结核分枝杆菌在肺泡内繁殖，或再次被巨噬细胞吞噬，感染更多的巨噬细胞，引起炎症，称为原发灶。初次感染的机体因缺乏特异性免疫，结核分枝杆菌可经淋巴管到达肺门淋巴结，引起肺门淋巴结肿大，称原发综合征。此时，可有少量结核分枝杆菌进入血液，向全身扩散，但不一定有明显症状（称隐性菌血症）；与此同时原发灶内的巨噬细胞将特异性抗原递呈给周围淋巴细胞。

感染后 3～6 周，机体产生由 T 细胞介导的特异性细胞免疫和变态反应。结核分枝杆菌侵入呼吸道后，被巨噬细胞吞噬，递呈抗原，诱导机体通过免疫应答产生致敏淋巴细胞。由于结核分枝杆菌是胞内感染菌，其免疫效应主要是以 T 细胞为主的细胞免疫介导。致敏淋巴细胞产生多种淋巴因子，如 IL-2、IL-6、IFN-γ，它们与 INF-α 共同作用可杀死病灶中的结核分枝杆菌；并可引起 NK 细胞、γδ T 细

胞和 CD_4^+、CD_8^+ $\alpha\beta$ T 细胞浸润，直接杀伤靶细胞或产生淋巴因子激活巨噬细胞，使吞噬作用加强引起呼吸暴发，产生活性氧中介物和活性氮中介物，杀死病原菌。结核病的免疫属于感染免疫（infection immunity），又称有菌免疫，即只有当结核分枝杆菌或其组分存在于体内时才有免疫力。一旦体内的结核分枝杆菌或其组分全部消失，免疫也随之不存在。

随着机体对结核分枝杆菌产生保护作用的同时，迟发型变态反应也同时发生，二者均为 T 细胞介导的结果。从郭霍现象（Koch phenomenon）可以看到，将结核分枝杆菌初次注入健康豚鼠皮下，10～14 天后局部溃烂不愈，附近淋巴结肿大，细菌扩散至全身，表现为原发感染的特点。若用结核分枝杆菌对以前曾感染过结核的豚鼠进行再感染，则于 1～2 天内局部迅速出现溃烂，但易愈合，附近淋巴结不肿大，细菌亦很少扩散，表现为原发后感染的特点。再感染时，溃疡浅、易愈合、不扩散，表明机体已有一定免疫力。但再感染时溃疡发生快，说明在产生免疫的同时有变态反应的参与。结核分枝杆菌引起的变态反应主要与菌体的蛋白质、类脂质有关。病灶中结核分枝杆菌细胞壁的磷脂，一方面刺激巨噬细胞转化为上皮样细胞，后者相互融合或经核分裂形成多核巨细胞，另一方面抑制蛋白酶对组织的溶解，使病灶组织溶解不完全，产生干酪样坏死，周围包着上皮样细胞，外有淋巴细胞、巨噬细胞和成纤维细胞，形成结核结节（即结核肉芽肿），结核结节是结核的典型病理特征。感染后约 5％可发展为活动性肺结核，其中少数患者因免疫力低下，可经血和淋巴系统播散至骨、关节、肾、脑膜及其他部位引起相应的结核病。90％以上的原发感染灶形成纤维化或钙化，原发综合征自然消退，但病灶内常仍有一定量的结核分枝杆菌长期潜伏，成为潜伏感染人群，约 5％在日后因潜在感染复燃而发病。

②原发后感染　病灶亦以肺部多见。病原菌可以是外来的（外源性感染），也可是原来潜伏在病灶内的（内源性感染）。由于机体已有特异性细胞免疫，因此原发后感染的特点是病灶多局限，一般不累及邻近的淋巴结，被纤维素包围形成干酪样坏死灶，可钙化而痊愈。若干酪样结节破溃，排入邻近支气管，则可形成空洞并释放大量结核分枝杆菌至痰中。

（2）肺外感染　部分患者的结核分枝杆菌可进入血液循环引起肺外播散，如脑、肾结核，痰菌被咽入消化道也可引起肠结核、结核性腹膜炎等。有报道，在 332 例血标本中，仅 2 例培养出结核分枝杆菌，但将此标本注入豚鼠皮下 12％的豚鼠感染结核，说明结核分枝杆菌在血中播散的大多不是一般的细菌型，而是一种不易生长的 L 型。近年有不少肺外结核的新报道，结核分枝杆菌的检出率 L 型多于细菌型，如对 10 例儿童结核性脑膜炎的脑脊液培养，9 例培养出 L 型，细菌型仅 1 例。以 L 型结核分枝杆菌感染小鼠，73％睾丸间质炎症中见有 L 型抗酸杆菌。

3. 疾病分类

（1）原发型肺结核　结核分枝杆菌由呼吸道进入肺内，并在此产生原发性渗出性病灶，病灶多位于上叶下部或下叶上部的脏层胸膜下，局部引流的淋巴管受侵犯而引起结核性淋巴管炎，结核分枝杆菌可随淋巴管引流至肺门淋巴结，引发淋巴结结核。原发性肺结核的主要病变是肺内原发病灶、淋巴管炎和肺门淋巴结结核，称为原发综合征。

（2）血行播散型肺结核　肺内原发病灶中的结核分枝杆菌侵入血流可引起全身播散性结核病，急性血行播散型肺结核又称粟粒性肺结核，胸部 CT 表现为双肺弥漫性粟粒状结节影，结节大小较一致，分布较均匀。当少量结核杆菌多次进入血流可引起亚急性血行播散型肺结核。

（3）继发性肺结核　指在原发型肺结核自愈或治愈后机体再次感染结核分枝杆菌引起的结核病，多见于成人。继发性肺结核的发病机制有两种观点，内源性复燃和外源性再感染。内源性复燃是指体内潜伏的结核分枝杆菌在适宜的条件下再次繁殖造成的活动性病变；外源性再感染是指原发型肺结核已痊愈，外界的结核分枝杆菌再次侵入机体而重新引发结核病。

（4）结核性胸膜炎　包括结核性干性胸膜炎、结核性渗出性胸膜炎和结核性脓胸。

（5）其他肺外结核　其他肺外结核按部位及脏器命名，如：骨关节结核、结核性脑膜炎、肾结核、肠结核等。

（6）特殊人群的结核　一些疾病控制不佳或从事具有危害性职业的人是结核病的易感人群，包括糖尿病合并肺结核、HIV（＋）/AIDS 合并结核病和硅沉着性肺结核等。其中 HIV（＋）/AIDS 在全球流行，有些地区成直线上升趋势。HIV（＋）/AIDS 患者是结核病的易感人群，HIV 与结核杆菌双重感染者的数量也在急剧增长。HIV/MTB 双重感染者结核病的年发病率为 5.5%～7.9%，而单纯结核杆菌感染者其终生发病率为 10%。HIV（＋）/AIDS 合并结核病以播散型、肺外结核多见；中下肺野病变多见，常伴有胸腔积液、纵膈淋巴结肿大，而空洞较少见，痰抗酸杆菌阳性率低；结核菌素试验阳性率低；抗结核治疗效果差，且药物不良反应发生率较多；预后差，死于结核病者占 1/3，明显高于单纯结核病。

五、临床表现

结核病的临床症状多样，轻重不等。结核病在早期可以没有症状，部分患者症状轻微，如仅有咳嗽、乏力等，易误认为是感冒而被忽略；中晚期可以有乏力、午后低热、倦怠、食欲不振、咳嗽及咯血等症状。少数患者有突出的中毒症状，多见于粟粒性结核病或干酪性肺炎。老年肺结核患者的症状容易被长年的慢性支气管炎症状所掩盖。

1. 结核病的全身症状

①乏力　全身乏力，没做体力劳动也感到疲倦，休息后也不恢复，可伴有失眠。

② 发热 午后低热是结核病最显著的发热特点。一般从午后开始发热，体温在 37.5～38℃ 之间，多见于轻型结核病。部分患者体温达 39℃ 以上，多见于急性、重症结核患者，如血行播散型肺结核或干酪性肺炎。部分患者长期不规则发热，体温为 38～39℃，多见于慢性排菌者。

③ 盗汗 入睡后出汗，醒后汗止称为盗汗，常发于体虚患者，是自主神经功能紊乱所致，也是结核病的中毒症状之一。

④ 原因不明的月经不调或闭经。

⑤ 食欲不振、消瘦、体重减轻。

⑥ 结核变态反应性疾病，如类风湿关节炎、结节性红斑等。

2. 原发型肺结核的临床表现

临床表现复杂多样，轻重缓急不一，大部分患者无任何症状。部分患者表现为低热、盗汗、消瘦、疲乏及咳嗽等慢性中毒症状。症状较重者，起病急，可有持续发热、咳嗽、胸痛等。

3. 血行播散型肺结核的临床表现

急性血行播散型肺结核起病急，常有 39℃ 以上的高热，弛张热，午后发热为主。发热可持续数周至数月，可伴有寒战、乏力、盗汗等症状。呼吸道症状一般不明显，查体可出现呼吸急促、心率增快、双肺呼吸音低等。

4. 继发性肺结核的临床表现

临床表现多样，与病灶多少、感染程度及机体的反应性等有关。早期病变或者病灶范围较小者可无阳性体征。当病灶范围大时，可出现患侧呼吸动度减弱，呼吸音减低，部分患者可闻及湿啰音。当肺部病变广泛纤维化或出现严重损伤时可出现一侧胸廓塌陷，肋间隙变窄，对侧可出现代偿性肺气肿，呼吸困难。

继发性肺结核的主要症状是午后低热，伴有乏力、食欲不振、体重减轻、盗汗等。咳嗽、咳痰是肺结核常见的症状，早期可无痰，当并发支气管结核时则可有刺激性干咳。随着肺部病变的发展，支气管炎症、组织坏死、空洞形成而开始咳白色黏痰。合并感染时可出现咳嗽加剧、咳痰增多、咳脓性痰、咯血及胸痛等。

六、辅助检查

1. 细菌学检查

（1）标本收集 对标本的要求为高质量的收集、及时的运送以及细致的检测。标本的选择可根据感染部位取痰或支气管灌洗液。其他肺外感染可取血或相应部位的分泌液或组织细胞，如尿、粪、脑脊液或胸、腹水。痰结核杆菌阳性对肺结核有确诊意义，但其阳性率较低，仅为 30%～50%。

（2）浓缩集菌 为提高检出率，可采用浓缩集菌法处理标本后再检查或培养。脑脊液和胸、腹水无杂菌，可直接离心沉淀集菌；痰、支气管灌洗液、尿、粪等污染性标本，经 4% NaOH（痰和碱的比例为 1:4，尿、支气管灌洗液和碱的比例为

1∶1，粪和碱的比例为1∶5）处理15min，再离心沉淀集菌。

（3）涂片镜检 标本直接涂片或集菌后涂片，抗酸染色，若找到抗酸阳性菌即可初步诊断。抗酸染色一般用 Ziehl-Neelsen 和 IK（intensified kinyoun）两种染色方法。用石炭酸复红染色，盐酸乙醇脱色后，抗酸菌呈红色。为提高镜检敏感性，也可用金胺染色，在荧光显微镜下结核分枝杆菌呈现金黄色荧光。

（4）分离培养 将上述集菌后的标本中和，再接种于固体培养基上，37℃培养，一般2~4周长成肉眼可见的菌落。将集菌后的标本接种于含血清的液体培养液中，1~2周可见生长的颗粒。取沉淀物作涂片，能快速获得结果，并可进一步作生化、药敏等测定，以区别结核分枝杆菌与非结核分枝杆菌。L型结核分枝杆菌可存在于血细胞内或黏附于细胞表面。这种患者往往血沉快，用低渗盐水溶血后立即接种高渗L型结核分枝杆菌培养基能提高培养阳性率。

近年来研究显示，临床各种类型的肺结核患者中，40％左右可分离出L型结核分枝杆菌。经治疗的结核病患者细菌型结核杆菌消失，但L型结核杆菌常持续存在。有空洞患者痰中已不排细菌型结核杆菌者，8％左右仍可检出L型结核杆菌。有学者建议将多次检出L型结核杆菌亦作为结核病活动的判断标准之一，细菌型与L型结核杆菌均转阴时才能视为痰阴性。

（5）快速诊断 由于涂片、培养检查受到需菌数多及培养时间较长等因素的影响，目前已将聚合酶链式反应（PCR）扩增技术应用于结核分枝杆菌DNA的鉴定中，每毫升中只需含几个细菌即可获得阳性结果，且1~2天可出报告。有条件的单位可使用BACTEC法，其原理是7H12液体培养基中含^{14}C标记的棕榈酸作为碳源底物，测量细菌在代谢过程中所产生的^{14}C量，推算标本中是否有抗酸杆菌，5~7天就可出结果。

2. 影像学检查

胸部X线及CT检查对发现肺内病灶的部位、范围、性质及有无空洞非常重要，尤其是胸部CT对发现微小病灶或隐蔽性的病变有重要意义。同时可动态监测治疗过程，了解病灶的恢复情况。

3. 结核菌素试验

结核菌素试验是应用结核菌素进行皮肤试验，测定结核分枝杆菌是否能引起机体发生超敏反应的一种试验。

（1）结核菌素试剂 结核菌素有旧结核菌素（old tuberculin，OT）和纯蛋白衍化物（purified protein derivative，PPD）两种。旧结核菌素是将结核分枝杆菌接种于甘油肉汤培养基，培养4~8周后经加热、浓缩及过滤制成。纯蛋白衍化物包括人结核分枝杆菌制成的PPD-C和卡介苗制成的BCG-PPD两种，每0.1ml含5U PPD，是目前临床普遍采用的PPD。

（2）试验方法与意义 常规试验分别取两种PPD各5U注射入两侧前臂皮内，48~72h观察皮肤红肿、硬结情况。红肿、硬结超过5mm者为阳性，≥15mm为强阳性，对临床诊断有意义。若 PPD-C 侧红肿大于 BCG-PPD 侧为感染；反之，BCG-PPD 侧大于 PPD-C 侧，可能是卡介苗接种所致。

阴性反应表明未感染过结核分枝杆菌，但应考虑以下情况：①感染初期。因结核分枝杆菌感染后需 4 周以上才能出现变态反应。②老年人。③严重结核病患者或正患有其他传染病，如麻疹，导致细胞免疫功能低下。④获得性细胞免疫功能低下，如艾滋病或肿瘤等用过免疫抑制剂者。

七、防治

1. 预防

(1) 建立、加强全国防治系统，实施国家结核病防治工作规划　控制传染源是重点，充分发挥化疗作用，坚持化疗为主的方针，防治结合，发挥各级防治机构的作用。

加强结核病的健康教育，积极教育不同人群，增强个人防护意识，改变不正确的认识和行为，提高现症患者的就诊率。对结核病的传染、传播途径、传染方式和特点进行宣传，提高人群的防范意识。呼吸道传播是肺结核传播的主要途径，大力宣传文明教育、树立文明风尚，使人们养成讲卫生、不随地吐痰的良好习惯等对预防结核病有重要意义；同时要对肺结核患者宣传痰液的处理方法及必要的消毒隔离措施，以防其传染给家人、邻居或亲属。

(2) 做到早发现和彻底治疗患者　推行直接面视下的短程化疗策略，制订合理的化疗方案，保证患者按时、全程服药。

(3) 接种卡介苗　新生儿接种卡介苗，约 80% 可获得保护力。卡介苗是活疫苗，苗内活菌数直接影响免疫效果，故目前已有冻干疫苗供应。由于 BCG 是活疫苗，因此 HIV（＋）/AIDS 患者及其他免疫缺陷者接种后有引起 BCG 全身播散性感染的危险。近年来，新的核糖体 RNA（rRNA）疫苗、结核亚单位疫苗及裸 DNA 疫苗等已引起关注。

(4) 化学预防　PPD 强阳性反应者、有密切结核病接触史者及 PPD 近期转阳者，是化学预防的对象。有研究表明，异烟肼与利福喷汀（每周 1~2 次）的 3~4 个月治疗，可有效预防感染者发病。

2. 治疗

(1) 药物治疗　结核病的药物治疗不仅是治疗和控制疾病的有力手段，也是结核病防治规划的重要组成部分。抗结核的药物治疗对控制结核病起决定性的作用，合理的治疗可以消灭病灶，最终达到痊愈。世界卫生组织将结核病治疗用药分为五组（表 3-1）。

初治结核病通常选用第一组药物，耐多药结核病或者因过敏、毒副反应不能耐受一线药物者可按能需要选用其他几组药物。抗结核治疗的五大原则为早期、联用、适量、规律、全程。

表 3-1 结核病治疗用药

组 别	药名(缩写)
一线口服抗结核药	异烟肼(isoniazid, INH, H)、利福平(rifampicin, RFP, R)、乙胺丁醇(ethambutol, EMB, E)、吡嗪酰胺(pyrazinamide, PZA, Z)、利福喷汀(rifapentine, RFT)、利福布汀(rifabutine, RFB)
注射用抗结核药	链霉素(streptomycin, SM, S)、卡那霉素(kanamycin)、阿米卡星(amikacin, AMK)、卷曲霉素(capreomycin, CPM)
氟喹诺酮类药物	氧氟沙星(ofloxacin, OFLX)、左氧氟沙星(levofloxacin, LVFX)、莫西沙星(moxi-floxacin, MXFX)
二线口服抗结核药	乙硫异烟胺(ethionamide, ETH)、丙硫异烟胺(prothionamide, PTH)、环丝氨酸(cy-closerine, CS)、特立齐酮(Terizidone)、对氨基水杨酸(PAS)、对氨基水杨酸异烟肼(PSNZ)、氨硫脲(Thioacetazone)
在耐多药结核病治疗中疗效尚不确切的抗结核药	氯法齐明(Clofazimine)、利奈唑利(Linezolid)、阿莫西林/克拉维酸钾(amoxicillin/clavulanic acid)、克拉霉素(clarithromycin, CTM)、亚胺培南(Imipenem)

① 早期 肺结核早期,肺泡内有炎症细胞浸润和纤维素渗出,肺泡结构尚完整,病变可逆性大,此时治疗有利于病变吸收、消散而不留痕迹。此外,病变早期细菌繁殖旺盛,体内吞噬细胞活跃,抗结核药物对代谢活跃、生长繁殖旺盛细菌的抑制和杀灭作用最强。

② 联合 无论初治还是复治,患者均要联合用药,临床上治疗失败的原因往往是单一用药。联合用药必须要联合两种或两种以上的药物,这样可使耐药菌株的产生降至最低限度,又能提高杀菌效果。从药理作用上看,联合用药时同时选用细胞内杀菌药物及细胞外杀菌药物,可使化疗方案取得最佳疗效,并能缩短疗程,减少不必要的经济浪费。

③ 适量 药物对任何疾病的治疗都必须有一个适当的剂量,这样才能既达到治疗目的,又降低给人体带来的毒副作用。几乎所有的抗结核药都有毒副作用。如剂量过大,血液中的药物浓度过高,对消化系统、神经系统、泌尿系统,特别是肝、肾均可产生严重毒副反应。如剂量不足,血药浓度过低,则达不到抑菌、杀菌的目的且易产生耐药性。所以一定要采用适当的剂量,在专科医生的指导下用药。

④ 规律 一定要在专科医生的指导下规律用药,因为结核杆菌是一种分裂周期长,生长繁殖缓慢且杀灭困难大的顽固细菌。在治疗上必须规律用药,如果用药不当,症状缓解就停用,易导致耐药性的发生,造成治疗失败。

⑤ 全程 所谓全程用药就是医生根据患者的病情判定完成化疗方案所需要的时间,全疗程一般为半年到一年左右,耐多药结核病疗程更长。

(2) 手术治疗 对于大于 3cm 的结核球与肺癌难以鉴别的、复治的单侧厚壁纤维空洞、长期内科治疗痰菌持续阳性、单侧损毁肺伴支气管扩张、反复咯血、支气管胸膜瘘或结核性脓胸经内科治疗无效,可考虑手术治疗。

(3) 介入治疗 结核病的介入治疗包括胸腔注射抗结核药物,纤维支气管镜下治疗（局部注药、冷冻、球囊扩张等）以及支气管动脉栓塞术等。

（4）其他治疗　结核病的辅助治疗还包括免疫调节治疗、营养支持治疗及中医药治疗等。

八、饮食与护理

结核病是由结核杆菌引起的慢性消耗性传染病，治疗要从整体出发，使用抗结核药物的同时必须增加机体抵抗力。结核病患者机体营养消耗极为严重，因此安排好患者的饮食、加强营养，具有很重要的作用。可给予患者高热量、高蛋白、高维生素膳食，满足结核病灶修复的需要。

1. 结核病患者的营养结构

（1）提高能量供给　结核病患者的热量需要超过正常人，一般要求达到每公斤体重供给 30kcal，全日总摄入量为 2000kcal 左右。如有急性恶化、毒血症或大咯血时，则需要绝对卧床休息，使能量消耗相应减少。如食欲欠佳，应暂时降低一些能量，而以少食多餐的方式供给能量较高的食物，给半流质或流质食品。

（2）选用丰富的优质蛋白质　因结核病患者蛋白质消耗多，且蛋白质是修补组织的重要营养素，有益于病灶愈合和病体康复，因此，应补充蛋白质摄入。结核病患者每日蛋白质摄入量应为每公斤体重 1.2～1.5g，每天的总摄入量为 80～100g，其中优质蛋白质，如肉禽、水产品、蛋、乳及大豆制品应占总蛋白质摄入量的 50% 上。

（3）多吃富含维生素的食品　维生素 A 增强机体免疫力，维生素 D 促进钙吸收，维生素 C 有利于病灶愈合和血红蛋白合成，B 族维生素有改善食欲的作用。新鲜的蔬菜和水果是维生素的主要来源。此外，乳、蛋、内脏等食品含维生素 A 丰富，花生、豆类、瘦肉等富含 B 族维生素。

（4）增加膳食中的钙、铁　结核病患者还应特别注意钙和铁的补充。钙是结核病灶钙化的原料，牛奶中所含的钙量多、质优，患者每日应饮奶 250～500g。患者也可多食用海产品，经常喝骨头汤，以补充钙、磷。铁是制造血红蛋白的必备原料，咯血、便血者更要注意补充，肝类、动物血、绿叶蔬菜等食品含铁丰富。

（5）不宜食用过多脂肪，禁止吸烟和饮酒。脂肪可供给较多的能量，但过多的脂肪会增加消化系统，特别是肝脏的负担，影响食欲。有消化功能障碍者更应限制。一般脂肪供给量，每日每公斤体重不得超过 1g，以植物油最佳。

吸烟会增加对呼吸道和消化道的刺激，饮酒可使血管扩张，加重患者咳嗽、咯血等症状。

2. 进食原则

（1）食品多样化，注意色、香、味、荤素类搭配，以增进患者食欲。

（2）饮食要有规律，每日三餐要按时。

（3）口味要适量清淡，少吃咸、甜食品。

3. 疾病护理

肺结核为慢性传染病，其治疗也是一个漫长的过程，在治疗过程中须注意密切接触者的防护和患者个人的护理。

做好家庭消毒隔离，最好让患者独居一室，选择朝阳或通风条件好的房间。室内不能潮湿。患者的寝具、食具单独使用，并定期消毒。痰液最好吐在纸内，然后烧毁，切忌随地吐痰。患者不宜与儿童接触，尽量不到公共场所去，以免病原菌扩散传染，影响他人健康。咳嗽和打喷嚏时，用手帕捂住口鼻。被褥经常放在太阳下暴晒，餐具可作煮沸消毒。

肺结核病患者往往胃纳差，饮食宜清淡，易消化，注意适当补充蛋白质和维生素。疾病好转期，患者食欲改善，则要多吃一些瘦肉、鱼类、蛋品、豆制品和新鲜蔬菜。饮食要有规律，选择上不能偏食，以保证各种营养成分的摄入。患者应戒烟、忌酒。

患者发生少量咯血时，护理者首先要稳定患者的情绪，因过度紧张、激动会增加咯血量，过分害怕咯血、拼命屏气则容易引起窒息。应让患者静卧，用冷毛巾敷额部或胸部；也可以吃一些冷饮以帮助止血。咯血刚停，不宜立即起床活动。

患者如突然大量咯血或咯血突然停止，并伴有胸闷、气急、烦躁、出冷汗，甚至面色发紫等症状，这是窒息的预兆，应立即让患者侧卧，鼓励和帮助患者将血块咯出，并立即将患者送医院抢救。

患者因患传染病可能会影响家庭生活、工作及人际交往，会产生压力和情绪障碍；服药也会有很多副作用，包括消化道作用、药物的肝肾毒性、失眠、兴奋甚或抑郁，因而需加强心理支持和安慰、鼓励。要树立战胜疾病的信心，消除焦虑、抑郁、孤独的心理，进行必要的文娱和消遣活动来分散对疾病的注意力。

第四节　鼠疫与健康

一、概述

鼠疫（plague）是由鼠疫耶尔森菌（*yersinia pestis*）引起的自然疫源性烈性传染病，也叫"黑死病"。其传染性强，病死率高，易引起大流行，属国际检疫传染病，也是我国法定的甲类传染病之一。鼠类及其他啮齿类动物为主要传染源，经带菌的鼠蚤传播，临床表现主要为发热、严重毒血症症状、出血倾向及脏器损害等。

鼠疫在世界上曾发生过三次大流行，死亡人数众多。第一次发生在公元 6 世纪，从地中海地区传入欧洲，死亡近 1 亿人。它使当时整个地中海贸易衰退，更造成许多昔日王国的势力因此消失，并改写了整个欧洲的历史。第二次发生在 14 世纪，波及欧、亚、非三大洲，蔓延到意大利、法国、西班牙、英国、德国、俄罗斯西北部、埃及和我国东北部，共约 5500 万～7500 万人在这场疫病中死亡。由于当时无法找到治疗药物，只能使用隔离的方法阻止疫情蔓延。第三次鼠疫的大流行发生于 19 世纪末 (1894 年)，暴发于中国广州、香港，流行持续到 20 世纪中叶，波及亚洲、欧洲、美洲和非洲的 60 多个国家的沿海城市及其附近的内陆居民区，死亡约 1200 多万人。这次流行虽然传播蔓延快，但控制迅速而彻底。此次大流行期间发现了鼠疫杆菌 (1894 年)，明确了鼠疫的传染源与传播途径，为制订防控措施提供了科学依据。

中国鼠疫流行史上，2200 多年前 (公元前 243 年) 就有关于"疫"的流行的记载。《山西通志》中记载，1644 年山西潞安 (今长治县) 大疫。1772 年，云南《鹤庆县志》记载："乾隆三十七年 (1772) 鼠疫入，继之次年又疫"。此后，鼠疫在广西、广东、福建、内蒙古、河北 (围场)、台湾、辽宁 (营口)、甘肃、宁夏及新疆等 202 个县 (旗) 发生流行。

1900~1949 年，鼠疫共在我国 20 个省、501 个县 (旗) 流行，死亡人数达 102 万多人。1910~1911 年，东北第一次鼠疫大流行起源于满洲里地区，由捕猎旱獭引发并沿铁路传播至黑龙江、吉林、辽宁、河北、山东等地，死亡 6 万多人。1920~1921 年，东北第二次鼠疫大流行起源于海拉尔皮毛厂，沿铁路传播至满洲里、齐齐哈尔、长春等地，死亡约 9300 人。1946~1948 年，内蒙古、吉林鼠疫大流行，死亡 4 万多人，是新中国建立以前流行最猛烈的一次。

新中国成立后，我国政府采取各种措施，控制了鼠疫的大流行，只有散发病例发生。但中国鼠疫的流行从未间断过。我国鼠疫疫源地分布广、面积大，涉及 19 个省 (区)，282 个县 (市、旗)，疫源面积达 115 万平方公里；且目前交通运输日益快捷，人员流动更加活跃，远距离传播构成鼠疫流行的新特点，使鼠疫更具有传播蔓延与输出性危险，因而必须严加警惕与防控。

二、病原学

鼠疫耶尔森菌，又名鼠疫杆菌，是短而粗、两端钝圆、革兰染色阴性的短小杆菌，长约 $1 \sim 1.5 \mu m$，宽约 $0.5 \sim 0.7 \mu m$，两端染色较深。无鞭毛，无芽孢，有荚膜，兼性厌氧。在普通培养基上生长良好。

鼠疫杆菌的多种抗原、酶和毒素与其致病性有关。荚膜 FI 抗原的抗原性较强、特异性较高，具有抗吞噬作用；毒力 V/W 抗原具有促使产生荚膜，抗吞噬，增强细菌在单核-巨噬细胞内繁殖能力等作用。

鼠疫杆菌能产生鼠毒素，它是一种外毒素，毒性强，抗原性强，能够抑制敏感动物心肌线粒体的呼吸作用。同时，鼠疫杆菌能够产生内毒素，它是一种脂多糖，能引起发热、糖代谢紊乱、弥散性血管内凝血 (disseminated intravascular coagulation, DIC)、组织器官内溶血及中毒性休克等。

鼠疫杆菌在低温及有机体内生存时间较长，在脓痰中可存活 10~20 天，在尸体内可活数周至数月，在蚤粪中能存活 1 个月以上。对光、热、干燥及一般消毒剂均很敏感，日光直射 4～5h、加热 55℃ 15min 或 100℃ 1min、5% 石炭酸、2.5%～5% 来苏儿、0.1% 升汞、10% 石灰乳剂均可将病原菌杀死。

三、流行病学

世界各地存在许多自然疫源地，野鼠鼠疫长期持续存在。人鼠疫多发生在 6～9 月，肺鼠疫多发生在 10 月以后。

1. 传染源

多种啮齿类动物（主要是鼠类和旱獭）是鼠疫杆菌的主要传染源及储存宿主。人鼠疫的传染源以家鼠为主。

2. 传播途径

以鼠蚤为媒介传播，构成鼠→蚤→人的传播方式。人鼠疫流行前常有鼠间鼠疫流行，带菌鼠蚤叮咬人吸血时，病原菌随之进入人体造成感染；含菌的蚤粪可随搔抓的皮肤伤口进入皮内。发生肺鼠疫后，肺鼠疫患者咳嗽、咯痰可致大量鼠疫杆菌播散在空气中，经空气、飞沫感染周围人群，引起鼠疫大流行。

3. 人群易感性

人群普遍易感，预防接种可使易感性降低，感染后可获得持久免疫力。

四、发病机制

鼠疫杆菌可经皮肤黏膜和呼吸道两种途径进入人体。鼠疫杆菌侵入皮肤、黏膜后，一般经淋巴管到达局部淋巴结，在淋巴结内大量繁殖，并产生毒素，导致淋巴结充血、肿胀及周围组织水肿、出血，引起原发性淋巴结炎（腺鼠疫）。淋巴结里大量繁殖的病原菌及毒素入血，可引起全身感染、败血症和严重的中毒症状。脾、肝、肺、中枢神经系统等均可受累。鼠疫杆菌的播散可引起致死性、坏死性、出血性的鼠疫肺炎，发生继发性肺鼠疫。发生肺鼠疫后，鼠疫杆菌可通过患者咳嗽、咯痰等方式扩散到空气中，周围人群直接经呼吸道吸入感染。病原菌先在局部淋巴组织繁殖，继而波及肺部，引起原发性肺鼠疫。在此基础上，病原菌可侵入血流，形成败血症，称继发性败血型鼠疫。少数感染者，病原菌迅速直接入血，并在其中繁殖，称原发性败血型鼠疫，病死率极高。

由于鼠疫毒素的作用，引起血管和淋巴管内皮细胞损害及急性出血性、坏死性病变，淋巴结可出现肿胀并与周围组织融合，形成大小不等的肿块、出血、坏死，呈暗红或灰黄色；各器官均可出现充血、出血、坏死；皮肤、黏膜出现瘀点、瘀斑，死亡后皮肤常成黑色。

五、临床表现

潜伏期一般为 1～6 天，多为 2～3 天。腺鼠疫或败血型鼠疫为 2～7 天，原发性肺鼠疫数小时至 3 天，曾经预防接种者可延长至 9～12 天。临床上常见的有腺型、肺型、败血症型、轻型等。

1. 腺鼠疫

腺鼠疫最为常见，主要表现为起病急，寒战、高热、头痛、乏力、全身酸痛、恶心、呕吐、烦躁不安、皮肤瘀斑及出血等。以急性淋巴结炎为特征，出现局部淋巴结肿痛，症状迅速加剧，局部红、肿、热、痛并与周围组织粘连成块，触痛明显，以致强迫体位。部分可发展成败血症、严重毒血症及心力衰竭或肺鼠疫而死亡，病死率可达 50%～90%。

2. 肺鼠疫

肺鼠疫起病急骤，发展迅速，常出现高热和严重全身中毒症状；起病数小时内出现剧烈胸痛、咳嗽、咯大量粉红色泡沫样痰或鲜红色血痰；呼吸急促，并迅速呈现呼吸困难和发绀；肺部可闻及少量散在湿啰音，可出现胸膜摩擦音。如抢救不及时，多于 2～3 天内因心力衰竭或出血而死亡。

3. 败血症型鼠疫

败血症型鼠疫又称为暴发型鼠疫，病死率极高。原发性败血症型鼠疫发展迅速，突然高热、谵妄、昏迷、广泛出血，迅速出现循环和呼吸衰竭；皮肤黏膜出血、鼻衄、呕吐、便血或血尿、心力衰竭，多在发病后 24h 内死亡。因皮肤广泛出血、瘀斑、发绀、坏死，死后尸体呈紫黑色，又称"黑死病"。

4. 其他类型

除以上几种典型的鼠疫外，还有轻型鼠疫、皮肤型鼠疫、脑膜型鼠疫、眼型鼠疫、肠炎型鼠疫、咽喉型鼠疫等。

六、辅助检查

1. 血、尿、粪常规检查

血常规示外周血白细胞总数升高，最初为淋巴细胞增高，以后中性粒细胞显著增高，红细胞、血红蛋白与血小板减少；有蛋白尿及血尿；肠炎型有血性或黏液血便。

2. 细菌学检查

采集血液、痰液、脑脊液或淋巴结穿刺液送检。通过涂片检查、细菌培养、动物接种、噬菌体裂解试验进行检查。

3. 血清学检查

检测血清中 FI 抗体，灵敏性高，适合于大规模流行病学调查。

七、防治

1. 治疗

对确诊或疑似鼠疫患者，均应迅速组织严密的隔离，就地治疗，不宜转送。治疗原则是早期、联合、足量、应用敏感的抗菌药物。

(1) 链霉素　为首选药，是治疗各型鼠疫的特效药。成人首日用量为 2～3g，首次肌注 1g，以后 0.5～0.75g/4～6h 肌注，热退后减量。儿童 20～40mg/(kg·d)，分 2～4 次肌注。

(2) 四环素　对链霉素耐药时可使用。轻症者最初 2 日，每日 2～4g，分次口服，以后每日 2g；严重者宜静脉滴注，第 1 次 0.75～1g，每日 2～3g，病情好转后改为口服。疗程 7～10 天。

(3) 氯霉素　脑膜型鼠疫首选，每日 3～4g，分次静脉滴入或口服，退热后减半，疗程 5～6 天。小儿及孕妇慎用。

庆大霉素对鼠疫也有较好疗效。

2. 预防

(1) 严格管理传染源　发现疑似或确诊患者，应立即按紧急疫情上报，同时将患者严密隔离，禁止探视及病人间互相往来。患者排泄物应彻底消毒，患者死亡后应火葬或深埋。对接触者应进行检疫。对自然疫源地进行疫情监测，控制鼠间鼠疫。在疫源地内或在 10 日内进入或到过疫源地的人员，突然发生高热、明显的淋巴结肿大，或咳嗽，痰中带血，且病程进展迅速者，应考虑感染鼠疫的可能性，及时就诊，立即向防疫机构报告，并采取措施，避免患者与更多的人接触。

(2) 切断传播途径　灭蚤必须彻底，对来自疫源地的外国船只、车辆、飞机等均应进行严格的卫生检疫。

(3) 保护易感者　对疫区及其周围的居民、进入疫区的工作人员，均应进行预防接种。进入疫区的医务人员，必须接种菌苗两周后方能进入疫区。工作时必须着防护服，戴口罩、帽子、手套、眼镜，穿胶鞋及隔离衣。避免在鼠疫疫源地接触鼠及旱獭，特别是病死旱獭，有感染鼠疫的危险。坚持"三不"制度，不接触、不剥皮、不煮食病（死）旱獭及其他病死动物；不在旱獭洞周围坐卧休息，以防跳蚤叮咬；不到鼠疫患者或疑似鼠疫患者家中探视、护理或吊丧。坚持"三报"制度，发现病（死）旱獭和其他病（死）动物要报告；发现鼠疫患者或疑似鼠疫患者应立即报告；发现原因不明的急病死病人应立即报告。

八、饮食与护理

1. 饮食

增强患者的营养，提高抗病能力。急性期应给患者流质饮食，对患者进行补液，如 5%～10% 的葡萄糖溶液、0.9% 生理盐水等，每日用量 1000～1500ml，以调节机体电解质平衡，有效稀释和排除鼠疫杆菌毒素，防止肾功能受损。

2. 疾病护理

按要求及时、准确地测量和记录患者的体温、血压、呼吸及脉搏变化情况，掌握患者体液出入量情况。做好个人防护及消毒工作。

第五节 疯牛病与健康

疯牛病的正式名称为牛海绵状脑病（bovine spongiform encephalopathy，BSE），是传染性海绵状脑病（transmissible spongiform encephalopathy，TSE），即朊毒体病（prion disease）的一种类型。传染性海绵状脑病包括人类克雅病、库鲁病、疯牛病及羊瘙痒症等，都是由传染性蛋白粒子（proteinaceous infection particle，朊毒体，朊蛋白）引起的慢性中枢神经系统退行性疾病。疾病潜伏期长，病死率为100%。

200多年前人们已注意到在绵羊和山羊身上患的羊瘙痒症，其症状表现为丧失协调性、站立不稳、烦躁不安、奇痒难熬，直至瘫痪死亡。1920年，人类克雅病（CJD）首次被记载，患者出现失去记忆、智力逐渐衰退等症状。1947年发现水貂脑软化病，其症状与羊瘙痒症相似，此后又陆续发现了马和鹿的慢性消瘦病（萎缩病）、猫的海绵状脑病。1985年，英国医学家在英国牛身上首次发现疯牛病，1986年11月正式命名并报道。英国在1987~1999年间发生疯牛病的病牛数达到19万头，迄今为止，在日本等24个国家已经发现了疯牛病病例。1994~1995年，英国先后发现23例42岁以下的人因吃了感染了疯牛病的牛肉，出现焦躁不安、精神错乱而死亡的新变异型克雅病。截至2006年，累计已有154人死于新变异型克雅病，其中多数在英国。英国政府海绵状脑病顾问委员会的一位科学家预测，因疯牛病死亡的人数将以每年30%左右的速度逐年上升，最终每年可造成成千上万人丧生。

引起传染性海绵状脑病的病原体是朊毒体，它是一种相对分子量很小的、有传染性的蛋白质颗粒。1966年英国生物学家阿尔卑斯用放射线处理患羊瘙痒症病变的组织，破坏其DNA、RNA后，发现其仍具有感染性，认为羊瘙痒症的致病因子并非核酸，可能是蛋白质。1982年，美国科学家斯坦利·普鲁辛纳（S. B. Prusiner）发现了朊毒体（piron），并因此获得诺贝尔生理学或医学奖。朊毒体是一组分子质量为27~30kDa的蛋白质颗粒，与人体正常朊蛋白（分子质量为33~35kDa）的氨基酸序列和一级结构完全相同，但二级结构差异较大。这决定了朊毒体的特殊性质，表现为朊毒体对紫外线、离子辐射、超声波和热具有极强的抗性，90℃ 30min不丧失其感染性；高压蒸汽灭菌135~138℃ 18min，感染性严重降低，但没有完全失活。朊毒体对化学试剂、生化试剂，如甲醛、核酸酶等具有较强的抗性。对胰蛋白酶、尿素、苯酚、氯仿等敏感。朊毒体不具有免疫特异性，不能引起机体的任何形式的免疫反应和炎症反应，对干扰素不敏感。

朊毒体在人类的传播方式主要包括以下3种：①手术时使用受朊毒体污染的器械；②食用患病的牛肉、牛脑、脊髓及血等产品；③母婴传播。此外，人类新变异型克雅病与遗传、环境因素有关。

朊毒体侵入人体后，主要在中枢神经细胞内聚集、复制，引起神经细胞变性、减少或消失，细胞发生进行性空泡化，灰质出现海绵状病变。

疯牛病的病程一般为 14～90 天，潜伏期长达 4～6 年。这种病多发生在 4 岁左右的成年牛身上。其症状不尽相同，多数病牛的中枢神经系统出现变化，表现为行为反常，烦躁不安，对声音和触摸，尤其是对头部的触摸过分敏感，步态不稳，经常摔倒，抽搐，甚至死亡。解剖可见病牛中枢神经系统的脑灰质部分形成海绵状空泡，脑干灰质两侧呈对称性病变，神经纤维网有中等数量的不连续的卵形和球形空洞，神经细胞肿胀成气球状，细胞质变窄。

人类新变异型克雅病是一种罕见的致命性海绵状脑病，典型的临床症状是出现痴呆或神经错乱，视觉模糊，平衡障碍及肌肉收缩等，最终因精神错乱而死亡。目前还没有有效的治疗方法。

在预防方面，严格把握药品、医疗器械、化妆品的进口检验，限制或禁止疯牛病疫区的各种人类血制品、牛羊及牛羊相关制品进入我国，禁止在牛羊的饲料中使用其他动物的蛋白；疯牛病一旦发现，必须宰杀并焚烧。加强宣传，尤其在高校中进行普及教育，提高对疯牛病的认识和预防，做到有备无患。接触患者前要做到严格防护，必须戴口罩、帽子、手套、护目镜；对患者的血液、体液进行严格消毒。推荐手术器械的消毒方法是先用 1mol/L NaOH 溶液浸泡 1h，再 121.3℃高压灭菌 30min，然后再清洗后常规消毒灭菌。

（劳凤学　邱丽）

第四章
免疫性疾病与健康

第一节 | 过敏与健康

一、概述

过敏反应（anaphylaxis）也叫变态反应（allergy），是指机体与抗原物质接触后发生的一种以机体生理功能紊乱或组织细胞损伤为主的异常免疫反应。过敏性疾病是人类常见的疾病类型之一。由于工业经济的快速发展以及生态环境的不利变化，过敏性疾病在全世界范围内呈逐年增高的趋势，甚至已达到某种流行病的水平，已成为各国政府高度关注的全球健康问题。

1902 年，法国生理学家 Charles Richet 和医生 Jones Portier 在旅行时接触到一种水母后，全身发生了荨麻疹。他们提取其中的水母毒素注入狗体内，未出现任何不良反应；但间隔 22 天后再次注射水母毒素时，这只狗出现喘息、烦躁不安、不能站立行走、腹泻、呕吐等症状，25min 后该狗死亡。Richet 认为这种现象是一种"失保护"状态，并把这一现象命名为 anaphylaxis（过敏性反应）。Richet 因这项发现获得了 1913 年的诺贝尔生理学或医学奖。

1906 年，奥地利儿科医生克莱门斯·冯·皮尔凯（Clemens von Pirquet）首次提出 allergy（变态反应）一词。他观察到少数接受过含血清抗毒素注射治疗的患者，再次注射这种抗毒素血清时会出现严重反应，甚至引起死亡，皮尔凯将这种反应称作 allergy（变态反应）。allergy 这一词来源于希腊语"allos"（改变）和"ergon"（反应）。这种现象表明，变态反应是机体对外源性蛋白质产生"改变了反应性"的状态，这种状态可以对机体提供保护作用，也可以对机体造成危害，这是变态反应学发展的第一个里程碑，皮尔凯也因此被视作变态反应学之鼻祖。

1907 年，Victor C. Vaughan 指出，变态反应与免疫反应可能是人体以相似的途径产生的不同形式的反应。

1909 年，William Schultz 发现了用体外分离平滑肌收缩检查过敏；1911 年，

Henry Dale 首次在动物小肠内发现组胺，并发现其具有收缩平滑肌和扩张血管的作用，这一现象被称为 Schultz-Dale 反应，该方法后来成为检测组织致敏状态的经典方法。

1911 年，Noon 首次用小剂量花粉浸液皮下注射，治疗花粉过敏症患者获得成功，开创了免疫治疗的先河。

1937 年，Daniel Bovet 首次用化学方法合成了抗组胺药，但具有毒性；经过反复尝试，于 1942 年合成了可用于人体的抗组胺药苯海拉明等。应用该药物可以防止豚鼠出现过敏反应，明确了组胺与过敏反应的关系，他也因此获得了 1957 年的诺贝尔生理学或医学奖。

1963 年，Gell 和 Coombs 从免疫学角度，根据变态反应的发生机制及临床特点，提出四型分型法，即将变态反应分为 I、II、III 和 IV 四型。

1967 年，Kimishige Ishzaka 和 Terudo Ishzaka 发现过敏性疾病患者血清中的反应素是免疫球蛋白 E（IgE），这对揭示变态反应的发生机制有重大意义。

为了有效地防治过敏性疾病，2005 年 6 月 28 日，世界变态反应组织（WAO）将每年的 7 月 8 日定为世界过敏性疾病日。在首个世界过敏性疾病日，WAO 公布了对 30 个国家的 12 亿人口进行的过敏性疾病流行病学调查结果，有 2.5 亿人（22%）患 IgE 介导的过敏性疾病，包括过敏性鼻炎、哮喘、结膜炎、湿疹、食物过敏、药物过敏和严重过敏反应等。

过敏性疾病的发病率与疾病的种类、年龄以及遗传和环境因素均有关系。随着环境的变化，过敏性鼻炎和哮喘的患病率近 40 年内迅速增加。欧洲普通人群过敏性疾病的流行病学调查显示，其患病率在 20 年代时低于 1%，工业革命后开始逐渐上升，80 年代以后急剧上升。瑞士过敏性鼻炎的发病率 1926 年为 0.82%，1958 年为 4.8%，1985 年为 9.6%，1995 年跃升为 14.2%。特应性皮炎在西方国家和亚太发达地区的婴幼儿和儿童中很常见，其发病率已从 60 年代的 3% 上升到 90 年代的 10%。美国一项依据皮肤试验的调查显示，大约 4000 万至 5000 万人有过敏问题，其中 3950 万人患有季节性过敏性鼻炎。

过敏性疾病可见于任何不同年龄阶段的人群，不同年龄因不同过敏性疾病而发病率不同。总体来说，儿童和青少年是过敏性疾病的高发期。据世界卫生组织估计，全球约有 1.5 亿人患有哮喘，其中 50% 以上的成人及至少 80% 的儿童患者均由过敏因素诱发。美国有 300 万人对花生和坚果过敏，6 岁以下儿童食物过敏的患病率为 4%，成人为 1%～2%。

过敏性疾病常有特应性家族史倾向，遗传素质起到重要因素。但总体来说，在过敏性疾病的发病率方面，环境因素比遗传因素起到更重要的作用。

我国的变态反应学只有 50 多年的历史，人们在医疗实践中逐步认识到，中国人所患过敏性疾病有自己的特色，因此要用产自本土的过敏原来诊断并治疗疾病。

二、免疫学基础及发病机制

1. 免疫学基础

变态反应与免疫反应是人体以相似的途径产生的不同形式的反应。免疫（immunity）是机体的基本生理功能之一，是指机体识别"自己"，排除"异己"，以维持内环境稳定的功能。正常情况下，对自身成分的耐受和对病原体等异物的排斥对机体是有利的，但某些条件下也可产生以免疫损伤为主的不利结果，如出现过敏反应等。

免疫功能包括以下三个方面：①免疫防御（immunologic defence），是指机体防止和清除外来病原体及抗原分子的功能；②免疫稳定（immunologic homeostasis），是指机体对自身成分的耐受、对自身衰老损伤细胞的清除、阻止外来异物入侵，并通过调节达到维持机体内环境稳定的功能；③免疫监视（immunologic surveillance），是指免疫系统可识别、杀伤并清除体内突变的细胞，防止肿瘤发生的功能。免疫功能通常对机体是有利的，但免疫反应过强，可引起超敏反应；免疫功能过低或缺失，则易受感染或患免疫缺陷病；自身成分耐受受到破坏，可发生自身免疫性疾病；免疫监视功能失调，可导致肿瘤发生或持续感染。

机体通过固有免疫（innate immunity）及适应性免疫（adaptive immunity）两种方式发挥免疫作用。

（1）固有免疫又称非特异性免疫，包括以下三个方面：①屏障系统，由皮肤、黏膜，血脑屏障、胎盘屏障、气血屏障以及皮肤黏膜分泌的杀菌、抑菌等物质构成，具有阻止、干扰或限制致病微生物的侵袭、定居和繁殖等功能。②非特异性免疫细胞，包括吞噬细胞、NK 细胞、DC 细胞和 NKT 细胞等，这些细胞可直接接受抗原刺激发挥吞噬、细胞毒、抗原提呈等多种生物效应。③补体系统和组织液中的杀菌物质，是指机体中天然存在的补体、溶菌酶、干扰素等抑菌、杀菌物质。固有免疫具有反应迅速、无特异性等特点。

（2）适应性免疫又称特异性免疫，是机体与抗原接触后诱发特异性免疫应答（immune response）而获得的，包括体液免疫（humoral immunity）和细胞免疫（celluar immunity）。免疫应答是在一定条件下，机体 T 淋巴细胞和 B 淋巴细胞在接受抗原刺激后，发生活化、增殖分化，产生抗体、致敏淋巴细胞及其他效应分子的过程，可分为三个阶段。第一阶段，抗原识别阶段，是 T 淋巴细胞和 B 淋巴细胞通过各自表面抗原受体（TCR 和 BCR）识别、摄取、处理抗原信息；第二阶段，是 T 淋巴细胞和 B 淋巴细胞活化、增殖和分化阶段；第三阶段，是 T 淋巴细胞分化为致敏 T 细胞，发挥特异性细胞免疫效应，B 淋巴细胞分化为浆细胞，产生抗体，发挥体液免疫效应。T 细胞和 B 细胞在分化过程中，有部分细胞分化为记忆细胞。若再次接触相同抗原，记忆细胞能迅速活化，产生免疫效应。

2. 过敏原

如果机体已被某种抗原致敏，当再次接触相同抗原时则再次免疫应答增强，在发挥免疫作用的同时，可引起组织损伤，发生过敏反应。诱发过敏反应的抗原称为过敏原，过敏原是过敏反应发生的必要条件，常见的有 2000～3000 种，医学文献记载接近 2 万种。它们通过吸入、食入、注射或接触等方式使机体产生过敏现象。常见的过敏原如下所述。

(1) 通过吸入诱发过敏的过敏原有花粉、柳絮、粉尘、螨虫、动物脱落皮屑及毛、动物唾液及尿液、油烟、油漆、汽车尾气、煤气、香烟、羽毛等。

(2) 通过食入诱发过敏的过敏原有牛奶、鸡蛋、鱼虾、牛羊肉、海鲜、动物脂肪、异体蛋白、酒精、毒品、抗生素、解热镇痛药、香油、香精、葱、姜、大蒜、水果、食品添加剂、防腐剂、保鲜剂、调味剂等。

(3) 通过接触诱发过敏的过敏原有冷空气、热空气、紫外线、辐射、化妆品、洗发水、洗洁精、染发剂、肥皂、化纤用品、塑料、金属饰品（手表、项链、戒指、耳环）、细菌、霉菌、病毒、寄生虫等。

(4) 通过注射诱发过敏的过敏原有青霉素、链霉素、异种动物血清等。

(5) 自身组织抗原，是由于精神紧张、工作压力、微生物感染、电离辐射、烧伤等生物、理化因素作用而使结构或组成发生改变的自身组织抗原，以及由于外伤或感染而释放的自身隐蔽抗原，也可成为过敏原。

过敏反应的发生需要具备两个主要条件，一是容易发生过敏反应的特应性体质，具有遗传性；二是与抗原接触，有特应性体质的人与抗原首次接触时即可被致敏，被致敏的机体再次接触同一抗原时，可发生过敏反应，其时间不定，快者可在再次接触后数秒内发生，慢者需数天甚至数月的时间。

3. 变态反应的分类及发生机制

1963 年，Gell 与 Coombs 对变态反应提出四型分型法，即 Ⅰ 型——速发型 (immediate type)、Ⅱ 型——细胞毒型 (cytotoxic type)/细胞溶解型、Ⅲ 型——免疫复合物型 (immune complex type) 及 Ⅳ 型——迟发型 (delayed type) 或细胞介导型 (cell-mediated type)。理论上，变态反应分为 Ⅰ、Ⅱ、Ⅲ、Ⅳ 型，但临床上对于某种变态反应性疾病，各型之间很难绝对划分。

(1) Ⅰ 型变态反应 即速发型变态反应，是临床最常见的一种。可将 Ⅰ 型变态反应划分为三个阶段：①致敏阶段，机体首次接触过敏原，如花粉、尘螨、真菌、青霉素、食品等外源性的过敏原，可经呼吸道、消化道或皮肤等途径进入机体，诱导 B 细胞产生 IgE 抗体。IgE Fc 段与肥大细胞、嗜碱性粒细胞表面的高亲和性 IgE Fc 受体结合，使机体处于对该过敏原的致敏状态。通常这种致敏状态可维持数月或更长时间，这时如果不再接触相应的过敏原则不会出现任何症状。②激发阶段，当相同的过敏原再次进入机体后，过敏原则与致敏的肥大细胞、嗜碱性粒细胞膜表面上的 IgE 抗体结合，使膜上两个相邻的 IgE Fc 受体发生相互连接（桥联），触发一系列生物化学反应。一方面，启动肥大细胞与嗜碱性粒细胞产生脱颗粒变化，从颗粒中释放出许多活性介质，如组胺、蛋白水解酶、肝素、趋化因子等；另一方面，细胞膜的磷脂酰胆碱（PC）分解，产生花生四烯酸，合成前列腺素 D2 和白三烯（LT）；羟基化磷脂分解，产生 Lyso-PAF，生成血小板活化因子（PAF）。各种介质随血流散布至全身，作用于皮肤、黏膜、呼吸道等效应器官，引起小血管及毛细血管扩张，毛细血管通透性增加，平滑肌收缩，腺体分泌增加，嗜酸性粒细胞增多、浸润。③效应阶段，多种活性介质可引起皮肤黏膜过敏反应（荨麻疹、湿疹、血管神经源性水肿），呼吸道过敏反应（过敏性鼻炎、支气管哮喘、喉头水肿），消化道过敏反应（食物过敏性胃肠炎）以及全身过敏反应（严重过敏反应）。Ⅰ型变态反应的特点体现在过敏原是可溶性抗原；发生快，消退亦快；常表现为生理功能紊乱，而无严重的组织损伤；有明显的个体差异和遗传倾向。

（2）Ⅱ型变态反应　即细胞毒型变态反应，一般由药物、病毒或自身抗原作为变应原，刺激机体产生抗体 IgG、IgM。抗体首先同细胞本身的抗原成分或吸附于细胞膜表面的成分相结合，通过经典途径激活补体系统，形成膜攻击单位，造成细胞膜损伤，导致靶细胞溶解死亡。补体激活产生的过敏毒素 C3a、C5a 对中性粒细胞和单核细胞具有趋化作用，活化的中性粒细胞和单核细胞产生的水解酶和细胞因子等可引起细胞或组织损伤。与靶细胞表面抗原结合的 IgG 抗体 Fc 段同巨噬细胞表面的 Fc 受体结合，促进巨噬细胞对靶细胞的吞噬作用。靶细胞表面所结合的抗体的 Fc 段与 NK 细胞、中性粒细胞、单核-巨噬细胞上的 Fc 受体结合，使它们活化，发挥细胞外非吞噬杀伤作用，使靶细胞破坏。Ⅱ型变态反应的特点是特异性抗体与靶细胞表面抗原结合，最终导致靶细胞的损伤、溶解；引起的疾病主要有新生儿溶血症、自身免疫性溶血性贫血、药物过敏等。

（3）Ⅲ型变态反应　即免疫复合物型变态反应。其抗原是可溶性抗原，可刺激机体产生大量 IgG 和 IgM 类抗体。抗原与抗体特异性结合形成的免疫复合物（immune complex，IC）在一定条件下沉积在肾小球基底膜、血管壁、皮肤或滑膜等组织中，通过激活补体，并在血小板、中性粒细胞及其他细胞参与下，引发一系列连锁反应，导致以充血、水肿、局部坏死和中性粒细胞浸润为特征的炎症反应和组织损伤。Ⅲ型变态反应疾病主要有 Arthus 反应、血清病、系统性红斑狼疮、免疫复合物型肾小球肾炎、类风湿关节炎等。

（4）Ⅳ型变态反应　即迟发型变态反应，与上述由特异性抗体介导的三种类型的变态反应均不同，Ⅳ型变态反应是由特异性致敏效应 T 细胞介导的。此型反应出现缓慢，接触抗原 24～48h 后才达到反应高峰，故称迟发型变态反应。机体初次接触抗原后，T 细胞转化为致敏 T 细胞，使机体处于过敏状态。当相同抗原再次进入机体时，致敏 T 细胞识别抗原，出现分化、增殖，并释放出许多淋巴因子，吸引、聚集其他炎性细胞，并形成以单核细胞浸润为主的炎症反应，甚至引起组织坏死。常见的Ⅳ型变态反应有接触性皮炎，移植排斥反应，多种细菌、病毒（如结核杆菌、麻疹病毒）感染过程中引起的Ⅳ型变态反应，甲状腺炎等。

4. 过敏体质

过敏体质（irritable the physique）是指容易发生过敏反应和过敏性疾病而又找不到发病原因的人。有过敏体质的人可发生多种不同的过敏反应及过敏性疾病，如有的患湿疹、荨麻疹，有的患过敏性哮喘，有的则对某些药物特别敏感，可发生药物性皮炎，甚至剥脱性皮炎。

过敏体质发生的原因很复杂，但其根本原因与遗传有密切关系，是过敏体质的内部因素。过敏体质的免疫学特征包括以下几点：①某些过敏体质者血清中IgE浓度比正常人高1000倍至10000倍。②某些过敏体质者的辅助性T细胞1（Th1）和辅助性T细胞2（Th2）比例失去平衡，Th2细胞占优势。Th2细胞能分泌白细胞介素-4（IL-4），诱导IgE的合成，使血清IgE水平升高。③某些过敏体质者缺乏消化酶，使蛋白质未充分分解即被吸收入血，因异种蛋白进入体内而引起胃肠道过敏反应。④某些过敏体质者缺乏组胺酶，对引发过敏反应的组胺不能降解破坏，而表现为明显的过敏症状。

过敏体质的外部因素是指某些饮食、吸入物、气候等外界过敏因素。其中海鲜、蛋白质、辛辣食品、酒、花粉、尘螨、寒冷天气、化学物品、肥皂、洗涤剂等是皮肤过敏最常见的诱因。由于儿童皮肤比较娇嫩，风吹或被日光暴晒，或母亲饮食不注意，吃了鱼虾等均可引起小儿过敏。

过敏体质可结合以下特征进行自我检测：①医生诊断的敏感体质，或有家族性的过敏病史；②使用酸性保养品，如果酸，会有刺痛感；③喝酒或长时间处在不通风的室内，皮肤就会发红、发热；④有冬季瘙痒症，肤质呈外油内干，出油量大而皮肤却看起来没有光泽；⑤皮肤很薄，一晒就发红，没泛红时隐约透出青色血管。

过敏体质要尽量避免与引起过敏的物质接触，因为多接触一次，体内针对过敏原的抗体就会增加，引起的反应会更严重；相反如果长期不与过敏物质接触，那么相应的抗体或致敏淋巴细胞就会逐渐减少，过敏反应也就会逐渐减轻。

三、常见过敏的种类及临床表现

1. 皮肤过敏反应

（1）特应性皮炎（atopic dermatitis）　是一种具有遗传倾向，以慢性、复发性、瘙痒为特点的皮肤炎症性疾病。据调查显示，全世界约5%～20%的儿童患有特应性皮炎，且有逐年增加的趋势，其中约60%的患者进入青春期后仍有特应性皮炎的临床表现，接近80%的患者合并哮喘或过敏性鼻炎。该病与过敏反应密切相关，多数患者血清IgE水平升高。从病因上看，特应性皮炎与遗传因素有关，70%的患者有过敏、哮喘或过敏性鼻炎等家族过敏史；其与环境因素也有关，食物是婴幼儿特应性皮炎的重要诱因。鸡蛋、牛奶、花生、黄豆、小麦、鱼、核桃等几种食物与特应性皮炎关系密切；灰尘、尘螨、动物皮毛也是特应性皮炎的潜在诱因。此外，特应性皮炎还与微生物（如金黄色葡萄球菌）、环境污染物、气候及精神压力因素有关，但具体发病机制尚未完全清楚。

特应性皮炎的临床表现多种多样，主要表现为慢性反复性瘙痒，可见典型的皮损形态和分布特点以及有特应性病史。急性期特应性皮炎的特点是剧烈瘙痒、红斑性丘疹、水疱和表皮脱落伴浆液渗出，并经常伴有广泛抓痕和严重的渗出及糜烂；亚急性期特应性皮炎的特点是红斑、表皮脱落、抓痕和鳞屑；慢性期特应性皮炎的特点是皮肤斑纹增厚、苔藓样变和纤维化丘疹、皮肤干燥，在慢性期患者中这三种皮肤反应形式可同时并存。

特应性皮炎可在任何年龄发病。婴儿期特应性皮炎可见于 0～2 岁的婴儿，初发皮损为面颊部的瘙痒性红斑，继而出现丘疹、丘疱疹，密集成片，搔抓、摩擦后很快形成糜烂、渗出、结痂。皮损可迅速扩展到其他部位。一般 2 岁内可逐渐好转、痊愈，部分患儿病情可迁延至儿童期甚至成人期。儿童期特应性皮炎多见于 2～12 岁儿童，皮损好发于肘窝和腘窝，并常累及四肢伸侧或屈侧。皮损呈暗红色，瘙痒剧烈，常伴抓痕等继发皮损，形成苔藓样病变。青年期特应性皮炎常见于 12 岁以上人群，皮损好发于肘窝、腘窝、四肢和躯干。瘙痒剧烈，常伴抓痕，可出现血痂、鳞屑，形成苔藓样病变。

婴儿期和儿童期特应性皮炎的护理工作要考虑以下几个方面：①母乳喂养，母乳是新生儿较好的食物，有家族过敏史的婴儿，若完全以母乳哺育，则其发生婴儿期特应性皮炎及食物过敏的概率会大为降低。②减少环境过敏原，灰尘和尘螨是常见的过敏原，家中最好不用地毯，使用皮质或木质家具，保持环境清洁。③微温水洗澡，越快洗完越好，避免使用刺激性的化学药剂和消毒性产品，尽可能减少肥皂的使用，不可用毛巾、刷子或海绵搓洗皮肤。

（2）接触性皮炎（contact dermatitis，CD）　是由于皮肤黏膜接触外界物质而引发的皮肤炎症性疾病，或者由于机体受外界物质刺激而引发的全身性反应。其病因复杂，临床表现也多种多样，包括刺激性接触性皮炎、过敏性接触性皮炎等多种类型。据估计，人们日常生活中可接触到大约 85000 种化合物，其中 2800 种可作为接触性皮炎的过敏原，国内每年约 800 万患者因此就诊。随着经济的发展、职业及环境的改变，新的接触性皮炎类型呈上升趋势，防治工作复杂而艰巨。

接触性皮炎可分为刺激性接触性皮炎和过敏性接触性皮炎。前者一般因接触化学腐蚀性物质、物理刺激性物质或损伤皮肤的物质所引发，如接触化学清洁剂、溶剂等细胞毒性物质，或受过冷过热、压迫摩擦等物理因素刺激等。而后者是一种典型的Ⅳ型变态反应，其过敏原包括蚊、蜂、螨等动物的毒素；植物的茎、叶、花、果；镍、铬等金属；染发剂、汞剂、燃料、油漆、洗涤剂等化学物质。过敏原进入机体，被抗原呈递细胞呈递，产生特异性致敏 Th1 淋巴细胞。当过敏原再次接触皮肤，可引发Ⅳ型变态反应，导致迟发型皮肤炎症反应的发生。

根据接触物质的性质、浓度、接触方式及个体反应性不同，接触性皮炎的形态、范围及严重程度也不同。轻者为水肿性红斑；较重者为丘疹、水疱、大疱，水疱破裂则形成糜烂、渗出、结痂；更严重者则可有表皮脱落，甚至坏死。自觉症状大多有瘙痒和烧灼感或胀痛感，少数严重者可出现全身反应，如发热、畏寒、头痛等。如能及早去除病因和做适当处理，可以痊愈；如果反复接触或处理不当，可转化为亚急性或慢性皮炎。容易发生接触性皮炎的人多属于过敏人群，一旦发现有上述症状，应立即寻找导致过敏的物品，并停止接触；若已发病应立即进行恰当处理，避免搔抓、洗涤或乱用药物；穿着隔离衣也可避免接触过敏原。

（3）荨麻疹（urticaria） 是指由各种因素导致的皮肤黏膜血管发生暂时性炎性充血及大量液体渗出而引起的以局部水肿为特征的皮肤病。该病可反复发作，来去迅速，消退后没有器质性损伤，自觉症状瘙痒。据统计，全球 15％～20％ 的人群一生中曾患过此病，其病程长短不一。急性荨麻疹持续时间不足 6 周，而慢性荨麻疹患者病损可持续多年。

荨麻疹的发病机制比较复杂，但多数属于 I 型变态反应。常见的过敏原有：①食物，如海鲜、河鱼、蛋类、牛奶、核桃及其他食品或食品添加剂；②药物，包括青霉素、磺胺、血清、疫苗、阿司匹林、B 族维生素等；③感染，各种病毒、细菌、寄生虫等引起的感染；④吸入物，如花粉、灰尘、动物皮屑、羽毛、烟雾和真菌孢子等。过敏原进入机体诱导机体产生特异性 IgE 抗体，IgE 与肥大细胞和嗜碱性粒细胞表面的受体结合，使得机体致敏。若过敏原再次进入机体，则可与细胞表面的 IgE 结合，引起细胞脱颗粒，造成组胺等介质释放，导致局部水肿。

荨麻疹还可由其他因素诱发，如冷、热、日光、摩擦及压力等物理和机械性刺激；精神紧张或兴奋、运动后引起的乙酰胆碱释放；遗传因素；类风湿关节炎等内脏或全身性疾病等。

荨麻疹可发生在身体的任何部位，在皮疹出现前局部先有剧痒，随后发生风团。主要表现为皮疹大小、形状、数目各异；皮疹块略高于周围皮肤，扁平，发红或淡黄或苍白；有时皮疹块可相接或融合成血管源性水肿；偶见水疱等损害。皮疹往往很快自然消失，但别处常有新的损害陆续出现。皮疹块消失后，皮肤恢复正常。部分患者可伴有头痛、发热、食欲不振、疲乏等全身症状。

预防方面，尽可能地找出发病诱因并将之去除，避免接触过敏原，积极治疗原发病，如病毒性肝炎等，以杜绝病源。

2. 过敏性紫癜

过敏性紫癜（allergic purpura）是由于病原体感染、某些药物作用或因食物过敏等原因，引起的毛细血管和细小血管炎，是一种血管变态反应性出血性疾病，可伴有关节痛、腹痛和血尿等。各年龄组均可发病，儿童及青少年较多见，约占70％～80％，男性稍多于女性。世界上 22％ 的人群受到该病的影响，且患病率有增加的趋势。

过敏性紫癜的病因尚未完全清楚，其发病与 I 型变态反应和 III 型变态反应有关。由于感染、食物过敏、药物过敏、花粉过敏及昆虫咬伤等原因，过敏原进入机体并刺激机体产生 IgE 抗体，IgE 与肥大细胞和嗜碱性粒细胞表面的受体相结合，使得机体致敏。当过敏原再次进入机体时，则可与细胞表面的 IgE 结合，引起细胞脱颗粒，释放组胺等介质，引起小动脉及毛细血管扩张，血管通透性增加，导致出血，引起 I 型变态反应。过敏原进入机体，也可刺激机体产生 IgG 和 IgM 抗体。过敏原与抗体（IgG、IgM）结合，形成可溶性抗原抗体复合物（IC），其在一定条件下可局部沉积在肾小球基底膜、血管壁等组织中，激活补体，并在血小板、中性粒细胞及其他细胞的参与下，引起血管炎症、组织损伤及局部水肿、出血，发生Ⅲ型变态反应。

常以皮肤紫癜为首发症状。紫癜多为大小不等的出血性斑丘疹，高出皮肤，有时融合成片状瘀斑，常出现在下肢大关节附近及臀部，以双下肢侧面多见，对称分布，反复发作，可伴有皮肤瘙痒、荨麻疹及血管神经源性水肿。发病前 1～3 周往往有上呼吸道感染、疲倦乏力、发热、食欲不振等前驱症状。

皮肤型紫癜最常见，往往症状较轻。如并发腹部症状，如腹痛，包括阵发性绞痛或持续性钝痛，伴呕吐、腹泻、便血时称为腹型紫癜。如果并发膝、踝、肘、腕等关节肿胀、酸痛则称为关节型紫癜。肾型紫癜可出现蛋白尿、血尿，甚至发展为慢性肾炎。有时还可出现混合型。

预防方面，要及时发现并清除过敏原，并避免再次接触相同的过敏原。

3. 过敏性鼻炎

过敏性鼻炎（allergic rhinitis）又称变应性鼻炎，是鼻黏膜组织的变应性疾病，可引起多种并发症。该病以鼻痒、喷嚏、鼻分泌亢进及鼻黏膜肿胀为主要特点，是常见的过敏性疾病之一。全球过敏性鼻炎的发病率为 10%～20%。由于空气污染等原因，近些年过敏性鼻炎的发病率逐年上升。该病没有种族及性别的差异，可发于任何年龄。

过敏性鼻炎的发病与遗传及环境因素密切相关。有家族过敏史者易患此病，患者家族中多有哮喘、荨麻疹或药物过敏史。发病机制属于 I 型变态反应。过敏原包括花粉、尘螨及其排泄物、霉菌、动物皮屑、羽毛、室内尘土等吸入性过敏原；或牛奶、蛋类、鱼虾、肉类、水果、西红柿等食物性过敏原；或化妆品、汽油、油漆、酒精等接触性过敏原。过敏原刺激机体产生 IgE 抗体，IgE 与肥大细胞和嗜碱性粒细胞表面的变体结合，使得机体致敏。当过敏原再次进入机体时，则与细胞表面的 IgE 结合，引起细胞脱颗粒，产生并释放组胺、前列腺素 D2、白三烯（LT）及趋化因子等多种活性介质，引起鼻黏膜毛细血管扩张、通透性增加、黏液分泌增加、鼻腔黏膜水肿、炎症细胞在鼻黏膜内聚集增多，导致鼻黏膜肿胀、鼻堵塞。

临床症状可因刺激因素接触的时间、数量及患者机体反应状况的不同而异。根据病程长短可将过敏性鼻炎分为间歇性和持续性两类。间歇性症状发生天数每周小于等于 4 天，或病程小于等于 4 周。持续性症状发生天数每周大于 4 天，或病程大于 4 周。根据病情程度可将过敏性鼻炎分为轻度和中重度。轻度表现为睡眠正常，日常活动、体育锻炼、娱乐活动正常，工作、学习正常；中重度表现为不能正常睡眠，日常活动、体育锻炼、娱乐受到影响，不能正常工作、学习。最常见的症状是喷嚏、流涕、鼻塞和鼻痒。

（1）喷嚏　以晨起最为严重，呈阵发性发作。首先鼻痒，随后是打喷嚏，从几个到几十个不等。

（2）流涕　大量、清水样鼻涕，可因鼻堵塞或继发感染而变稠。

（3）鼻塞　程度轻重不一，严重时须张口呼吸，可为单侧或双侧；患者听力下降，伴有暂时性嗅觉障碍。

（4）鼻痒　鼻痒是鼻炎的特征，表现为瘙痒、红斑、流泪，婴幼儿可见不断用手指或手掌擦鼻前部。

过敏性鼻炎还可以合并过敏性眼病、过敏性哮喘等疾病。治疗方面应尽可能避免诱因和消除过敏因素，达到脱敏、消肿和通气的目的。

预防过敏性鼻炎的最根本措施是了解引起自己过敏的物质，即过敏原，并尽量避免接触它。对花粉、灰尘过敏者，在花粉或者灰尘较多的季节，关闭汽车或者房间的窗户；使用有空气清洁过滤功能的空调，以去除花粉；保持室内清洁、收拾好自己的小物件做到无尘。使用无致敏作用的床单、被褥、衣物及鞋袜；彻底杀灭蟑螂等害虫，远离宠物、动物的皮屑、烟、可疑的花草或者家具等。控制室内霉菌和霉变的发生，用漂白粉或者其他清洁剂清洗浴缸、淋浴房、垃圾箱；地毯保持干燥、防止潮湿，书籍、报纸、衣物保持干燥通风，防止霉变。

4. 严重过敏反应

严重过敏反应（anaphylaxis）是一种多因素诱发、可在短时间内发生、累及多个靶器官的速发型全身过敏反应。该病是临床工作中最紧急的疾病之一，具有突发性、剧烈的血管源性水肿、支气管痉挛及血压下降等特点，若不及时处理，常可危及生命。

严重过敏反应的发生率无种族、性别、年龄、职业、季节及地域的差异。据统计，美国每年大约有 1500 例患者死于严重过敏反应，主要致病原因是青霉素、膜翅目类昆虫叮咬、食物过敏等。

引起本病的过敏原包括以下几种：①药物，例如青霉素、头孢霉素、两性霉素B、硝基呋喃妥因等抗生素，最常见的是青霉素；普鲁卡因、利多卡因等局部麻醉药；硫胺、叶酸等维生素；X 线造影剂，碘溴酞钠等诊断性制剂；乙烯氧化物等职业性接触的化学制剂。②异种蛋白，包括胰岛素、加压素、糜蛋白酶、青霉素酶、花粉过敏原浸液、蛋清、牛奶、硬壳果、抗血清、胶产品、蜂类毒素、免疫球蛋白等。③多糖类，例如葡聚糖铁。

绝大多数的严重过敏反应是典型的Ⅰ型变态反应在全身多器官，尤其是循环系统的表现。过敏原刺激机体产生 IgE 抗体，IgE 与肥大细胞和嗜碱性粒细胞表面受体结合，使得机体致敏。过敏原再次进入机体后，引起广泛的Ⅰ型变态反应，产生和释放大量的组胺、白三烯、血小板活化因子等活性介质，引起全身的小血管及毛细血管扩张，毛细血管通透性增加，平滑肌收缩，腺体分泌增加，出现临床症状。

在输入全血、血浆或免疫球蛋白的过程中，偶然也可见到速发型过敏性休克，其原因可能是供血者的血清中含有受血者正在接受治疗的药物（如青霉素G）的特异性IgE抗体，从而引发了Ⅰ型变态反应。另一种可能性是受血者由于反复输注血液制品，产生了抗供血者IgA的抗体IgG，二者结合形成抗原抗体复合物，激活补体，产生过敏毒素C3a和C5a，活化肥大细胞，引起严重过敏反应。

严重过敏反应还可发生在使用鸦片等药物时，该类药物可直接引起肥大细胞脱颗粒，释放活性介质，出现临床症状。此外，严重过敏反应的发生还与花生四烯酸代谢异常或其他未明机制有关。

严重过敏反应的临床表现因机体反应性、抗原进入量及途径的不同而产生很大差异，但通常都有以下几个特点。

(1) 突然发生，部分患者在接受过敏原5min内发病，几乎所有患者在暴露诱发因素的3h内发病，发生越快，反应越严重。

(2) 休克表现，即血压急剧下降到80/50mmHg以下，患者出现意识障碍，轻则意识模糊，重则昏迷。

(3) 在休克出现之前或同时，常有一些与过敏相关的症状。①皮肤麻木、发热是严重过敏反应最早出现的症状，随后，逐渐发展为颜面潮红、瘙痒、广泛性荨麻疹，严重者出现血管神经源性水肿。②呼吸系统可先出现鼻痒、眼痒、打喷嚏、流鼻涕等症状，继之出现呼吸道阻塞、胸闷、气急、支气管痉挛、憋气等症状，严重者可因窒息而死亡。③循环系统可表现为心悸、出汗、面色苍白、脉速而弱、肢体发冷、发绀，血压迅速下降乃至测不到，脉搏消失，最终心跳停止。④消化系统可有急性腹痛、恶心、呕吐等症状，后期出现便血、大便失禁。⑤意识方面，患者可出现恐惧感，烦躁不安和头晕，意识不清或完全丧失。

本病可危及生命，因此，预防十分重要。给患者用药时，应详细询问药物过敏史；对有严重过敏反应史的患者，应尽量寻找过敏原；对可疑致病诱因加以回避。需要用药时，尽量采用口服制剂，若为注射用药，注射前应按照规定剂量做皮肤试验，期间要对患者密切观察。20min后，局部出现红肿并有伪足，肿块直径大于1cm时为阳性反应，不应注射；如果为阴性，则可予以注射，注射完毕后观察15~20min。

严重过敏反应的治疗原则是一经诊断，立即停止接触致敏物质，去除过敏原，并立即进行就地有效抢救，避免过多搬动或远距离转运。治疗必须及时准确，延误治疗时间越久，患者死亡率就越高。治疗的首要措施是维持有效的通气和循环功能。

一般治疗方法包括：①将患者放为水平卧位，松解领口，撤除枕头；足部稍抬高；如患者意识丧失，应将患者头部置于倒位，抬起下颌，口、咽、气管有分泌物或呕吐物时应立即清除，保持呼吸道畅通。②立即建立两条静脉通路，给予输液以维持静脉压。如果血压继续下降，应及时应用升压药，如阿拉明、去甲肾上腺素和多巴胺等。③给予吸氧。休克同时伴有哮喘、呼吸困难者应给予吸氧，并可同时吸入异丙肾上腺素或沙丁胺醇气雾剂。做好气管插管或气管切开的准备。④密切观察病情变化，随时监测脉搏、血压、呼吸等，考虑是否需要心肺复苏，是否呼叫急救中心，或转入 ICU 病房。

特殊治疗包括：①肾上腺素，是抢救严重过敏反应的首选药，具有减少过敏介质释放，舒张支气管平滑肌等功能。严重过敏反应一经诊断，应立即在三角肌部位肌注 0.1‰ 的肾上腺素 0.3ml；有心脏病史或老年患者，剂量为 0.1～0.2ml，10min 后可再次重复；儿童剂量为 0.01ml/kg，最大不超过 0.3ml。症状轻者，单次剂量注射一般就有效；但必要时，20min 后可再次重复。②抗组胺药，具有拮抗组胺的作用，可在中、重度症状时使用。苯海拉明 50mg，静脉缓慢滴注；雷尼替丁 50mg 或西咪替丁 300mg 适当速度静脉滴注。③肾上腺皮质激素，具有非特异性抗炎，缓解哮喘、喉头水肿及抗休克等功能，可在中、重度症状或患者不能使用肾上腺素时使用。在静脉通路建成后，及早给予氢化可的松或地塞米松治疗。

5. 过敏性眼病

过敏性眼病一般发生在眼睑和结膜组织，是由于环境中的过敏原，如花粉、细菌、灰尘、螨、动物蛋白质或药物等，作用于眼部黏膜，通过Ⅰ型和/或Ⅳ变态反应引起的结膜炎。过敏性眼病包括过敏性结膜炎、春季卡他性结膜炎、巨乳头结膜炎和特应性角膜结膜炎等 4 种相互重叠的疾病。

（1）过敏性结膜炎　引起该病的过敏原有花粉、尘螨、角膜接触镜及其洗液等。这些物质作用于过敏体质患者的眼结膜，迅速发生Ⅰ型变态反应，出现双眼瘙痒、灼热、畏光、流泪等临床表现。而睫状肌麻痹药阿托品、抗病毒药碘苷、青霉素、汞制剂等药物一般在局部滴眼或全身用药后，可诱发Ⅳ型变态反应，于 24～72h 后出现眼睑皮肤急性湿疹、皮革样变，眼结膜乳头增生、滤泡形成，表现为瘙痒、灼热、溢泪。

（2）春季卡他性结膜炎　该病的过敏原是树木、禾本植物的花粉。过敏原与致敏的 IgE 结合，发生Ⅰ型变态反应，出现眼部奇痒、充血、流泪、分泌物呈黏性等临床症状。该病多在春夏季发病，秋冬季缓解，季节性明显。好发于儿童，可持续 5～10 年，多在 30 岁前消退。

（3）巨乳头结膜炎　主要见于长期佩戴角膜接触镜或者塑料义眼以及有角膜手术史或视网膜剥离手术史的患者。其主要发病机制是Ⅰ型变态反应，患者的结膜部位有嗜酸性粒细胞浸润、肥大细胞脱颗粒，结膜的局部反应产物 IgE 和 IgG 在泪液中的水平增高。临床症状为眼部瘙痒、灼热感及异物感、视力模糊，重者有眼睑下垂，有黏性分泌物或血性泪液。眼结膜充血，并出现大的扁平乳头，直径超过 1mm。

（4）特应性角膜结膜炎　好发于有特应性皮炎病史的患者，其发病机制属于 I 型和 IV 型变态反应。患者通常终年发病，好发于老年人，主要症状是眼痒、灼热感、流泪。眼结膜有中等大小的乳头，晚期可形成结膜瘢痕。

过敏性眼病的治疗主要是避免接触过敏原，局部使用或口服抗组胺药，局部使用肥大细胞膜稳定剂，如色甘酸钠、哌罗来斯等。

6. 支气管哮喘

支气管哮喘是一种常见的呼吸道疾病，被认为是人类四大顽症之一。本部分内容单独在本章第三节加以介绍。

7. 药物过敏

药物过敏是药物不良反应的一种，可通过 I 型、II 型、III 型或 IV 型变态反应引发，表现为荨麻疹、支气管哮喘、严重过敏反应、血压下降、血管炎、细胞溶解及皮肤损伤等临床症状。药物过敏的发病率约占变态反应患者的 32%。随着新药物的不断问世，化学合成药物大量增多，人们用药机会的增多，药物过敏的发病率有逐年增多的趋势。20 世纪 30 年代初，药物过敏在一般人群中的发病率约为 0.5%；50 年代末，达到 3.22%；而 1980 年调查显示为 7.92%。药物过敏的发生有两个必要的因素，即过敏体质和与药物接触，能引起过敏反应的药物称为致敏药物。

常见的致敏药物包括：①抗生素，如青霉素类、头孢霉素类、碳青霉烯类、氨基糖苷类、磺胺类、四环素类、氯霉素、克林霉素、万右霉素等药物；②中药类，如鱼腥草注射液、红花注射液、黄芪注射液、双黄连注射液等；③生物制品，如乙肝疫苗、狂犬疫苗、百白破三联疫苗等疫苗及白蛋白、清蛋白和鱼精蛋白等；④抗组胺药和激素类药，如苯海拉明、异丙嗪、氯雷他定、氯苯那敏等抗组胺药及促皮质激素、地塞米松、曲安奈德等；⑤其他药物，如阿片、放射性造影剂、多聚糖、非甾体类抗炎药、麻醉药、心血管系统药等。

药物致敏通常包含下列几个因素：药物本身为蛋白质或为高分子右旋糖苷等大分子物质；青霉素的代谢产物青霉噻唑酸等小分子药物与体内蛋白质不可逆结合，形成大分子物质；药物本身生产质量不同，造成杂质的含量不同；注射与口服等不同用药途径（一般认为注射用药比口服用药发生的过敏反应更严重）、用药剂量和时间等。

某些过敏体质患者、胆碱酯酶等酶缺乏或代谢紊乱患者以及内分泌失调患者等易感患者暴露于某种药物或其代谢产物后，机体产生特异性抗体或致敏淋巴细胞，使得机体致敏；当药物再次进入机体，与相应的抗体或致敏淋巴细胞接触后，诱导 I 型、II 型、III 型或 IV 型变态反应，产生生物学效应，发生过敏反应。

药物过敏的临床表现多种多样，可以是四型变态反应的任何一种类型，也可以是某几型变态反应的综合。主要表现包括：①药物热，是指由药物致敏所致的发热，是药物过敏的最早表现。表现为持续性高热，一般在 39℃ 以上，患者自我感觉轻微，一般情况尚可。停用致敏药物，体温可自行下降。首次用药，可在 10 天左右发热，再次用药，可迅速发热。②药物疹，药物过敏引起的皮疹可有多种形态，如荨麻疹样、麻疹样、湿疹样及紫癜样皮疹等。③严重过敏反应，通过肥大细胞和嗜碱性粒细胞释放活性介质引发，主要出现严重过敏反应的症状。④血清样病变，指在使用血清制品或部分合成药物后 10 天左右发生的一种过敏反应，表现为发热、淋巴结肿大、关节肿痛、肝脾肿大等。⑤其他系统的损害，如血细胞减少；恶心、呕吐、腹痛、腹泻等消化系统损害；血尿、蛋白尿、肾功能衰竭等肾损害等。

轻度药物过敏，及时停药就可缓解；严重过敏反应要及时、就地抢救。

8. 食物过敏

食物过敏是由于食物摄入而引起的异常免疫反应，常导致机体生理功能紊乱和组织损伤。食物过敏常见的临床症状是消化道症状、皮肤黏膜症状和呼吸道症状，严重时可导致过敏性休克，甚至危及生命。婴幼儿及儿童的发病率高于成人，且随着年龄的增长发病率下降。约 6%～8% 的儿童，1%～2% 的成人存在食物过敏。随着人们生活习惯的改变，食物过敏性疾病的发病率日益增加，目前已引起广大食品消费者、生产者和研究者的普遍关注，并成为全球瞩目的公共卫生问题之一。

食物过敏的发病机制仍不十分清楚，但通常分为 IgE 介导和非 IgE 介导两大类。前者是指食物过敏原摄入机体后引起 I 型变态反应，后者涉及了 II 型、III 型和 IV 型变态反应。常见的引起过敏的食物有以下几类：①牛奶及奶制品；②海产品及水产品，如鱼类、虾类、蟹类、贝类、鱿鱼、蚌类、海带等；③禽蛋类，如鸡蛋、鹌鹑蛋及蛋制品；④黄豆及豆制品、花生、芝麻、菜豆等；⑤谷物类，如谷类、玉米、小麦、荞麦等；⑥坚果类，如核桃、开心果、杏仁、榛子、松子、栗子等；⑦水果类，如草莓、菠萝、芒果、桃等；⑧肉类和蔬菜类，如羊肉、牛肉、猪肉、洋葱、蒜、葱、韭菜、香菜、蘑菇、西红柿、蚕蛹、蜗牛等；⑨食品添加剂，如防腐剂、色素、抗氧化剂、香料、乳化剂、稳定剂、松软剂、保湿剂等，其中人工色素、香料引起的过敏反应较常见；⑩转基因食品，如转基因作物制成的面包、果酱、饼干、干酪、黄油、人造黄油等。

食物中的水溶性或盐溶性糖蛋白是食物过敏原的主要成分，其透过肠黏膜进入机体的淋巴组织和血液循环，刺激淋巴细胞产生特异性抗体或致敏淋巴细胞，引起变态反应。产生的 IgE 抗体，与肥大细胞和嗜碱性粒细胞结合，使得机体致敏。如果食物中的过敏原再次进入体内，将与肥大细胞和嗜碱性粒细胞表面的 IgE 相结合，使肥大细胞、嗜碱性粒细胞激活而脱颗粒，释放一系列介质，引起 I 型变态反应。部分过敏原也可选择性地与 IgG、IgM 或致敏 T 淋巴细胞结合，形成免疫复合物，从而引起 II 型、III 型或 IV 型变态反应。

食物过敏通常表现为摄入食物后发病，根据病程长短可分为速发型和迟发型两种。速发型一般在进食后 2h 内出现呕吐、腹痛、腹泻，甚至呕血、便血、过敏性休克等症状；迟发型一般在进食后数小时至数天发病，出现腹泻、荨麻疹、食欲不振、哮喘等症状。食物过敏发生的组织器官不同，临床表现各异，一般主要表现为以下几种症状。

(1) 口腔变态反应综合征　患者在进食某种或几种水果或蔬菜几分钟后，口咽部如唇、舌上腭和喉发痒、刺痛和肿胀，少数患儿可出现全身过敏症状，持续时间较短。

(2) 胃肠道过敏反应　IgE介导的食物过敏反应表现为患者摄入食物数分钟至2h内，出现恶心、呕吐、腹痛、腹泻等症状。非IgE介导的常表现为婴幼儿出生后数周至数月内，进食数小时后出现呕吐、腹泻，大便潜血阳性，可查见中性粒细胞和嗜酸性粒细胞。婴儿肠绞痛表现为婴儿阵发性烦躁不安、喊叫、腿蜷缩、腹膨胀、排气多，一般于生后2～4周发病，到3～4个月痊愈。

(3) 呼吸道症状　通常是全身性过敏反应的一部分，表现为打喷嚏，眼、鼻痒，流泪，流鼻涕，喉水肿，咳嗽，哮喘等。

(4) 皮肤症状　皮肤出现急性荨麻疹和血管源性水肿。

食物过敏尚无特效疗法，唯一有效的措施是严格避免食用过敏性食物，婴幼儿实施母乳喂养。

9. 花粉过敏

花粉症是指患者接触花粉后，通过Ⅰ型变态反应所引起的一系列病变。主要表现为呼吸道和（或）眼部的卡他性炎症，偶尔也可引起皮肤或其他器官的病变。花粉症是全球性疾病。目前全世界花粉过敏的患病率约5%～10%，近年来花粉症的患病人数也在逐年增多。花粉症的流行具有明显的季节性，每年的4～6月是春季发病高峰期，多由树木花粉引起；8～9月是秋季发病高峰期，多由杂草类花粉引起。

自然界中产生花粉的植物大约有30万种，只有一二百种能引起花粉症。花粉是植物的雄性生殖细胞，可分为风媒花粉和虫媒花粉两种，引起人类花粉症的主要是风媒花粉。花粉中有致敏作用的蛋白质，是花粉的主要过敏原，它一旦被具有过敏体质的人吸入体内，就会刺激淋巴细胞产生特异性抗体IgE，IgE与肥大细胞和嗜碱性粒细胞表面受体结合，使机体致敏。如果花粉过敏原再次进入机体，就会与肥大细胞上的IgE结合，引起肥大细胞脱颗粒，释放活性介质，引发Ⅰ型变态反应。花粉症的临床表现以呼吸道症状为主，偶尔可见全身症状。

(1) 鼻部症状最常见，花粉引起组胺等介质释放，引起鼻黏膜水肿，出现鼻痒、打喷嚏、流涕、眼痒症状。鼻分泌物大量增多，在连续喷嚏后流出。

(2) 眼痒、流泪。

(3) 口、咽、喉部发痒，肿胀，8%～14%的患者并发哮喘。

(4) 皮肤过敏可伴全身过敏反应的发生，出现皮肤瘙痒、皮疹、风团等。

避免花粉症可以采取就地避免或异地避免等措施，减少或避免接触花粉。当花粉数量很高时尽可能待在家里，减少户外活动；关闭卧室及车辆门窗；戴花粉防护口罩和护目镜；如有条件可去外地度假，花粉期过后再返回。

其他过敏性疾病有化妆品过敏、空气过敏、昆虫过敏等，机制与前面所述类似，详细信息请阅读相关专业书籍。

四、过敏的诊断及过敏原的检测

过敏性疾病的诊断包括非特异性诊断和特异性诊断两部分。非特异性诊断的目的在于明确是否为过敏性疾病，诊断方法与其他疾病大致相同，包括病史、症状、体格检查、实验室检查和其他辅助检查等。特异性诊断的目的是寻找过敏原，包括体内试验和体外试验两种。体内试验包括皮肤试验和激发试验，皮肤试验又分为皮内试验、点刺试验和斑贴试验。体外试验主要是血清中总 IgE 和特异性 IgE 的检测。试验结果必须结合病史、体格检查和其他临床资料才能做出正确判断。

1. 非特异性诊断

（1）采集病史 完整的病史资料对过敏性疾病的诊断和治疗具有至关重要的作用。病史包括现病史、个人史、既往史、家族史及用药史。其中，家族中有过敏性疾病的患者、既往对某种物质过敏、患者病情加重的地点、时间等对过敏性疾病的诊断具有重要意义。

（2）体格检查 着重于皮肤、黏膜的视诊及肺部听诊。过敏性疾病最常见的症状是皮肤、黏膜症状。

（3）实验室检查 血常规检查中，嗜酸性粒细胞增高；粪便中有寄生虫卵，有助于诊断寄生虫感染。

2. 特异性诊断

（1）皮肤试验（skin test） 简称皮试，是用过敏原在皮肤进行试验的诊断方法，其操作简单易行，结果的可信度大，也是临床上检测变应原最常用的方法。皮肤试验的用途：①可用于寻找并明确过敏原；②可以有效预防药物或疫苗过敏，对患者首次注射某批号的青霉素、链霉素或其他易过敏药物之前，必须做皮肤试验；③评价宿主细胞的免疫状态，对可疑免疫缺陷病、肿瘤或器官移植患者，可以使用共用抗原结核菌素（OT 或 PPD）或双链酶（SD-SK）进行皮肤试验；④用于传染病的诊断，对某些可疑的传染病，用某种病原体的特异性抗原进行皮肤试验可以起到诊断或鉴别诊断的作用。

皮肤试验的原理是当过敏原从试验部位进入过敏者的皮肤时，皮肤中结合在肥大细胞表面的 IgE 或致敏 T 细胞与试验抗原结合，引发 I 型或 IV 型的皮肤变态反应，出现丘疹、红肿或水疱。

皮肤试验的最常用部位是前臂曲侧，左右两臂中一侧作试验，另一侧作对照。需要时也可选用上臂或背部皮肤。试验部位应清洗干净，严格消毒，以免皮肤的不洁物引起非特异性反应或感染。当皮肤患湿疹、感染、皮炎或外伤时不宜进行皮肤试验；正在或近日服用免疫抑制剂或抗组胺药物者也不宜进行皮肤试验。

① 皮内试验（intracutaneous test） 皮内试验是皮肤试验的经典方法，但由于其不适用于儿童，有痛感、烦琐，临床上已经被皮肤点刺试验所取代。

② 点刺试验（prick test） 也称挑刺试验或刺痕试验，具有试验快速、简便，受试者几乎没有疼痛，一次可进行多个过敏原检测的特点，是目前临床上最常用的皮肤试验之一。将试验抗原与对照液分别滴于试验部位皮肤上，然后用消过毒的一次性点刺针透过液滴垂直刺入皮肤浅层或在皮肤上轻轻地挑刺一下，以刺入真皮但又不出血为度，2～3min后擦（吸）去皮试液。试验应同时以生理盐水做阴性对照，以组胺做阳性对照。同时试验多种抗原时，注意不要将不同的抗原液交叉混合，以免出现假阳性。

③ 斑贴试验（patch test） 是将试验抗原直接贴敷于皮肤表面的方法，主要用于明确接触性皮炎中的接触性过敏原，如化工原料、化妆品等。其原理是抗原或半抗原与表皮蛋白结合形成的完全抗原能够与已致敏的T细胞结合，致敏T细胞识别抗原，出现分化、增殖，并释放出许多淋巴因子，吸引、聚集炎性细胞并在局部形成以单核细胞浸润为主的皮肤炎症反应，属于Ⅳ型变态反应。虽然斑贴试验的敏感程度不太高，但其假阳性较少，故结果的可信度大。试验抗原为软膏时可直接涂抹在前臂内侧皮肤上；如为固体，可用蒸馏水混合或浸湿后涂敷于前臂内侧皮肤上；如为水溶液则浸湿4层纱布后敷贴于前臂内侧皮肤上。所用抗原浓度以不刺激皮肤为原则，涂敷范围以0.5～1cm为宜。涂敷后盖以油纸或玻璃纸，用纱布或绷带固定；如有明显不适感可随时打开查看，并进行适当处理。

④ 结果判定及分析 Ⅰ型变态反应在抗原刺激后15～20min内观察结果。点刺试验通常根据丘疹的平均直径和组胺当量级别两种方法判定结果。组胺当量级别的判定，以过敏原与组胺所致的丘疹面积比评定其反应级别。点刺10min后观察组胺组结果，20min后观察过敏原试验组结果。判定标准见表4-1。

表 4-1　点刺试验的结果判定标准

反应程度	点刺试验（丘疹的平均直径）	反应程度	点刺试验（试验组/组胺组）
－	无反应或小于阴性对照	－	无反应或小于阴性对照
＋	≥3mm	＋	≥25%
＋＋	≥5mm	＋＋	≥50%
＋＋＋	≥10mm	＋＋＋	≥100%
＋＋＋＋	≥15mm	＋＋＋＋	≥200%

Ⅳ型变态反应在接触抗原后48～72h内观察结果。斑贴试验的阳性结果以红肿和水疱为主，判定标准见表4-2。

机体对某种过敏原可能同时存在多种类型的反应。例如在做青霉素皮内试验时，20min内观察呈阴性反应，但在5～8h后可能会出现Ⅲ型变态反应，反应的外观现象介于Ⅰ型与Ⅳ型变态反应之间，甚至还可能出现Ⅳ型变态反应。

表 4-2　斑贴试验的结果判定标准

反应程度	斑贴试验	反应程度	斑贴试验
－	无反应或小于对照	＋＋＋	红肿伴皮疹，水疱
＋	轻度红肿，瘙痒	＋＋＋＋	红肿，水疱伴溃疡
＋＋	明显红肿，时有红斑		

　　皮肤试验有时可出现假阴性或假阳性结果。出现假阴性结果的常见原因有：①试验抗原的浓度过低或者失效；②药物原因，如试验时患者正服用免疫抑制剂或抗组胺药物等。出现假阳性结果的常见原因有：①溶剂非特异性刺激，如在提取、配制，甚至在试验过程中被其他抗原污染，导致试验抗原不纯；②试验溶液配制不当，由酸碱度或渗透压等因素产生的非特异性刺激；③操作不当，如过敏原之间的交叉反应。

　　（2）激发试验（provocation test）　是模拟自然发病过程，以少量过敏原通过黏膜或皮肤引起机体的变态反应，用来确定过敏原的试验。激发试验引起的反应接近自然发病情况，结果比较可靠，是诊断致敏物质的金标准。过敏原可以通过吸入、食入、注射和接触等途径进入机体，触发过敏者体内的Ⅰ型变态反应，使局部黏膜或全身出现过敏的轻微发作，然后根据受试者的反应判断是否对该过敏原过敏。有时也用于Ⅳ型变态反应的检查，尤其在皮肤试验或其他试验不能获得肯定结果时。此法可排除皮肤试验中的假阳性和假阴性反应。比较常用的激发试验部位是眼结膜和鼻黏膜，也可采用支气管黏膜、口腔黏膜、泌尿生殖系统黏膜等部位作为激发试验部位。

　　① 眼结膜激发试验（conjunctival provocation test，CPT）　可用于查找花粉症、过敏性结膜炎、过敏性鼻炎及某些药物过敏的病因。将适当浓度的过敏原浸液滴入患者一侧的眼结膜，另一侧滴入生理盐水作对照，15min 观察结果。由于过敏原能够经鼻泪管流入同侧鼻黏膜，可同时伴有鼻过敏症状，判定标准见表 4-3。

表 4-3　眼结膜激发试验的结果判定标准

反应程度	眼结膜激发试验
－	无症状和体征
＋	眼结膜充血、发痒和/或流泪
＋＋	眼结膜充血水肿明显、奇痒、流泪或伴鼻痒、喷嚏、流涕等鼻过敏症状
＋＋＋	眼结膜充血水肿明显、奇痒、流泪、鼻痒、喷嚏、流涕并伴有咽痒、咳嗽等症状

　　眼结膜激发试验是一项安全、可靠的诱发症状且易于观察的检验方法，但要做好对眼部过敏反应过重的患者的应急处理预案。有学者建议出现反应过重的情况时，应立即滴一滴 0.1％肾上腺素，症状会迅速消失。

　　② 鼻黏膜激发试验（nasal provocation test，NPT）　是用于诊断花粉症和过敏性鼻炎的病因的方法。过敏原可经吸入法（粉剂）、滴入法（液体）或滤纸浸液置

入法等方法与机体接触，接触过敏原 15～20min 后出现鼻黏膜水肿、苍白，鼻痒、流涕、喷嚏等表现即可判为阳性反应。如果出现较严重的反应，可用稀释的去甲肾上腺素液进行鼻腔冲洗，必要时按过敏性鼻炎急性发作给药。

③ 支气管激发试验（bronchial provocation test，BPT） 支气管激发试验的目的是测定的气道反应性。一种方法是用过敏原对支气管进行激发，检查支气管对特异性过敏原的反应性，进而确定过敏原；另一种方法是以组胺或乙酰甲胆碱（methacholine）激发，检查支气管对非特异性物质的反应性，进而确定患者对非特异性物质的反应性。

特异性气道反应性测定的方法如下所述。

a. 试验方法 首先用肺量计测定 BPT 前的肺通气功能，常用的指标为第一秒用力呼气量（FEV-1）和肺活量；然后采用经口或面罩吸入法吸入生理盐水或溶媒作为阴性对照；再吸入抗原液或非特异性刺激剂激发。FEV-1 的测定在激发后 10～15min 进行。激发时，按 2 倍递增的浓度依次试验，每次过敏原激发时间间隔为 12～15min，大多数患者经 3～5 次加量后就可使 FEV-1 下降 20%～30%，即为阳性。如果最高浓度达到 1∶100～1∶10（w/v）仍未出现反应，即反应为阴性。

b. 结果判定 阳性结果的判定标准如下：（a）有明显自觉症状，如胸部紧迫感和喘息等；（b）肺部闻及哮鸣音；（c）FEV-1 下降 20% 以上。

c. 注意事项 BPT 偶可引起严重的反应，故所用抗原浓度不宜过高，应该由小到大递增；试验前必须做好系列抢救的准备；对反应较重者，需及时吸入舒喘灵等气管解痉剂或皮下注射肾上腺素。

非特异性气道反应性是利用组胺或乙酰甲胆碱诱发非特异性气道反应，产生支气管痉挛来测定。先进行生理盐水或溶媒激发试验作为对照，再选择合适的组胺或乙酰甲胆碱进行试验，以后可倍增进行检测，间隔时间为 5min。每次激发后 3～5min 测定肺功能。活动期哮喘患者，组胺浓度≤8mg/ml 时，FEV-1 下降 20%（即 PC_{20}≤8mg/ml）。

④ 其他激发试验 口腔激发试验主要用于对食物、药物或其他过敏原的检查；泌尿生殖系统激发试验多用于测试对避孕药、泌尿生殖道外用药和造影剂的敏感性。

（3）血清 IgE 的检测 主要包括检测血清总 IgE 和特异性 IgE，二者对 I 型变态反应的诊断和过敏原的确定有重要价值。正常人群血清中 IgE 的含量很低，仅在每毫升几纳克的水平，且受环境、种族、遗传、年龄、检测方法及取样标准等因素的影响。正常情况下，一般不能检测出血清中的 IgE。IgE 升高与过敏性哮喘、季节性过敏性鼻炎、特应性皮炎、药物性间质性肺炎、支气管肺曲菌病、麻风、类天疱疮及某些寄生虫感染等疾病相关。过敏性疾病患者血清总 IgE 的水平可达2000～8000U/ml；寄生虫感染，血清总 IgE 水平可达 2000U/ml 以上。

特异性 IgE 是指针对过敏原的特异性 IgE 抗体，即 sIgE。环境中的过敏原有很多种，每种过敏原的抗原决定簇都能刺激机体产生其特异性的 IgE 抗体。血清中 sIgE 的种类及效价，可以反映个体对何种过敏原过敏以及过敏的严重程度怎样。血清中 sIgE 检测是过敏性疾病体外检测的最常用的试验方法。由于 sIgE 含量极低，目前使用的检测方法包括放射性过敏原吸附试验（radioallergosorbent test, RAST）、荧光酶免疫技术（fluorescence-enzyme immunoassay, FEIA）、化学发光技术（chemiluminescence）等。不过敏者，sIgE 的效价低于 0.35U/ml，定为 0级；效价越高，过敏越严重，级别越高，如极重度过敏者，sIgE 效价高于 100U/ml，定为 6 级。

由于目前市场上不同公司的商品化试剂盒备有自己的标准品，结果差异较大，因此在试剂盒的选用上要注意其敏感性、特异性和可重复性等特点。皮肤试验和血清学试验均具有一定的局限性，要结合病史及过敏原检测等结果综合分析做出病因学诊断。

除以上常用的检测方法之外，还有许多检测方法与变态反应相关，例如免疫复合物的检测、相关白细胞检测、冷抗体试验、抗基底膜抗体检测和血小板相关检测等。

五、防治

1. 预防

预防过敏性疾病的最重要方法是避免接触过敏原和刺激物。过敏原的种类成百上千，对不同过敏者来说导致过敏的过敏原不尽相同，引起机体过敏的途径也不尽相同。除前面每种过敏性疾病介绍的预防措施外，本部分重点介绍尘螨和真菌两种常见的过敏原的预防措施。

（1）预防尘螨过敏 尘螨属于真疥目，蚍螨科，与人类过敏性疾病有关的主要有屋尘螨、粉尘螨等。尘螨个体微小，人的肉眼不易发现，一般要借助放大镜和显微镜才能见到。尘螨分布广泛，屋尘螨主要滋生于卧室内的枕头、被褥、软垫和家具中；粉尘螨除分布于屋尘螨滋生的环境外，还可在面粉厂、棉纺厂及食品仓库、中药仓库等的地面大量滋生。尘螨以动物皮屑、面粉、棉籽饼和真菌等粉末性物质为食，最适宜生存的温度是 17～30℃，相对湿度是 75%～80%。尘螨可引起过敏性鼻炎、尘螨性哮喘、过敏性荨麻疹等过敏性疾病。预防尘螨可有效避免上述疾病的发生。

① 使用杀螨剂 杀螨剂要求对人体无毒，对过敏者不能诱发过敏反应，而对尘螨具有高效杀灭作用。

② 保持清洁卫生 经常通风或使用空调，保持室内干燥；座套、枕套、毛毯、床垫套等每周用 55℃ 以上的热水洗 1 次并经常进行晾晒，可杀死尘螨和去掉大多数螨变应原；室内陈设力求简单，不宜放置过多家具，便于清洁；地毯、窗帘和家庭软装饰物要勤更换、清洗。

③ 不在室内饲养猫、狗等宠物。动物的身体有合适的温度、湿度，大量的皮屑也是尘螨丰富的食物来源，所以小动物身体上可滋生大量的尘螨。

（2）预防真菌过敏　真菌在温暖、潮湿、通风不良的环境中及沿海等低海拔地区可大量生长，而在干燥、阳光充足、通风良好及高海拔地区不易生长。真菌可通过孢子或菌丝致病，引起过敏性鼻炎、过敏性哮喘、过敏性结膜炎、特应性皮炎或过敏性胃肠炎等过敏性疾病。远离真菌可以避免真菌过敏的发生。

① 保持住房干燥、洁净、良好的通风、充足的光照。不要在卧室内存放粮食、杂物、湿布，室内尽量不要摆放盆栽，垃圾桶放在室外，每天清理掉厨房中的垃圾，并定期用漂白剂清洗垃圾桶。

② 避免进入地下室、暖房、仓库、纺织车间、酿造车间、饲养室、贮藏室、书库、牧场及久闭不用的房间等场所。

③ 患有过敏性疾病的人，避免接触堆肥、砂箱及干草等，不要清理枯叶。

④ 尽量避免食用发酵食物，如腐乳、泡菜等。

2. 治疗

（1）过敏性疾病的特异性免疫治疗　特异性免疫治疗（specific immunotherapy，SIT）又称为脱敏疗法（desensitization），是指皮下和舌下给予过敏原疫苗，逐渐增加剂量至最佳剂量，并维持该剂量巩固治疗一定时期，直至症状减轻的治疗方法。1909 年，Noon 用自动免疫法治疗花粉过敏性鼻炎获得成功，开创了免疫治疗的新纪元。但由于皮下注射疗法可激发全身反应甚至死亡，其临床治疗一度受到忽视。1986 年 Scadding 和 Brostoff 首次利用舌下脱敏疗法成功治疗过敏性鼻炎，让人们对免疫疗法重新燃起了希望。1992 年，世界卫生组织通过循证医学的方法确认 I 型变态反应性疾病的特异性免疫治疗是有效的，并认为"如条件具备，应尽早应用"，特异性免疫治疗重新得以推广。1998 年，刊登于《Allergy》增刊的《Allergy immunotherapy：Therapeutic vaccine for allergic disease》被视为全球变应性疾病的治疗指南。它指出脱敏疗法是可能影响过敏性疾病自然进程的唯一治疗方法，可以合理使用。随着抗原纯度的提高，高免疫原性疫苗的广泛应用，特异性免疫治疗的疗效和安全性得以逐年提高，取得了较好的临床效果。特异性免疫治疗的给药途径包括皮下注射、口服给药、舌下给药、鼻腔给药、支气管喷入等，皮下注射是目前临床首选的给药方式，舌下给药方式也取得令人满意的效果。

① 皮下注射　目前临床上常见的过敏原，如花粉、霉菌、动物、尘螨、昆虫、蜂毒等，一般都有商业化的过敏原疫苗（提取液）出售，主要有进口疫苗和国产疫苗两种，国产疫苗主要由一些大的医院或研究机构的实验室生产。

初始治疗一般都是从低浓度、低剂量开始，每星期一次或两次，每次间隔至少两天；以后逐渐增加注射浓度和剂量，直至患者能够耐受的最大浓度和剂量，然后维持注射直至疗程结束。脱敏治疗的主要危险是哮喘或全身过敏反应，因此，必须在具有急症抢救措施的诊所，并由具有丰富专业知识的医生实施该疗法，以减低脱敏治疗的风险。

一般采用维持剂量的 1∶1000 或 1∶10000 的稀释度作为起始剂量，或采用皮试方法，以产生风团直径小于 10mm 的稀释液浓度作为起始剂量。脱敏疗法的疗程一般为 3～5 年，维持期每次注射间隔一般为 2～4 周。每次注射后，要留观至少30min；每次注射前后避免喝酒或暴饮暴食；治疗期间限制或避免接触过敏原；治疗期间根据医嘱用药。

② 舌下给药　舌下给药包括含服和含漱两种方式，临床上多采用舌下含服给药。舌下含服是将过敏原的提取物滴入舌下，使呼吸道黏膜产生耐受性，从而减轻或控制过敏症状，达到脱敏治疗的目的。2001 年，WHO 发表白皮书指出舌下含服脱敏疗法完全可以取代传统的皮下注射脱敏疗法。目前，舌下脱敏疗法只针对粉尘螨和屋尘螨过敏的患者。该法的优点是患者可以自己给药，不需要频繁打针，没有痛苦，使用较安全。舌下含服分为递增期和维持期两个阶段，根据不同产品的说明进行。一般是递增期治疗 3 周，每天滴入不同剂量；维持期从第 4 周开始，每天1 次，每次 3 滴，疗程 2～3 年。

③ 适应证及禁忌证　特异性免疫治疗是惟一针对病因的治疗方法，是在明确引起患者过敏反应的过敏原后，将过敏原配制成不同浓度的提取液，通过反复皮下注射或舌下含服等方式与患者接触，浓度由低到高，剂量由小到大，达到一定浓度后维持一段时间，使患者对此类过敏原的耐受力提高，再次接触此类过敏原时过敏症状减轻或者终生不复发。但是，不是所有的过敏性疾病都可进行脱敏治疗，临床治疗必须考虑以下因素。

a. 适应证　过敏原特异性 IgE 检测阳性，病因明确而对过敏原又无法避免，因反复发作症状逐渐加重的过敏性鼻炎、过敏性哮喘、过敏性结膜炎、特应性皮炎等；虽然体内试验和体外检测吸入性过敏原均为阴性，但病史及激发试验高度怀疑对此类吸入性过敏原敏感者，也可尝试脱敏治疗；对昆虫叮咬过敏的患者，在确诊的情况下可以用相应的过敏原脱敏治疗。

b. 禁忌证　绝对禁忌证包括呼吸道感染急性发作；哮喘严重发作期和药物治疗未能控制的严重哮喘者；反应器官不可逆改变（如肺气肿及支气管扩张等）；活动性肺结核；恶性肿瘤；严重免疫缺陷病；严重心理障碍及精神病患者；严重心血管疾病；同时使用 β 受体阻断药或血管紧张素转换酶抑制剂者；可能引起剧烈过敏反应者（过敏性休克者）；非 I 型变态反应者；伴有 III 型变态反应者；有应用肾上腺素的禁忌证者。相对禁忌证包括年幼，5 岁以下儿童；妊娠；I 型变态反应严重发作时；重度特应性皮炎或皮肤化脓性感染；缺乏依从性的患者。

随着科学技术的发展，对安全性更高、疗效更好的特异性免疫治疗方法的研究已经取得了突破性进展，例如利用单克隆抗体来中和或抵消介导变应性炎症的蛋白质，其中抗 IgE 抗体可以有效降低 IgE 介导的过敏反应，是一种效果肯定的治疗方法。另外，单克隆蛋白质、DNA 疫苗、T 细胞肽、DC 细胞疗法等治疗方法也在临床前研究中。

(2) 过敏性疾病的抗过敏药物治疗 常用的抗过敏药物主要包括以下类型。

① 抗组胺药 抗组胺药是最常用的抗过敏药物，主要用于Ⅰ型变态反应。这类药物均为 H1 受体（H1 受体主要分布于平滑肌细胞、皮肤感觉神经细胞、血管内皮细胞和心肌细胞）的阻断剂，因其与组胺有相似的化学结构，能与组胺竞争拮抗 H1 受体。抗组胺药广泛用于治疗各种过敏性皮肤病、过敏性鼻炎、过敏性结膜炎等，对皮肤、黏膜的过敏反应治疗效果较好，对昆虫咬伤所致的皮肤瘙痒和水肿有良效；对血清病所致的荨麻疹也有效，但对有关节痛和高热者无效；对支气管哮喘的疗效较差。

第一代常用抗组胺药有苯海拉明、扑尔敏、赛庚啶等。这类药物具有中枢抑制作用，用药后会引起困倦，驾驶人员、机械操作人员或高空作业者工作时应慎用。

第二代常用抗组胺药有息斯敏、特非那丁、西替利嗪、氯雷他定（开瑞坦）等。这类药物没有中枢抑制作用，服用后不会打瞌睡，且作用时间长。

第三代常用抗组胺药有地氯雷他定（恩里斯）、左西替利嗪（迪皿）等，是第二代抗组胺药的相应代谢产物，不需要在肝脏代谢，起效快、药效强，并具有一定的抗炎作用。

② 抗白三烯药 白三烯（leukotriene，LT）是人体生理和病理过程中的强效脂类介质之一，具有扩张微血管，增加其通透性，收缩支气管平滑肌和支气管以及趋化、聚集粒细胞等作用，可引发多种过敏反应和其他炎症性疾病，包括过敏性鼻炎、过敏性哮喘、风湿性关节炎等。抗白三烯药主要通过间接抑制酶的活性和直接拮抗 LT 受体两种药理作用发挥减轻哮喘症状、改善肺功能、减少哮喘恶化的作用。对治疗轻中度哮喘、运动性哮喘和冷空气诱导的哮喘具有很好疗效，尤其适用于阿司匹林过敏性哮喘。抗白三烯药对于哮喘合并过敏性鼻炎、单纯性过敏性鼻炎及某些过敏性皮肤病的治疗也有一定的疗效。目前已经研制出 30 多种抗白三烯类药物，但进入临床并取得一定疗效的仅有 10 余种，包括孟鲁司特纳（montelukast sodium，顺尔宁）、扎鲁司特（zafirlukast，安可来）等，适用于哮喘的预防和长期治疗。

③ β_2 肾上腺素能受体激动药 该类药物具有扩张支气管，恢复气道畅通等功能，主要用于治疗支气管哮喘、喘息性支气管炎、肺气肿等疾病，包括盐酸丙卡特罗、盐酸班布特罗、沙丁胺醇气雾剂等。

抗过敏药物还包括糖皮质激素、抗胆碱药、炎症细胞稳定剂及免疫调节等。

六、健康指导与护理

1. 健康教育

随着过敏性疾病发病率的逐渐提高，受其所累的患者也在逐年增加；加上过敏性疾病是一种反复发作的慢性特应性疾病，需要长时间的规范化治疗以及患者及家属的大力支持和密切配合，所以健康教育在过敏性疾病的防治中起重要作用。健康教育作为卫生保健的战略措施具有投入少、产出高、效益大的优点，已得到世界的公认。通过健康教育可以提高患者对疾病的认识，更好地配合治疗，提高患者的依从性，达到减少发作，维持长期稳定，提高生活质量，减少医疗开支的目的。

各级医师是实施健康教育的主体，要提高对健康教育重要性的认识，并贯穿于诊疗过程的始终。患者是接受健康教育的主体，应了解自己是否有家族过敏史，是否是过敏体质，平时是否对某些食物或环境中的尘螨、气味比较敏感，如何避免接触过敏原；熟悉过敏预警信号，如打喷嚏、瘙痒、呼吸不畅等。如果出现过敏反应及时就诊，可以得到早期诊断并实现早期控制病情，也可极大地减少严重过敏反应的发生，维护身体健康。

2. 采用饮食调理法

机体的营养状况与免疫功能之间有密切的关系，营养缺乏或营养过剩，都能引起免疫功能异常。过敏性疾病患者要注意饮食营养均衡，科学地进行饮食及环境调理，达到利于人体生长发育、利于防治过敏性疾病及利于人的健康长寿的目标。养成定时进餐的习惯以及良好的卫生和饮食习惯（如细嚼慢咽、专心进食、情绪愉快等）。做到营养搭配科学、合理，避免食用致敏食物，选择和补充有益食物。

（1）过敏患者应避免的饮食 食物过敏会引起皮肤、消化道和神经系统的过敏症状，严重者导致严重过敏反应。要防治食物过敏，关键在于不吃引起过敏的食物。最常见的引起过敏反应的食物是牛奶、鱼、贝类、蛋类、花生、坚果、大豆和小麦等。尽量少食经过加工或精制的含有防腐剂、色素等的食物，如方便食品、罐头食品等，少食糖类。避免食用刺激性食物，如辣椒、葱、蒜、韭菜等，避免吸烟、饮酒及食用过冷、过热的食品。避免高脂肪、高热量食品，如煎炸食品，它们均容易诱发过敏性疾病。

（2）有益于过敏患者的食物 倡导母乳喂养，母乳中含有分泌型 IgA 抗体及免疫因子，可以有效降低腹泻、呼吸道感染及过敏性疾病的发生；有过敏体质的女性在哺乳期应避免食用鸡蛋、牛奶、花生、鱼及贝类等易引起过敏的食物。食用有利于降低过敏概率的食物，包括柑橘、大枣、山楂等含维生素 C 高的食物，可以增强机体免疫力和抵抗力；食用动物肝脏、蛋黄、菠菜及油菜等富含维生素 A 及胡萝卜素的食物，可维持支气管上皮细胞的防御功能，防止因呼吸道感染而引发的哮喘；食用海带、海蜇等含硒丰富的食物，其具有抗氧化作用；多吃香菇、蘑菇等可以调节免疫功能的菌类；多吃鲜嫩叶类蔬菜、糙米，但要防止化肥、农药等污染。不食容易致敏的蔬菜。

配合适当的运动，保持乐观的心情，对过敏体质的改善都非常有帮助。

3. 护理

过敏性疾病常反复发作，临床表现多种多样。有的患者面部出现严重过敏症状，加上经济负担及社会适应能力的改变，患者会出现各种心理变化。一般临床护理方面，护理人员要多关心患者，主动热情，态度和蔼，耐心向患者讲解过敏性疾病的基本常识，积极争取患者家属的配合。日常护理主要包括以下几个方面。

（1）过敏性体质患者的居室要清洁卫生　有报道，室内空气污染比室外高出4~5倍，其内含有大量的过敏原，如动物皮屑、尘螨、霉菌和烟雾等，尤其在夏季，由于室内环境闷热潮湿，尘螨及真菌的大量繁殖，常使过敏原含量达到高峰。因此，室内清洁卫生非常重要，要做到消除室内尘螨，可每周用55℃以上的热水洗涤床上用品，并在阳光下晒干；保持室内干燥、通风，不要使用厚窗帘。不要让屋内充满烟雾；家长或客人不在室内吸烟，避免带孩子到吸烟的公共场所；定期清洁空调过滤网；减少家中的盆栽植物装饰；不铺设地毯和挂毯；避免饲养小动物。

（2）养成良好的饮食习惯　过敏性疾病患者或者帮助过敏性疾病患者在日常饮食方面做到不挑食和偏食，在避免食用过敏性食物的同时，尽量做到饮食多样化，防止因长期偏食造成身体营养物质缺失而影响健康；吃饭定时、定量；避免吃辛辣、过敏食物。建议做好患者饮食日志，详细记录患者每天的饮食种类，忌食过敏性食物，可以大大减少过敏的发生。

（3）养成良好的卫生习惯　做到饭前便后勤洗手，不喝生水，不吃霉烂变质食品，防治病从口入；勤洗头、勤洗澡、勤换衣，做到皮肤卫生清洁。预防病毒感染，过敏性疾病患者尽量不到人群密集的地方；做好保暖工作，增强机体抵抗力，预防感冒等上呼吸道感染。

（4）关心、体贴患者。患者也应学会轻松减压，出现过敏症状时及时就医。

第二节　类风湿关节炎与健康

一、概述

类风湿关节炎（rheumatoid arthritis，RA）又称类风湿，是一种以慢性、对称性、多滑膜关节炎及关节外病变为主要临床表现的全身性自身免疫病。该病病因未明，主要累及手、腕、足等小关节，表现为关节疼痛、肿胀、功能下降，可反复发作，且呈对称性分布。发病时间可为几天、几周或几个月，并带有不同程度的活动性，往往累及终生，形成长期病痛。晚期患者主要表现为关节脱位、半脱位、畸形改变及严重活动障碍，患者生活常不能自理。

1859年，英国医生加罗德首先提出类风湿关节炎，并清楚地把类风湿关节炎和痛风区分开来。1896年舍费尔和雷蒙将该病定为独立的疾病，同年斯蒂尔对儿童型类风湿关节炎做了详细的描述。1931年，塞西尔等发现类风湿患者的血清与链球菌的凝集率很高。1940年瓦勒发现类风湿因子。1941年，在美国，人们正式使用"类风湿关节炎"这一病名。随后，卡维尔蒂（1945年）和斯勒芬（1961年）分别提出类风湿的自身变态反应理论，并得到确定。

类风湿关节炎是一种常见病，患者分布于世界各地，所有种族均可患病。类风湿关节炎的发病率为 0.01%～0.05%，患病率为 0.18%～1.07%，具有一定的种族差异，白种人高于黄种人、黑人；各个年龄均可发病，高峰期一般在 40～60 岁；女性比男性多，为男性的 2～3 倍。中国 RA 的患病率约为 0.36%，患者人数约为 500 万人。随着病程的延长，患者的工作能力逐渐下降。调查显示，平均病程为 5 年的患者中，40% 的患者丧失工作能力；平均病程为 10 年的患者中，50% 的患者停止工作；平均病程大于 15 年的患者中，67% 的人丧失工作能力。因患病而导致生活和工作能力的丧失，对患者的精神心理和社会地位都带来负面影响，往往导致患者产生消沉、抑郁的情绪，严重影响患者的生活质量。

二、病因和发病机制

1. 病因

类风湿关节炎是自身免疫性疾病，其病因尚未完全明确，认为其发病可能与感染和自身免疫反应、遗传、内分泌及环境等因素密切相关。

(1) 感染因素 类风湿关节炎的发病和分布不具有典型的流行病学特征，但许多研究证实微生物感染与类风湿关节炎有一定关系。与类风湿关节炎有关的较常见的细菌有结核杆菌（*mycobacterium tuberculosis*）、奇异变形杆菌（*proteus mirabilis*）和链球菌等。有研究报道，类风湿关节炎在发病早期，患者外周血淋巴细胞对结核杆菌抗原出现强阳性反应，关节液中存在对结核杆菌抗原反应的 CD_4^- CD_8^- $\gamma\delta T$ 细胞克隆。这种 T 细胞不仅对结核杆菌的一种分子质量为 65kD 的热休克蛋白敏感，也能与人软骨中与结核杆菌的热休克蛋白具有一定同源性的关节软骨蛋白多糖发生反应，通过分子模拟机制引起关节炎。也有研究报道，类风湿关节炎也与奇异变形杆菌、链球菌感染等细菌感染密切相关。

EB 病毒是一种 DNA 疱疹病毒，对人的影响十分广泛，几乎遍布世界各地，在发展中国家成人感染率达到 98%，多为亚临床感染，可终生携带。类风湿关节炎患者的抗 EB 病毒核抗原、早期抗原、衣壳抗原等抗体水平均升高。其中核抗原与关节滑膜中的 62kD 的细胞质抗原有交叉反应，衣壳抗原与 Ig Fc 段有交叉反应，类风湿关节炎患者的滑囊液及滑膜中 EB 病毒的 DNA 或 RNA 均高于正常人。因此，类风湿关节炎的发生与 EB 病毒感染有关。也有报道，类风湿关节炎的发生与细小病毒 19（*parvovirus B*19）、风疹病毒、逆转录病毒等感染相关。

可见，感染的微生物诱导机体体液或细胞免疫介导的超敏反应，通过交叉反应或分子模拟作用造成组织损伤，引发类风湿关节炎。

(2) 遗传因素 类风湿关节炎的发病与遗传相关。其在有血缘关系者中的患病率比无血缘关系者中的患病率高 3.6 倍，在同卵双胞胎中的遗传率高达 53%～65%。在人群调查中发现，人类白细胞抗原 *HLA-DR*$_4$ 基因与类风湿关节炎阳性患者有关，类风湿关节炎患者中 37%～71% *HLA-DR*$_4$ 阳性，*DR*$_4$ 为类风湿关节炎患者的易感基因。

（3）内分泌因素　类风湿关节炎患者可能由于下丘脑-垂体-肾上腺轴（HPA）功能失调，导致机体糖皮质激素水平降低，引起滑膜炎症的产生和持续存在。另外，类风湿关节炎患者性激素受体的水平发生改变，雌激素受体水平显著提高，而雄激素受体水平显著降低。

（4）环境因素　寒冷、潮湿、疲劳、营养不良、创伤以及精神因素等，常为本病的诱发因素。有学者认为寒冷、潮湿的工作和居住环境可能导致类风湿关节炎的发生或病情加重。

2. 发病机制

人们对类风湿关节炎这一系统性自身免疫病的发病机制进行了大量的研究。一般认为感染、遗传、内分泌及环境等因素相互交织在一起，共同作用于免疫系统，最终导致免疫系统功能紊乱。

（1）出现与类风湿关节炎相关的自身抗原和抗体　类风湿因子（RF）是抗人或动物 IgG Fc 段的特异性抗体，包括 IgG-RF、IgA-RF、IgM-RF 和 IgE-RF 4 种类型，其中 IgM-RF 是主要类型。在类风湿关节炎患者中，RF 的阳性率为 $60\% \sim 80\%$。在患者的滑膜发现大量变性 IgG 与 RF 形成的免疫复合物。

钙蛋白酶抑制物广泛分布于各种细胞内，细胞激活时可分泌到细胞外，具有抑制钙蛋白酶的作用。类风湿关节炎患者产生了针对自身钙蛋白酶抑制物的自身反应性 T 细胞和自身抗体，削弱了其对钙蛋白酶的抑制作用，导致钙蛋白酶过度活化，引起软骨基质和关节破坏。

葡萄糖-6-磷酸异构酶（GPI）可见于各种细胞浆内，并可分泌到细胞外。类风湿关节炎患者滑液和血浆中存在高滴度的 GPI 抗体及可溶性的 GPI 分子，二者结合形成的免疫复合物可在患者滑膜表面、滑膜动脉及毛细血管内皮细胞沉积。

其他抗原抗体系统，如人软骨糖蛋白-39 及其抗体；Ⅱ型胶原及其抗体；瓜氨酸蛋白及其抗体群等均与类风湿关节炎的发病相关。

（2）淋巴细胞及其信息传递异常　T 细胞、B 细胞及 T 细胞信息传递异常与类风湿关节炎的发生密切相关。类风湿关节炎滑膜中 T 淋巴细胞存在 IFN-γ 反应缺陷、对抗原处于低反应状态等功能缺陷，且多为 CD_4^+ 和 $CD_{45}RO^+$ 的记忆细胞，抗原刺激可发生一定的增殖。开始浸润到患者关节滑膜的淋巴细胞是 T 细胞，然后是 B 细胞，炎症后期，淋巴细胞可在滑膜组织内形成滤泡。

（3）细胞因子及黏附分子　类风湿关节炎患者的滑膜细胞可产生大量细胞因子，如 IL-1、TNF-α 及单核细胞趋化因子等，引起炎症迁延、滑膜细胞活化增生、骨损伤等。黏附分子作用于炎性细胞，使其穿过血管壁向滑膜移行。

（4）其他免疫功能紊乱　如补体异常、高丙种球蛋白血症等。

类风湿关节炎的发生、发展过程可分为急性渗出期和慢性炎症期。疾病后期往往两期同时并存，并相互影响。急性渗出期的发病机制主要是Ⅲ型变态反应，即抗原与抗体特异性结合形成的免疫复合物（IC）局部沉积在滑膜等组织中激活补体。补体激活后可产生多种生物活性物质，使血管扩张、通透性增加，并趋化中性粒细胞。中性粒细胞在趋化因子作用下进入关节腔，释放溶酶体酶，并产生大量的氧自由基，溶酶体酶直接造成组织损伤，氧自由基直接破坏细胞膜，灭活蛋白酶抑制剂，产生强烈的炎症反应。关节内毛细血管内皮损伤，胶原暴露，激活凝血系统和多肽系统。多肽系统激活产生缓激肽类物质，使血管扩张，通透性增加，加重炎症反应；凝血系统激活后生成的纤维蛋白覆盖在滑膜及软骨上，阻止这些组织进行营养代谢，加重缺氧和酸中毒。类风湿关节炎的慢性炎症期主要是由Ⅳ型变态反应引起的。局部的 RF、聚合的 IgG 及胶原等物质可使局部 T 淋巴细胞激活、致敏，活化的 T 淋巴细胞产生淋巴因子，增加血管通透性，激活单核细胞、巨噬细胞、破骨细胞和滑膜细胞，引起滑膜下组织产生慢性炎症。

三、临床表现

类风湿关节炎的病程及临床表现差异很大。根据病程急缓可分为隐袭起病、亚急性起病和急性起病三大类；根据受累关节数目又可分为单关节、少关节、多关节及关节外起病。其中，5％～15％的患者呈急性起病，关节炎的症状在数日或数周内很快出现；超过半数的患者呈隐袭起病，起病缓慢，症状往往数月至数年才逐渐明显。下面从主要症状、关节症状、关节外症状三个方面进行介绍。

1. 类风湿关节炎的主要症状

（1）患者最初感到全身乏力，低热，食欲不振，消瘦，手足麻木、刺痛或伴有全身肌肉酸痛。继而出现 1～2 个关节疼痛、僵硬，早晨僵硬较明显，称之为晨僵，可持续几小时。

（2）随后，患者出现关节肿大和疼痛，逐渐发展为对称性多关节肿痛，四肢大小关节呈游走性疼痛、肿胀。肿痛关节开始以手指、脚趾小关节最常见，常反复发作。

（3）晚期，受累关节可出现不同程度的强硬和畸形，并有骨骼肌萎缩。受累关节以近端指间关节、掌指关节、腕、肘、肩、膝和足趾关节最为多见；颈椎、颞颌关节、胸锁关节和肩锁关节也可受累，并伴活动受限。重症患者关节呈纤维性或骨性强直，致使生活不能自理。

（4）除关节症状外，还可出现关节外其他系统的损害，如类风湿结节，心、肺、肾、周围神经及眼等病变。

2. 类风湿关节炎的关节症状

（1）关节疼痛及触痛　关节疼痛及触痛是类风湿关节炎发病的最早期症状，也是类风湿关节炎的典型关节表现。其严重程度很难量化，一般与关节的炎症程度和部位、积液形成的速度以及积液量有关。此外，还与其肿胀的程度相平行，关节肿胀越明显，疼痛越重，甚至出现剧烈疼痛。

（2）关节肿胀　关节肿胀是类风湿关节炎的另一典型关节表现，是由于关节腔积液、滑膜增生及周围组织水肿所致，表现为关节周围均匀性肿大。手指近端指间关节的梭形肿胀是类风湿患者的典型症状之一。临床上以双手近端指间关节、掌指关节以及腕关节和膝关节肿胀最常见。

（3）晨僵　95％以上的患者有关节晨僵。晨僵是指患者清晨清醒后，或长时间不活动后出现的受累关节发僵或紧缩感。晨僵常是关节受累的第一个症状，大多出现在关节疼痛之前，病情严重时全身关节均可出现僵硬感，起床后经活动或温暖后晨僵症状可减轻或消失。

（4）关节畸形　类风湿关节炎患者若早期未得到及时合理的治疗，多数会发展为关节破坏和畸形。最为常见的关节畸形是腕关节和肘关节强直、掌指关节半脱位、手指向尺侧偏斜和呈"天鹅颈"样及"钮孔花"样表现。

（5）关节功能障碍　晨僵、关节肿痛和关节畸形可引起不同程度的关节功能障碍，导致各种日常活动和工作受限，严重者出现卧床不起。关节功能障碍可分为四级。Ⅰ级：能正常地进行各种日常工作和日常活动；Ⅱ级：能正常地进行日常活动和某些特定工作，但其他工作受限；Ⅲ级：能进行部分日常活动，但完成大部分的日常工作或活动受限；Ⅳ级：各种日常生活和工作均受限。

3. 类风湿关节炎的关节外症状

类风湿关节炎是一种全身性疾病，除关节病变外，还可出现多种关节外损害，病变严重时，甚至可危及患者的生命。了解关节外表现对认识类风湿关节炎的全貌非常重要。

（1）类风湿结节　类风湿结节是一种较硬、无痛、圆形或椭圆形的小结节，多在晚期活动性类风湿患者中出现，发病率约为25％。类风湿结节可发生于皮下、关节周围、关节内或内脏器官，临床上分为浅表结节和深部结节两种。浅表结节易发生于关节隆突部及经常受压处，如前臂的伸侧面、前臂尺侧、肘背侧及鹰嘴处，也可见于指关节伸侧、腕关节、手足伸肌腱、跟腱等处，结节可只有一个或数个；深部结节发生于内脏组织，好发于胸膜、心包膜表面以及肺或心脏组织中。类风湿结节的发病机制仍不清楚，多数学者认为小血管损伤引起免疫复合物在局部聚集，随后，大量巨噬细胞被吸引到该处并被激活，促使结节形成。类风湿结节可长期存在，少数结节随病情改善或经早期积极治疗后可软化、消失。

（2）类风湿血管炎　类风湿血管炎多见于病情严重、血清学阳性及有类风湿结节的患者，可发生在关节外的任何组织，常累及中小动脉和静脉。皮肤血管受累可出现皮肤溃疡、瘀点或紫癜、指（趾）端梗死或坏疽、非特异性斑丘疹或结节性红斑、出血性大疱、网状青斑、持久性隆起性红斑及萎缩性白斑等。内脏动脉受累，可出现类似结节性多动脉炎的临床表现，引起周围神经病变、心包炎及内脏动脉炎等。

（3）心脏病变　RA引起的心脏病变主要表现为心包炎、心内膜炎及心肌炎。心包炎是RA心脏受累的最常见表现，可出现于RA的任何阶段，但一般在RA的早期或活动期较多见。心包炎随 RA 病情的控制而缓解，大多数患者预后良好。30％的 RA 患者可出现心瓣膜受累，引起非特异性心瓣膜炎，出现心瓣膜关闭不全等症状。RA 患者也可有心肌损害，但通常不出现临床症状。

（4）肺部病变　约 11％的 RA 患者出现肺纤维化，多见于晚期患者，提示预后不良。患者可出现劳力性呼吸困难、咳嗽、胸痛等症状。此外，RA 的肺部病变还表现为胸腔积液、肺类风湿结节等。

（5）肾脏损害　根据肾脏损害的病因可分为原发性免疫性病变、肾淀粉样变和药物治疗引起的继发性肾脏病变三类。原发性免疫性病变是由于免疫复合物在肾小球沉积，通过激活补体，释放炎症因子，造成肾组织损伤。临床上表现为肾小球肾炎和/或肾小管间质性肾炎。肾淀粉样变多见于病情较严重、病程较长的病例，主要病理变化为淀粉样物质沉积在肾小球、肾小管和肾间质等，引起早期肾体积正常或增大，晚期肾缩小的症状。治疗 RA 的药物，如非甾体类抗炎药、金制剂等，可引起间质性肾炎等肾脏损害。

（6）眼部表现　RA 可累及结膜、角膜、巩膜及前葡萄膜，引起病变。最多见的是继发性干燥综合征，表现为口干、眼干等症状。还可出现巩膜炎、巩膜软化，甚至巩膜穿孔；角膜溶解、穿孔；治疗药物可引起白内障或视网膜病变等。

RA 的关节外病变还包括消化道病变、血液学改变及神经系统病变等，可出现相应组织损害的临床表现。

四、辅助检查

1. 血清学及细胞学检查

（1）血常规检查　多数 RA 患者伴有轻度贫血，一般是正细胞正色素性贫血，如果出现低色素性贫血，提示患者有慢性失血的可能。疾病活动期可有白细胞、嗜酸性粒细胞的升高。常见血小板升高。

（2）血沉（ESR）　RA 活动期血沉增快。病情加重时，血沉也增快，病情缓解时血沉可恢复至正常。

（3）C 反应蛋白（CRP）　CRP 是评价 RA 活动性和治疗效果的指标。CRP 含量越高，表明病变活动度越高。正常参考值小于等于 10mg/L，而 RA 早期和急性期时，血清中 CRP 可达 50mg/L 以上。

（4）类风湿因子（RF）　RF 是抗人 IgG Fc 段的特异性抗体，有 IgG、IgA、IgM 和 IgE 四种，其中 IgM 是检测最多的类型。检测方法包括人 IgG 致敏的乳胶凝集试验（LFT）、放射免疫法（RIA）、酶联免疫吸附试验（ELISA）等。约60％～80％的类风湿关节炎患者的血液中 RF 呈阳性，类风湿因子滴度越高，诊断为类风湿关节炎的可能性越大。类风湿因子滴度高、出现早，预示病变有逐渐加重的趋势，可作为判断预后的指标之一。

（5）抗核周因子（APF）　核周因子是人颊黏膜上皮细胞内呈颗粒状分布的透

明角质颗粒，是一种不溶性蛋白质。该抗体主要是 IgG 型，可用间接免疫荧光法测定。RA 患者中 APF 的阳性率为 50%～80%，其特异性为 72.7%～90%，可作为 RA 的血清特异性抗体。

（6）抗角蛋白抗体（AKA）　角蛋白是一组不溶性的纤维蛋白。RA 血清中存在抗角蛋白的 IgG 抗体，可用间接荧光法测定。RA 患者中 AKA 的阳性率为 40%～60%，其特异性为 87%～95%。可见，APF 与抗角蛋白抗体（AKA）密切相关，可以利用 APF 的高敏感性和 AKA 的高特异性，在临床上同时检查 AKA 及 APF，以提高对 RA 的诊断水平。

（7）抗 Sa 抗体　Sa 抗原是存在于人胎盘、脾脏及 RA 滑膜等部位的一种多肽。抗 Sa 抗体在 RA 患者中的阳性率为 30%～40%，特异性高达 98%。抗 Sa 抗体的检出提示病情严重，预后不良。

（8）抗环瓜氨酸多肽抗体（anti-CCP）　抗环瓜氨酸多肽抗体可在 RA 早期出现。RA 患者中 anti-CCP 的阳性率至少为 60%～70%，特异性高达 96%～98%。anti-CCP 阳性的 RA 患者骨破坏较抗体阴性者严重。可见，anti-CCP 对 RA 的早期诊断以及对疾病严重程度的判断具有一定作用，是一种最有希望广泛应用于 RA 早期诊断的自身抗体。

（9）类风湿关节炎滑液的检查　滑液的白细胞计数为（5～50）×10^9/L，中性粒细胞占 60%～80%。

2. 影像学检查

（1）X 线检查　RA 患者早期 X 线征象主要表现为关节周围软组织肿胀，关节周围及邻近部位轻度骨质疏松。随着病情进展，逐渐出现关节间隙狭窄，关节面边缘侵蚀及软骨下骨质囊性改变，关节脱位和畸形，甚至出现关节强直。根据关节破坏程度将 X 线改变分为四期：Ⅰ期（早期），普遍性骨质疏松和软组织肿胀；Ⅱ期（中期），骨质疏松，可有轻度的软骨破坏，无关节畸形和邻近肌肉萎缩，有关节外软组织病损；Ⅲ期（严重期），骨质疏松加上软骨或骨质破坏，关节畸形，可见广泛的肌肉萎缩及关节外软组织病损；Ⅳ期（末期），除严重期症状外，出现纤维性或骨性强直。

（2）CT 检查　对于需要分辨关节间隙、椎间盘、椎管及椎间孔的 RA 患者可选用 CT 检查。

（3）MRI 检查　MRI 具有无辐射、无创伤、多平面成像等优点，对软组织分辨能力高，主要用于对关节周围的软组织、肌腱及韧带损伤的检查。MRI 对于发现患者的早期关节破坏有帮助。

五、诊断

1. 诊断标准

目前临床上广泛应用的是美国风湿病协会 1987 年修订的类风湿关节炎的分类

标准，该标准列举了 7 项临床及辅助检查特征。

（1）晨僵 关节及关节周围的晨僵感，每天至少 1 小时，病程至少 6 周。

（2）至少 3 个以上的关节炎 关节肿胀有 3 个或者 3 个以上，至少持续 6 周。

（3）手部关节的关节炎 腕关节、掌指关节或者近端指间关节至少 1 处关节肿胀，至少持续 6 周。

（4）对称性关节炎 身体双侧相同关节区域同时受累（近端指间关节、掌指关节、跖趾关节受累时，可不完全对称），肿胀持续至少 6 周。

（5）类风湿结节 在关节伸侧、关节周围或骨突出部位出现皮下结节。

（6）类风湿因子阳性。

（7）影像学改变 手和腕关节处有骨质侵蚀，受累关节及邻近部位有骨质疏松。

符合以上 7 项标准中的 4 项及以上者，可诊断为 RA。

2. 缓解标准

类风湿关节炎临床缓解标准包括下述 6 个方面。

（1）晨僵时间低于 15min。

（2）无疲劳感。

（3）无关节痛。

（4）活动时无关节痛或关节无压痛。

（5）无关节或腱鞘肿胀。

（6）血沉，女性小于 30mm/h，男性小于 20mm/h。

符合 5 条或 5 条以上并至少连续 2 个月者考虑为临床缓解；有活动性血管炎、心包炎、胸膜炎、肌炎和近期无原因的体重下降或发热，则不能认为缓解。

六、防治

1. 预防

到目前为止，类风湿关节炎的发病原因还没有彻底明确，抗类风湿药物不能彻底根除疾病，RA 容易反复发作。所以，预防在类风湿关节炎的综合治疗中占有重要地位。

（1）加强锻炼，增强身体素质 经常参加体育锻炼或生产劳动，如做保健体操、练气功、太极拳、做广播体操、散步等。凡是能坚持体育锻炼的人，身体就强壮，抗病能力就强，抗御风寒湿邪侵袭的能力比没经过体育锻炼者强得多。

（2）避免受风、受潮、受寒 大部分 RA 患者发病前或疾病复发前都有受凉、受潮病史。RA 在受到寒冷、潮湿刺激后，关节局部肿胀和疼痛加重。因此，要做到预防为主，应注意保暖，避免受凉、受冻、精神紧张、过度疲劳、失眠和性生活过度。避免玩水和用冷水洗衣、游泳；关节处要注意保暖，不穿湿衣、湿鞋和湿袜等；不要贪凉露宿，暴饮冷饮。

（3）保持良好的心理状态　疾病的发生、发展与人的精神活动状态有密切的关系。有些患者由于心理状态异常如精神受到刺激、心情压抑或过度悲伤而诱发RA。保持精神愉快是预防类风湿关节炎的一个重要措施。要善于节制不良情绪，努力学习，积极工作，开阔心胸，愉快生活，进而可促使身体健康。保持正常的心理状态，对维持机体的正常免疫功能是重要的，要树立战胜疾病的信心，保持心情舒畅，对预防 RA 具有重要意义。

（4）预防和控制感染　细菌、病毒感染可能是导致类风湿关节炎的发病因素之一。患有感冒、咽炎、扁桃体炎和结核等疾病时，应及早使用抗生素或抗病毒药物治疗，而且要根治。

2. 治疗

RA 患者的平均病程是 27 年。几乎所有患者都会遭受关节疼痛之苦，同时伴有不同程度的关节功能丧失。研究表明，积极的规范治疗，可使多数 RA 患者的病情完全缓解，改善预后。因此，临床上要遵循 RA 的治疗原则，即①早期治疗原则，用药越早，治疗效果越好；②联合及强化原则，两种或两种以上药物联合，必要时加用激素强化治疗；③规范化治疗原则。美国风湿病学会（ACR）于 1996 年发表了《RA 治疗指南》。2002 年，美国风湿病学会遵循循证医学结果，结合 RA 治疗的进展，对 1996 版的《RA 治疗指南》进行了修订。2008 年，ACR 发表了《非生物和生物 DMARDs 治疗类风湿关节炎的建议》，推荐使用强氯喹、甲氨蝶呤、柳氮磺吡啶、来氟米特、米诺环素 5 种非生物药及依他西普特（etanercept）、英夫利昔（infliximab）、阿达木单抗、阿巴西普和利妥昔单抗 5 种生物制剂。现行治疗类风湿关节炎的目的在于控制关节及其他组织的炎症，缓解症状；保持关节功能和防止畸形；修复受损关节以减轻疼痛和恢复功能。RA 治疗主要包括药物治疗、生物治疗和外科治疗等。

（1）药物治疗　治疗 RA 的药物通常包括非甾体类抗炎药（nonsteroidal anti-inflammatory drugs，NSAIDs）、改善病情的抗风湿药（disease modifying anti-rheumatic drugs，DMARDs）和糖皮质激素三种类型。

① 非甾体类抗炎药（NSAIDs）　是治疗 RA 的基本药物，这类药物具有止痛、抗炎、解热等功能，可减轻关节疼痛和肿胀，但不能改变疾病的进程或阻止关节的破坏。其主要作用机制是通过抑制环氧化酶，阻断花生四烯酸向炎症介质前列腺素的转化，从而减轻或控制由于炎症反应引起的症状和体征。非甾体类抗炎药的种类繁多，但应避免两种或两种以上该类药物同时服用，因其叠加服用后疗效不能加强，而副作用增加；其应与改善病情的抗风湿药联合用药；且用药须注意个体化。治疗 RA 常见的 NSAIDs 有以下几类。

a. 丙酸衍生物　包括布洛芬（ibuprofen）、萘普生（naproxen）和洛索洛芬（loxoprofen）等。常用剂量为布洛芬每天总剂量 1.2～2.4g，每次 0.2～0.6g，分 3～4 次服用；萘普生每次 0.25g，每日 2 次；洛索洛芬每次 0.06g，分 3 次服用。

副作用有恶心、呕吐、腹泻、消化性溃疡、胃肠道出血、头痛、中枢神经系统紊乱（如易激惹）等。

b. 吲哚类　吲哚美辛（indometacin）每次 0.025g，每日 3 次，饭时或饭后立即服用。副作用有恶心、呕吐、腹泻、胃溃疡、头痛、眩晕及精神抑郁等。

c. 异丁芬酸类衍生物　双氯芬酸（diclofenac）每次 0.025～0.05g，每日 3 次。副作用有恶心、呕吐、腹泻等。

非甾体类抗炎药有近百种，还包括吡喃羧酸类、烯醇酸类、黄酰苯胺类等。

② 改善病情的抗风湿药（DMARDs）　该类药物起效慢，不具备即刻止痛和抗炎作用，但有改善和延缓病情进展的作用，可缓解关节的侵蚀、破坏以及由此所致的功能丧失。一般服药后几周或几个月后病情才见好转，持续服药可部分或全部控制症状，关节及其他组织损害也可停止，但停药后会复发。

常用于 RA 的 DMARDs 包括羟氯喹（hydroxychloroquine，HCQ）、柳氮磺吡啶（sulfasalazine，SASP）、甲氨蝶呤（methotrexate，MTX）、来氟米特（leflunomide，LEF）、硫唑嘌呤（AZP）、青霉胺（Pen）、金制剂（包括注射金制剂、口服金制剂）以及环孢素等，详见表 4-4。

表 4-4　治疗 RA 的 DMARDs 的种类、起效时间及维持剂量

药物	起效时间/月	一般维持剂量	备　注
羟氯喹	2～6	200mg，bid	
柳氮磺吡啶	1～3	1000mg，bid/tid	
甲氨蝶呤	1～2	7.5～20mg/周 p. o. /i. m.	
来氟米特	1～2	20mg，qd	耐受不佳时，给予（10mg，qd）
依他西普特	几天到 3 个月	25mg，2 次/周，i. h.	皮下注射
英夫利昔	几天到 4 个月	3～10mg/8 周，i. v. 或 3～5mg/4 周	
硫唑嘌呤	2～3	50～150mg，qd	
青霉胺	3～6	250～750mg，qd	
口服金制剂	4～6	3mg，bid，p. o.	
肌注金制剂	3～6	25～50mg/2～4 周，i. m.	
米诺环素	1～3	100mg，bid	
环孢素	2～4	2.5～4mg/(kg·d)	

注：bid 代表每天 2 次；tid 代表每天 3 次；qd 代表每天 1 次；p. o. 代表口服；i. m. 代表肌内注射；i. v. 代表静脉注射；i. h. 代表皮下注射。

基于对药物的安全性、方便性以及费用等的考虑，许多风湿病医师首选 HCQ 和 SASP 治疗 RA。但对于病情明显活动或提示预后不良的患者，推荐使用 MTX 或联合用药。对于使用 MTX 有相对禁忌或其剂量已达 25mg/周，但疗效不佳或不能耐受的 RA 患者，推荐使用生物制剂或其他 DMARDs，可单独或联合用药。育龄期妇女使用 DMARDs 时必须采取有效的避孕措施，计划怀孕期间或哺乳期间须调整治疗方案。

a. 羟氯喹　该药起效慢，服用后 3～4 个月疗效达到高峰。通常耐受性良好，但患者需要定期进行眼科检查以早期发现可逆性视网膜损害。用药剂量超过 6mg/(kg·d) 时将增加视网膜的损害。用药期间还可出现头晕、头痛、皮疹、瘙痒及耳鸣等不良反应。

b. 柳氮磺吡啶　该药可抑制淋巴细胞和白细胞的多种功能，一般服用 4～8 周后起效。主要不良反应有恶心、呕吐、厌食、消化不良、腹痛、腹泻、皮疹等。

c. 甲氨蝶呤　该药口服吸收快，1～2h 血药浓度达到高峰，具有抑制淋巴细胞增殖、抑制新生血管形成等功能。许多风湿病专家选择 MTX 作为 RA 的 DMARDs 初始治疗。常见的不良反应有口腔炎、呕吐、腹泻以及脱发等。转氨酶升高是 MTX 最常见的不良反应，用药期间必须监测肝功能。MTX 也可引起肺毒性，且具有潜在的致畸作用。

d. 来氟米特　该药能够选择性地抑制二氢乳酸脱氢酶的活性，抑制活化淋巴细胞的嘧啶从头合成途径，减轻病变部位的炎症反应等。该药可改善 RA 患者的关节肿胀疼痛、晨僵和血沉等症状。但其具有潜在的致畸作用，孕妇禁服。常见腹泻、瘙痒、皮疹以及血清转氨酶升高等不良反应。

e. 环孢素　环孢素单剂治疗有效，主要限于治疗难治性 RA。该药具有升高血压、肝肾功能损害、神经系统损害和继发感染等严重不良反应。

其他 DMARDs 药物，如青霉胺、金制剂、硫唑嘌呤等也能控制 RA 的病情，但因使用不便，或因毒副作用较大而在临床上较少使用。

简单使用一种 DMARDs 常不能有效地控制临床症状并阻止病情进展，因此人们越来越多地选用 DMARDs 联合治疗。有资料显示，环孢素和 MTX 联合应用较单用 MTX 有效，但长期随访发现此方案有升高血压和血肌酐水平的副作用。一项随机对照临床试验显示 MTX、HCQ 和 SASP 三联治疗，其疗效显著高于单用 MTX 和联用 HCQ 与 SASP，且副作用并不增加。目前常用的联合治疗方案有：甲氨蝶呤＋柳氮磺吡啶；甲氨蝶呤＋羟氯喹；甲氨蝶呤＋青霉胺；甲氨蝶呤＋金诺芬；甲氨蝶呤＋硫唑嘌呤；柳氮磺吡啶＋羟氯喹等。

③ 糖皮质激素　具有强大的抗炎作用及免疫抑制作用，能迅速减轻关节疼痛、肿胀。小剂量糖皮质激素可缓解多数患者的症状，可作为 DMARDs 药物起效前的"桥梁"使用；对关节炎急性发作或伴有心、肺等器官受累的重症患者，可给予短效糖皮质激素治疗。长期使用糖皮质激素的不良反应有医源性肾上腺皮质功能亢进，如向心性肥胖、高血压等；诱发和加重感染、溃疡；骨质疏松和自发性骨折；无菌性骨坏死等。因此，糖皮质激素治疗 RA 的原则是不需用大剂量时则用小剂量；能短期使用者，不长期使用；治疗过程中注意补充钙剂及维生素。

（2）生物制剂　生物制剂是一类具有明确靶点的治疗药物，主要靶点包括细胞因子、T 细胞和 B 细胞等，如 TNF 拮抗剂、白介素-1 拮抗剂、抗 CD_{20} 单抗、T 细胞共刺激信号抑制剂等。在我国已经上市并获准治疗 RA 的是两种 TNF 拮抗剂，即依他西普特（etanercept）和英夫利昔（infliximab）。依他西普特是一种可溶性的 TNF-Fc 融合蛋白，英夫利昔是一种人鼠嵌合的抗 TNF 单克隆抗体，二者通过与靶细胞膜上的 TNFR 结合，竞争性阻止可溶性 TNF-α 与 TNFR 结合，阻断免疫细胞的信号传递，抑制 TNF 的活性，调节炎症反应过程，从而达到治疗目的。依他西普特、英夫利昔的起效时间及维持剂量等详见表 4-3。

TNF 拮抗剂的特点是起效快，患者总体耐受性好，且延缓和抑制骨破坏的效能显著。早期 RA 患者或病情活动而使用 DMARDs 治疗无效的患者可考虑使用依他西普特或英夫利昔。亦可与其他疗法联合治疗。对于存在任何感染的易感因素，或有结核病史者都应慎用 TNF-α 拮抗剂；存在严重的慢性感染者应避免使用；而所有患者在合并急性感染期间都应停用 TNF-α 拮抗剂。

（3）外科治疗 经过药物治疗病情仍不能控制者，为防止关节的破坏，矫正畸形，改善生活质量，可以考虑手术治疗，但手术治疗不能根治 RA。常用的手术主要有滑膜切除术、关节形成术、软组织松解或修复术及人工关节置换术等。

七、健康指导与护理

1. 心理护理与健康

类风湿关节炎是一种慢性疾病，其病程长，病情反复，多关节炎症，致残率高，因而给患者的心理、生理、社会活动和日常生活带来极大的负面影响和精神压力。抑郁是 RA 患者中最常见的精神症状，表现为悲观、失望、失眠、嗜睡、食欲减退、焦虑自责、注意力不集中和记忆力减退等。焦虑是 RA 患者的另一个常见症状，由于担心残疾、药物副作用等，出现担心、紧张、易激惹等症状。疲倦是 RA 患者的普遍症状，表现为乏力、睡眠障碍和心理疲惫等。因此在积极合理治疗的同时，还应注意心理护理和治疗。

对患者进行疾病知识的教育，提供必要的宣传资料、科普读物，举办健康宣教讲座，并给予患者针对性的指导，使患者对此病有一定的知识储备，便于患者应付因疾病引起的心理危机，理解治疗方案，有效地进行自我管理。患者的家庭成员要给予关怀和照顾，给予日常生活的帮助，鼓励其发展良好的心理状态。

2. 一般护理与健康

类风湿关节炎患者对寒冷、潮湿较敏感，因此室内要保持温暖，居住房屋最好向阳、干燥通风，保持室内空气清新；床铺要平整，被褥轻暖干燥；气候变化时，要根据天气适时增加衣物，避免受凉、感冒；洗脸、洗手、洗脚宜用温水。保持稳定良好的心态，正确对待疾病，树立战胜疾病的信心。生活规律，坚持每天锻炼，合理安排起居，避免过度劳累。

急性期关节剧烈疼痛和伴有全身症状者，应卧床休息，并注意休息时的体位，尽量避免关节受压；对长期卧床者，应注意经常帮助其更换体位，防止发生褥疮；

对行走不便者，要及时给予照顾和帮助；对因减轻痛苦而采取的不良姿势要及时纠正；患者站立时应尽量挺胸收腹；床铺不可太软，睡眠时忌用高枕等。

3. 饮食护理与健康

由于类风湿关节炎的病程迁延，恢复缓慢，患者必须长期服药治疗，而一些治疗类风湿的药物对消化道有不良刺激，往往会引起食欲下降，消化功能降低，从而导致人体所需营养物质吸收不足，甚至出现营养不良。配合饮食护理不仅可以增加药物疗效，而且可以弥补药物治疗的不足和抑制药物的毒副反应，对该病的治疗与康复起着重要作用。类风湿关节炎患者宜少食多餐，要以高蛋白、高维生素、高能量的食物为主。

对类风湿关节炎有益的食物包括：鱼肉、瘦肉、黄鳝、鸡蛋、豆类等富含蛋白质的饮食；蔬菜、水果等富含维生素的食品；玉米、高粱、薯类等富含微量元素的粗、杂粮食品。苦瓜、苦菜、丝瓜等食物具有清热解毒作用，可以缓解关节局部发热、疼痛症状；薏仁、豆腐、芹菜、山药、扁豆等食品具有健脾利湿的作用，可以缓解关节肿胀；蛇类、虫类具有活络、祛风、止痛等作用，可缓解关节局部红、肿、热、痛等症状。

可以加重类风湿关节炎的食物包括以下 4 方面。

(1) 要少食牛奶、羊奶等奶类和花生、巧克力、小米、干酪、奶糖等含酪氨酸、苯丙氨酸和色氨酸的食物。因其能产生致关节炎的介质如前列腺素、白三烯、酪氨酸激酶自身抗体及抗牛奶 IgE 抗体等，易致过敏而引起关节炎加重、复发或恶化。

(2) 少食肥肉以及高脂肪和高胆固醇的食物。因其产生的酮体、酸类、花生四烯酸代谢产物和炎症介质等，可抑制 T 淋巴细胞功能，易引起和加重关节疼痛、肿胀、骨质疏松与关节破坏。

(3) 少食甜食。因糖类易致过敏，可加重关节滑膜炎的发展，易引起关节肿胀和疼痛加重。

(4) 少饮酒和咖啡、茶等饮料，注意避免被动吸烟，因其都可加剧关节炎恶化。

4. 疾病预后

类风湿关节炎的预后有个体差异。发病呈急性者的病程进展较短，一次发作后可缓解数月至数年或不再发。发作呈隐袭者的病程进展缓慢渐进，全程可达数年之久，其间交替的缓解和复发。约 70% 的患者呈多关节反复、周期性发作。如果早期即给予积极的、综合性治疗，恢复大多较好。约 10% 的患者因治疗不及时等原因致残。该病与预后不良有关的一些表现包括以下几方面。

(1) 有对称性、多关节损害，伴有皮下结节和高滴度的类风湿因子者。

(2) 有全身症状者。

(3) 早期出现骨质侵蚀者。

（4）具有关节外类风湿病变表现者。

（5）持续血沉增快、C 反应蛋白升高、嗜酸性粒细胞增高者。

第三节　哮喘与健康

哮喘是一种由多种细胞特别是嗜酸性粒细胞、肥大细胞和 T 淋巴细胞参与的气道慢性炎症病变。在易感者中，这种炎症可以引起气道对各种刺激的高反应性，并导致不同程度的广泛而可逆的气道阻塞症状。

哮喘是当今世界上最常见的慢性疾患之一，其患病率在世界范围内呈现上升趋势。据世界卫生组织估计，目前全世界有 2.8 亿人罹患哮喘。我国哮喘的发病率为 1％，儿童达 3％。当人们对哮喘的危害性认识不足，错过了早期防治良机的话，就会造成病情逐渐加重，甚至死亡。

一、哮喘的分类

根据病因和发病机制，哮喘分为外源性哮喘和内源性哮喘。

1. 外源性哮喘

外源性哮喘又称特应性哮喘，通常发生于特应性人群中。患者一般有其他过敏性疾病史，有较明确的环境过敏原。约半数以上患者血清中的 IgE 抗体升高，皮肤试验阳性。哮喘发作有明显的季节性，在暴露于高水平的特定致敏原如花粉、烟雾等环境下，就可出现哮喘症状，这种类型的哮喘也称为季节性哮喘。外源性哮喘以儿童及青少年多见，常有哮喘家族史。

2. 内源性哮喘

内源性哮喘发生于非特应性患者。常见的诱发因素是运动及病毒感染等。内源性哮喘患者一般无过敏性疾病史，发病时血清 IgE 抗体通常不高，皮肤试验为阴性，无明显季节性与哮喘家族史。哮喘发病年龄较晚，以女性多见。

二、病因和发病机制

1. 病因

内源性哮喘的病因至今还未清楚；而外源性哮喘则主要由过敏原所引发。此外，这两种哮喘的病因与遗传和环境因素都有关系。哮喘是遗传病的一种，根据数据显示，如果双亲中有一位患有哮喘，则子女会有 25％ 的机会出现哮喘的症状，而如果双亲均为哮喘患者，则子女约有 50％ 的机会患上哮喘。

2. 发病机制

哮喘的发病机制十分复杂，迄今仍未完全明了。多数人认为变态反应、气道慢性炎症、气道反应性增高及植物神经功能障碍等因素相互作用，共同参与哮喘的发病过程。

三、临床表现

1. 症状

典型的支气管哮喘表现为反复发作性喘息、日轻夜重（下半夜和凌晨易发）。急性发作时，两肺可闻及弥漫性哮鸣音，以呼气相为主。非典型的支气管哮喘表现为发作性胸闷或顽固性咳嗽，后者称为咳嗽变异型哮喘，以顽固性咳嗽为惟一的临床表现，无喘息症状，临床上易误诊为支气管炎。

2. 发病特征

（1）发作性　当遇到诱发因素时呈发作性加重。

（2）时间的节律性　常在夜间及凌晨发作或加重。

（3）季节性　常在秋冬季节发作或加重。

（4）可逆性　平喘药通常能够缓解症状，可有明显的缓解期。

四、并发症

发作时可并发气胸、纵隔气肿、肺不张；长期反复发作和感染可并发慢性支气管炎、肺气肿、支气管扩张、间质性肺炎、肺纤维化和肺源性心脏病。

五、诊断

1. 依据体征诊断

缓解期可无异常体征。发作期胸廓膨隆，叩诊呈过清音，多数患者有广泛的以呼气相为主的哮鸣音，呼气延长。严重哮喘发作时常有呼吸困难、大汗淋漓、发绀、心率增快和奇脉等体征。

2. 依据实验室检查诊断

（1）血常规检查　哮喘发作时可有嗜酸性粒细胞增高，但多数不明显，如并发感染可有白细胞增高。

（2）痰液检查　痰涂片在显微镜下可见较多的嗜酸性粒细胞。如合并呼吸道细菌感染，痰涂片革兰染色、细胞培养及药物敏感试验有助于病原菌的诊断及指导治疗。

（3）肺功能检查　在哮喘发作时，可出现用力肺活量减少、残气量增加、功能残气量和肺总量增加，残气占肺总量的百分比增高。经过治疗后可逐渐恢复。

（4）血气分析　哮喘严重发作时可有缺氧。

（5）胸部 X 线检查　早期在哮喘发作时可见两肺透亮度增加，呈过度充气状态；在缓解期多无明显异常。如并发呼吸道感染，可见肺纹理增加及炎症性浸润阴影。同时要注意肺大疱、气胸或纵隔气肿等并发症的存在。

（6）特异性过敏原的检测　可用放射性过敏原吸附试验测定特异性 IgE，过敏性哮喘患者血清 IgE 较正常人高 2～6 倍。在缓解期可作皮肤试验判断相关的过敏原，但应防止发生过敏反应。

（7）皮肤试验　在哮喘缓解期用可疑的过敏原作皮肤点刺或皮内试验，有条件的作吸入激发试验，可做出过敏原诊断。但应注意高度敏感的患者有时可能诱发哮喘和全身反应，甚至出现过敏性休克，须密切观察，及时采取相应措施。

六、防治

防治原则包括消除病因、控制急性发作、巩固治疗、改善肺功能、防止复发、提高患者的生活质量。根据病情，因人而异，采取综合治疗措施。

1. 消除病因

应避免或消除引起哮喘发作的过敏原和其他非特异性刺激，去除各种诱发因素。

2. 发作期治疗

哮喘发作时应兼顾解痉、抗炎、去除气道黏液栓，保持呼吸道通畅，防止继发感染。一般可单用或联用下列药物。

（1）平喘药　茶碱类药物中常用的有氨茶碱、喘定等；拟肾上腺素类药物中常用的有舒喘灵等，多采用口服和局部给药结合的方式；肾上腺皮质激素类药物中常用的有强的松（口服）、二丙酸倍氯米松（气雾剂）等。

（2）祛痰药　患者痰多而黏稠，难以咳出，使炎症难以控制，故祛痰药的使用不能忽视。常用药物有必嗽平、氨溴索等。也可用超声雾化吸入，促进痰液排出。

（3）控制感染　常用各种抗生素来达到控制感染的目的。头孢霉素类、青霉素类、喹诺酮类可选用。

3. 缓解期治疗

目的是巩固疗效，防止或减少复发，改善呼吸功能。

（1）脱敏疗法　针对过敏原做脱敏治疗可以减轻或减少哮喘发作。

（2）抗变态反应治疗　色甘酸钠粉雾吸入、酮替芬口服，有较强的抗过敏作用，对外源性哮喘有较好的预防作用。

（3）增强体质，参加必要的体育锻炼，提高预防本病的卫生知识，稳定情绪等。

七、健康指导与护理

（1）支气管哮喘是慢性病，患者和家属要充分认识其长期性、反复性和可逆性的特点，要与医护人员积极配合制订治疗计划，坚持长期服药并不断修正治疗方案，学会自我管理，学会正确使用特殊药物，学会进行吸入疗法等。

（2）努力避免诱发因素

① 忌接触过敏原　有明确过敏原的患者应尽可能脱离过敏原；无明确过敏原者，哮喘发作时应查找与发作有关的因素，平时应尽量避免或减少接触花粉、灰

尘、尘螨、动物的毛发等致敏原等。

② 忌着凉感冒　冷空气可能诱发哮喘发作。加强防寒、耐寒的锻炼，如用冷水洗脸、按摩鼻部，并随季节的变化增减衣服，必要时可应用增加机体免疫力的药物。

③ 忌烟雾和异味刺激　哮喘患者应禁止吸烟，还应避免被动吸烟。

④ 忌精神紧张和过度疲劳　精神紧张和过度疲劳会使组胺、过敏的迟缓反应物质等生物活性物质释放，诱发哮喘。

⑤ 忌自作主张随意用药　哮喘患者应在专科医师的指导下用药，不要单纯根据广告宣传自行用药。成分不明、无生产批号的药物不能滥用，并且应注意防止偏方的毒副作用。

(3) 部分患者哮喘发作前有先兆症状，如鼻腔发痒、打喷嚏、流清涕、胸闷或咳嗽等，要注意积累经验，把握时机，及时用药。在哮喘发作前或发作初起时用药，往往效果好于哮喘发作时。

(4) 患者应随身携带止喘气雾剂，一出现哮喘发作先兆，应立即吸入 β_2 受体激功剂的气雾剂，同时保持平静，以迅速控制症状。症状控制后，到医院就医，同医护人员讨论本次发作的诱因及今后采取的对策。

(5) 对激素的吸入疗法要有正确的认识，很多患者认为激素的不良反应太多，拒绝接受激素的治疗。目前治疗气管炎症的药物主要是激素的吸入气雾剂，有肯定的疗效，气雾剂吸入直接进入气管，剂量很低，很少被人体吸收，因此长期使用不会出现明显的不良反应。

(6) 哮喘发作时病情严重，患者时常会发生窒息。家人应在患者发作时保持镇静，给予患者关怀与体贴，以解除患者精神紧张及恐惧心理。同时帮助患者取坐位，最好双肘下有支持物，如枕头、靠垫等，使患者身体略前倾，或者半躺在床头、沙发上，安抚患者，保证其安全，让其放心。

(7) 饮食过饱、太甜、太咸、过于油腻等都不利于哮喘病情的控制。在哮喘发作期，给予患者清淡、易消化、富有维生素的高热量流质或半流质食物，避免给予辛、酸、辣等刺激性食品和鱼、虾、蟹等食物，避免冷饮，同时要鼓励患者多饮水，注意改善其口味。恢复期要限制患者的饮食量，忌过饱，避免诱发哮喘，同时应多食用新鲜水果和蔬菜。

（劳凤学　李秋惠）

第五章
遗传病与健康

第一节 白化病与健康

一、概述

白化病（albinism）的全称是眼皮肤白化病（oculocutaneous albinism，OCA），是指因皮肤及其附属器官黑色素缺乏所导致的皮肤、头发等器官白化的一种遗传性疾病。患者通常因全身皮肤、毛发、眼睛缺乏黑色素，表现为视网膜无色素，虹膜和瞳孔呈现淡粉色，怕光，看东西时总是眯着眼睛；皮肤、眉毛、头发及其他体毛都呈白色或白里带黄，俗称"羊白头"。白化病属于家族遗传性疾病，为常染色体隐性遗传，遍及全世界，发病率约为 1/20000～1/10000。

二、病因

正常人体的黑色素是由黑色素细胞合成的，这些细胞主要分布于皮肤、毛囊及眼睛。细胞中的黑色素小体含有酪氨酸酶，该酶可以将酪氨酸转变成黑色素。白化病患者黑色素细胞的数量正常，但酪氨酸酶缺乏或酪氨酸酶相关蛋白异常，使黑色素小体内的酪氨酸不能转化成黑色素（图 5-1），造成皮肤、毛发及眼睛颜色变浅。酪氨酸酶缺乏，同时造成其他代谢的改变，产生一些伴随症状，如视神经纤维走向的异常、出血倾向、免疫异常及蜡样脂质堆积现象等。

酪氨酸酶缺乏是由于控制酪氨酸酶的基因异常导致的，属于常染色体隐性遗传，是一种单基因遗传病。单基因遗传病是由单一基因突变引起的疾病，符合孟德尔遗传规律，所以又称为孟德尔遗传病。基因位于染色体上，染色体分为常染色体和性染色体，基因也有显性基因与隐性基因之分。位于不同染色体上的致病基因，其遗传方式是不同的。单基因病包括常染色体显性遗传病（如短指症等）、常染色体隐性遗传病（如白化病等）、X 连锁显性遗传病（如抗维生素 D 性佝偻病等）、X 连锁隐性遗传病（如色盲、血友病等）和 Y 连锁遗传病（如耳廓长毛症等）。白化

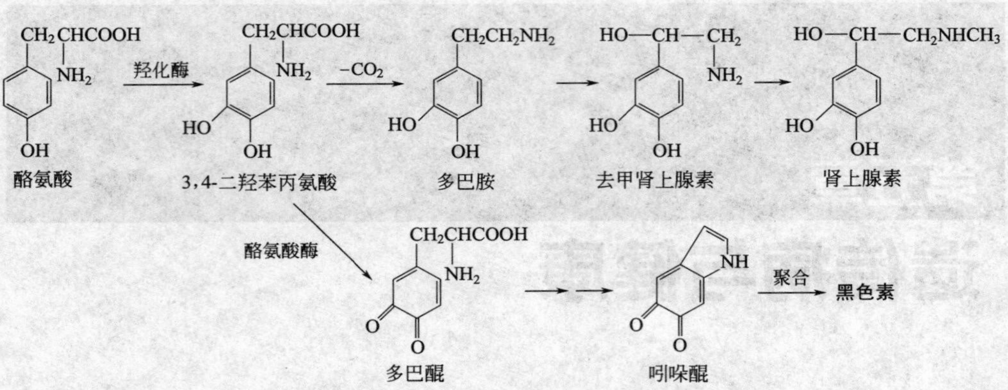

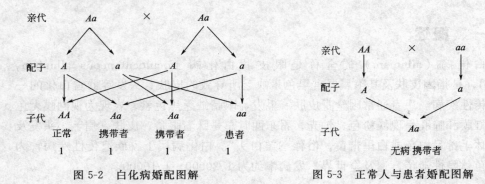

图 5-1 酪氨酸转变成黑色素的反应式

病属于常染色体隐性遗传病，其遗传方式见图 5-2 和图 5-3。

图 5-2 白化病婚配图解

图 5-3 正常人与患者婚配图解

从遗传图谱（图 5-2）可以看出，患者的双亲都无病，但都携带了白化病的致病基因（a）。如果夫妇双方同时将所携带的致病基因传给子女，子女就会患病，而且子女中男女患病机会均等，这种情况发生的概率是 25%。患者表型正常的兄弟姐妹中，2/3 是携带者。白化病患者与正常人（基因型为 AA）婚配后（图 5-3），子女一般无患者，但均为携带者，所以本病看不到连续传递，往往是散发病例。近亲婚配时，子女的患病风险比非近亲婚配者高。

眼白化病（ocular albinism，OA）是一种以眼睛损害为主的白化病类型，表现为 X 连锁隐性遗传，是由母亲所携带的白化病致病基因传给儿子时才患病，传给女儿一般不患病，这种传递的概率是 50%。这种类型在所有白化病类型中所占比例相对较少。

三、临床表现及分型

白化病的临床表现为皮肤、毛发及眼的黑色素缺失或大幅减少。全身皮肤缺乏黑色素而呈乳白或粉红色，柔嫩发干，毛发变为淡白或淡黄色。由于缺乏黑色素的保护，患者的皮肤对光线高度敏感，日晒后易发生晒斑和各种光敏感性皮炎且皮肤晒后不变黑；对紫外线辐射敏感，易患皮肤癌。眼部由于黑色素缺乏，虹膜为粉红或淡蓝色，常有畏光、流泪及散光等症状，并可伴有视神经凹发育不良、眼球震颤、视神经根异常并发夜盲症、视力减退，甚至双眼视力丧失。大多数白化病患者的体力及智力发育较差。一些白化病患者因免疫缺陷而易受感染；一些重型的白化病患者可表现为出血倾向、肺纤维化、结肠炎或神经损害等症状。不同的白化病类型又具有不同特征。根据白化病患者的临床表型分为四型。

1. 眼皮肤白化病Ⅰ型

该型是经典的酪氨酸酶缺乏所致的白化病，约占白化病患者的 40%。患者由于酪氨酸酶缺乏或酶活性降低，引起皮肤、毛发呈乳白色，眼睛呈灰蓝色。

2. 眼皮肤白化病Ⅱ型

该型约占白化病患者的 50%，由 P 基因突变引起。P 基因编码的 P 蛋白分布于黑色素小体膜，与保持黑色素小体的 pH 有关，但 P 蛋白的具体功能尚不清楚。黑色素减退的程度可从轻度到中度不等，在日晒后会出现色素痣或色素斑。

3. 眼皮肤白化病Ⅲ型

该型在我国少见，是由酪氨酸酶相关蛋白-1（*TRP*-1）基因突变所引起。多见于黑人，表现为皮肤呈棕色，毛发呈淡红色。

4. 眼白化病

眼白化病患者仅眼色素减少或缺乏，具有不同程度的视力低下畏光等症状，国外群体发病率约为 1/60000，我国少见。

四、诊断

病史方面要注意分析三代的家系图，详细询问近亲结婚及家庭其他患病成员的情况。体检要点包括皮肤、毛发及眼的颜色，虹膜透视，眼球震颤及其他视力敏锐度受损的指标。一般根据先天性发病和临床表现即可诊断，即皮肤出生时即有纯白或粉红色斑，日晒后易发生皮炎，局部界限明显，毛发变白或淡黄；虹膜粉红色，瞳孔发红，畏光。组织病理检查为基底层有透明细胞，数量及外观正常；银染法证明表皮内缺乏黑色素。

五、防治

目前还没有有效的治疗药物，治疗上仅能通过对症治疗或物理方法，如遮光或佩戴有紫外过滤作用的太阳镜等以减轻患者的不适症状。还可采取涂抹防晒霜、日光强烈时尽量减少外出等措施，减轻日光对皮肤的损伤。

白化病除对症治疗外，目前尚无根治办法，因此应以预防为主。通过遗传咨询禁止近亲结婚是重要的预防措施之一。产前诊断可以使用胎儿镜进入羊膜腔内直接观察胎儿的头发，诊断胎儿是否患有白化病。基因诊断是目前鉴别诊断和产前诊断中最可靠的方法，可根据不同突变类型，如错义突变、无义突变、插入突变等，采取 DNA 测序法、RFLP 分析法等多种技术进行分析。

六、健康与护理

白化病目前尚无有效的治疗方法，患者经常暴露在阳光下可能会导致皮肤癌的发生，因此他们不适宜在暴露于阳光下的室外作业。多数白化病患者视力严重低下，可有近视、远视、散光、眼球震颤等表现，且难以通过佩戴眼镜等方法有效矫正，严重者可能失明。患者特殊的外表、陌生人不友好不容纳的态度以及同龄人对他们的排斥都将使他们产生强烈的自卑感。这些因素使得他们的学习、生活及工作非常不方便，这都给患者和患者家庭带来了痛苦，甚至直接影响整个家庭的生活质量。因此，相应的护理及应对措施很重要。

白化病患者生活上应注意以下几点。

（1）避免强烈的日光照射，可以戴遮阳帽、穿长袖衣裤，减少强光下的户外活动，或使用光谱防晒剂（防晒指数大于或等于 45），由此降低发生光敏感性皮炎甚至皮肤恶变的可能性。

（2）注意保护眼睛，可以佩戴太阳镜，避免长时间用眼并定期进行视力检查。应到正规医院的眼科咨询，采用科学正确的方法纠正斜视等问题，尽可能改善视力或防止视力下降过快。

（3）提高心理素质。绝大多数白化病患者虽然外表特殊、视力低下，但智力正常，需要社会的理解与帮助，同时也应自我养成开朗乐观的性格。

第二节 血友病与健康

一、概述

血友病（hemophilia）是一组遗传性凝血因子缺陷引起的出血性疾病。Hemophilia 一词来自两个希腊语：haima 的意思是血，而 philia 的意思是友爱，始见于 1828 年苏黎世大学 Hopff 所写的病情描述中。

1803 年，美国医生约翰·康瑞德·奥托（John Conrad Otto）发表了"某些家族中存在的出血性倾向"的报道，并认识到这种情况的遗传性现象会影响到男性。

英格兰维多利亚女王（Queen Victoria，1837～1901 年间为英格兰女王）是一位血友病致病基因的携带者。她的第八个孩子利奥波德患血友病并经常性的出血，31 岁时利奥波德死于脑出血。维多利亚女王所生的女儿中爱丽丝和比阿特里斯是血友病致病基因的携带者。她们将这种疾病传到西班牙、德国和俄国的皇室家族。1900 年初，维多利亚女王的外孙女亚历山德拉与俄国沙皇尼古拉斯成婚。身为沙皇皇后的亚历山德拉是一位血友病致病基因的携带者，她的第一个儿子，沙皇的长子阿利克隆患血友病。沙皇王位继承人的疾病及由此对皇室家族造成的紧张，成了 1917 年俄国革命的诱因之一。

1937 年，美国医生帕约克（Patek）和泰勒（Taylor）发现，通过向患者的血液中加入一种从血浆中提取的物质就可以纠正其凝血问题。

1944 年，阿根廷医生帕夫洛斯基（Pavlosky）发现，一个血友病患者血液中的凝血问题可以被另一个血友病患者的血液纠正，反之亦然，即发现了两个缺乏不同蛋白质（Ⅷ因子和Ⅸ因子）的血友病患者。1952 年，医学界认识到甲型血友病和乙型血友病是两种不同的疾病。

在 20 世纪 50～60 年代初期，血友病患者的治疗采用的是输注全血或新鲜冰冻血浆。由于这些血制品中Ⅷ因子或Ⅸ因子的含量低，无法阻止严重的内出血，绝大多数重度血友病患者和一些轻、中度的血友病患者在儿童期或成人期就已早逝。

60 年代，朱迪斯·普尔（Judith Pool）发现了冷沉淀，即冰冻血浆融解时顶层的沉淀物，其中含有丰富的Ⅷ因子，人们第一次可以通过输注足够的凝血因子Ⅷ来控制严重的出血。

1963 年，富兰克·谢那贝尔（Frank Schnabel）创建了世界血友病联盟，并为了被血友病折磨的人们创造一个较好的生活而毕其一生。4 月 17 日是他的生日，被定为世界血友病日。

1968 年起，凝血因子Ⅷ或Ⅸ的浓缩制剂开始使用，患者可以不再依赖医院，预期寿命也开始接近普通人群。90 年代初，基因工程（重组体）制造的浓缩凝血因子也在市场上出现，更多的患者可以期待过上长久、健康、活跃和有劳动能力的生活。

在我国，血友病的发病率为（5～10）/10 万，婴儿的发生率约 1/5000。据推算，我国现有血友病患者 80000 人左右，登记患者 5000 人。血友病患者的平均存活年龄约为 14 岁，14 岁以下的患者中约 50％出现残障，而 18 岁以上的患者中约 90％出现残障。

二、分类

血友病依其缺乏的凝血因子的种类不同，可分为 3 种。

（1）甲型血友病（血友病 A） 是由于凝血因子Ⅷ缺乏引起的，亦称凝血因子Ⅷ缺乏症，是临床上最常见的血友病，约占血友病总人数的 80％～85％，在某些高发地区甚至更高。甲型血友病的发病率在男性新生儿中约为 1/5000。

（2）乙型血友病（血友病 B） 是由于凝血因子Ⅸ缺乏引起的，亦称凝血因子Ⅸ缺乏症或 Christmas 病，较甲型血友病少见，约占血友病总人数的 15％左右。乙型血友病的发病率在男性新生儿中为 1/30000。

（3）丙型血友病（血友病 C） 缺乏凝血因子Ⅺ，又称作 Rosenthal 综合征，约占血友病总人数的 5％～7％，在我国极为少见。

三、病因和发病机制

血液凝固是血液中的血小板与部分血浆蛋白共同作用的结果，这些与凝血功能相关的血浆蛋白称为凝血因子。凝血因子是人体内一组具有引起血液凝固及止血功能的生物活性蛋白质，主要的凝血因子有十三种，常用罗马数字表示为：Ⅰ、Ⅱ……ⅩⅢ（即凝血因子一、二至十三）。凝血因子在血液凝固过程中具有加速、加强凝血反应的效果，缺乏凝血因子的协助，就可能发生凝血功能异常，导致出血难止、出血时间延长，引起出血性疾病。凝血因子Ⅷ是一个复合分子，由抗血友病球蛋白（AHG）、Ⅷ因子相关抗原和促血小板黏附血管因子三部分组成。甲型血友病是因抗血友病球蛋白遗传性缺乏所致。抗血友病球蛋白基因位于 X 染色体（Xq28）上，由该蛋白缺乏所引起的凝血功能障碍性疾病属于性连锁隐性遗传病。乙型血友病也属于性连锁隐性遗传病，而丙型血友病（遗传性ⅩⅠ缺乏症）则属于常染色体隐性遗传病。在中国多数为甲型血友病，约占 85%。

每个正常人都有一对性染色体，它们决定性别。男性的性染色体是 X、Y 染色体，女性的性染色体是两条 X 染色体，即正常男性的核型是 46，XY；正常女性的核型是 46，XX。Ⅷ因子和Ⅸ因子的基因位于 X 染色体上。由于男性和女性 X 染色体数目不同，决定了血友病的发病与性别有关。在人类生殖过程中，男性精子约 1/2 含 Y 染色体，1/2 含 X 染色体；而女性的卵子只含 X 染色体。当含 Y 染色体的精子与卵子结合形成合子，发育为男孩（性染色体是 XY）；当含 X 染色体的精子与卵子结合形成合子，则发育为女孩（性染色体是 XX），见图 5-4。

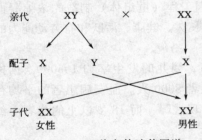

图 5-4　X、Y 染色体遗传图谱

甲型血友病和乙型血友病的遗传方式相同，都是性连锁隐性遗传，病变基因位于 X 染色体上，一般男性患病，女性传递。其遗传特征是男性患者其父母表现型均正常，母亲必为致病基因的携带者；男性患者远多于女性；患者系隔代遗传。遗传方式可有以下几种情况，见图 5-5～图 5-8。

从图 5-5 可以看出，男性血友病患者与正常女性结婚，其子女全部正常，女儿 100% 为携带者，而儿子 100% 正常。X^H 代表 X 染色体上携带正常基因 H，X^h 代表 X 染色体上携带致病基因 h。

从图 5-6 可以看出，女性血友病致病基因的携带者与正常男性结婚，其子女中所生男孩 50% 为患者，50% 正常；所生女孩中 50% 为携带者，50% 正常。

如果男性血友病患者与女性血友病致病基因的携带者结婚（图 5-7），其子女中所生男孩 50% 为患者，50% 正常；所生女孩中 50% 为患者，50% 为携带者。

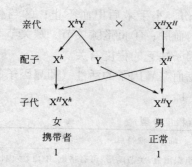

图 5-5 男性患者与正常女性婚配图解

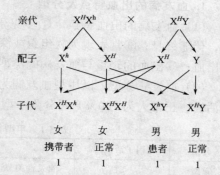

图 5-6 女性携带者与正常男性婚配图解

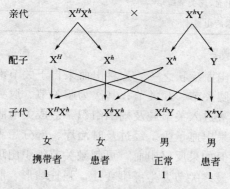

图 5-7 女性携带者与男性患者婚配图解

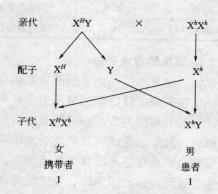

图 5-8 正常男性与女性患者婚配图解

如果正常男性与女性血友病患者结婚（图 5-8），所生男孩 100％为血友病患者；所生女孩 100％为血友病致病基因的携带者。

丙型血友病的遗传方式为常染色体隐性遗传，男女均可患病，遗传图解同白化病。

女性血友病患者极其罕见，虽然有患病父亲和携带者母亲生育的女儿患有血友病的报道，但所报道的女性患者中有相当部分是携带者。

四、临床表现

典型的血友病患者常于婴幼儿期或学龄前期发病。自发或轻度外伤后出现凝血功能障碍，出血不能自发停止；在较重外伤或手术时常出血不止，严重者在较剧烈活动后也可自发出血。出血部位以肌肉、皮肤出血最为多见，关节出血次之，其他组织器官也可发生出血。关节、肌肉等出血，可导致严重的关节肿胀、肌肉缺血坏死，长期发作可影响骨关节的生长发育，导致关节畸形及肌肉萎缩，以致四肢（主要为下肢）活动困难，严重者不能行走。

1. 血友病的出血特点及分型

(1) 血友病的出血特点 ①多见于轻度外伤、小手术后出血不止;②与生俱来,伴随终身;③常表现为软组织或深部肌肉内血肿;④负重膝关节、踝关节等反复出血;⑤出血的轻重与血友病的类型及相关因子缺乏的程度有关。

(2) 血友病分型 以甲型血友病为例,根据血浆Ⅷ因子的活性(即Ⅷ因子的凝血活性,正常人为100%)可分为4型,见表5-1。

表5-1 甲型血友病严重程度分型

分型	Ⅷ因子活性/%	临床出血特点
重型	<1	自发性关节、肌肉、深部组织出血,关节畸形;可有咯血、呕血、颅内出血
中型	1～5	偶见自发性关节、肌肉、深部组织出血,外伤或小手术后出血严重,少数引起关节畸形
轻型	6～25	外伤或小手术后易出血,无关节畸形
亚临床型	26～45	仅在严重创伤或手术后出血

2. 常见的出血部位

(1) 关节出血 关节出血是本病典型的出血症状之一。这种出血来自于关节滑膜下血管破裂,以负重关节多见,最常累及膝关节、踝关节;其次为腕关节、肘关节、肩关节和髋关节。血管破裂出血后,血液进入关节腔及周围组织,造成关节腔内积血、肿胀、疼痛、发热及活动障碍。如果出血量少,经过及时治疗,部分患者关节腔内积血可逐渐吸收,关节功能恢复。但如果反复出血,可刺激关节组织出现慢性炎症反应,滑膜增厚,关节软骨破坏,最终关节发生纤维变性、强直畸形、肌肉萎缩,而致活动受限。关节出血可能发生在关节受伤之后,也可能是自发的。如果延误治疗时间超过 4h 的话,疼痛将非常厉害,关节会肿胀起来,这就可能需要做数天的治疗。在孩子成长过程中,他们应学会在关节疼痛和肿胀前就意识到出血的发生,及早的治疗可以预防残疾和慢性疼痛的发生。

(2) 肌肉出血 常发生在受伤或者活动之后,也可自发产生。肌肉出血可发生在任何部位,通常发生在小腿、大腿、臀部和前臂等部位。肌肉出血会引起肿胀、疼痛和发热等症状。肿胀常导致肌肉内部产生压力,可损伤神经和血管,出现神经、组织坏死,感觉丧失等。

(3) 皮肤黏膜出血 在血友病患者中常见轻微创伤引起皮肤出血,出现瘀斑和血肿。创伤后小伤口持续出血不止,如齿龈出血、鼻出血、拔牙时出血等。

(4) 颅内出血 是引起血友病患者死亡的重要原因。出血可能是自发的,也可能是来自轻微的脑部伤害。颅内出血可在硬膜外、硬膜下和脑实质。脑部大出血的症状可能要在受伤数天后才出现,这些征兆包括易怒、嗜睡、头痛、意识混乱、恶心、呕吐和重影。所有的头部伤害都是非常严重的,应尽早治疗,以避免颅内出血和由此引起的后果。

(5) 内脏出血 内脏出血可发生在消化道,出现呕血、便血;可发生在泌尿系统，伴血尿；发生在颈部及喉部的出血会导致呼吸困难等。

五、诊断

调查三代家族系谱，特别是询问反复出血性疾病及关节出血情况。较轻型的患者，询问外科手术如拔牙、扁桃体切除术后的出血情况。如果已知其他亲属患病，则要扩大调查家族系谱。调查先证者的详细病史，尽量确定出血性疾病的类型（凝血因子Ⅷ缺乏症或凝血因子Ⅸ缺乏症等）和严重程度。是否经过凝血因子Ⅷ注射治疗及是否有出血性关节损伤等。

除根据上述遗传病史及出血症状外，还需要进一步进行如下检查。

（1）检查特定凝血因子的浓度 有甲型血友病家族史的患者检测凝血因子Ⅷ的水平，有乙型血友病家族史的患者检测凝血因子Ⅸ的水平。

（2）血常规检查 血小板计数正常，严重出血者血红蛋白减少。

（3）凝血功能检测 凝血酶时间（PT）正常，部分凝血活酶时间（APTT）延长，重型明显延长，轻型稍延长，亚临床型正常。

（4）其他检测 临床确诊常需要检测Ⅷ因子的凝血活性。对任何程度的血友病患者，完全确诊可以进一步通过基因检查等手段，如常用PCR及基因芯片技术等。

此外，尚应排除其他原因导致的凝血因子缺乏症，如灭鼠药物中毒导致的凝血因子缺乏性出血，抗凝药物过量如华法令过量等引起的出血。

六、治疗

1. 局部止血治疗

局部伤口，如皮肤小伤口等，可采用局部压迫止血和冰敷的方法；或局部使用止血药，如凝血酶等。对于严重的出血导致关节及肌肉血肿者，可以用绷带加压包扎或者沙袋等局部压迫及冷敷止血。

2. 凝血因子替代治疗

凝血因子替代治疗即补充缺失的凝血因子，是血友病治疗的主要方法。替代治疗应遵循早期、足量和维持足够疗程的原则。目前，由于凝血因子Ⅷ浓缩制剂的大量生产和普遍使用，血友病的主要死因即颅内出血的死亡率已从原来的65％～70％下降到20％～30％；关节出血致残的病例数也有了明显减少，血友病患者的平均寿命已接近正常人。

新鲜血浆或新鲜冰冻血浆含有人体血液中所有的凝血因子，但Ⅷ因子含量少，大量输入后易导致血容量过高，且可感染血液传播性病毒，目前已很少用于血友病的替代治疗。

血浆冷沉淀物中Ⅷ因子的浓度较血浆高5～10倍，但纤维蛋白原也相应增多，容易引起血栓，且因病毒不易灭活、需冰冻保存等缺点，在血友病的治疗中也受限。

从血液提取的Ⅷ因子浓缩制剂，或基因重组活化的Ⅷ因子制剂是目前临床应用最多的制剂。Ⅷ因子浓缩制剂的纤维蛋白原含量很低，而Ⅷ因子的活性提高了25～60倍，适用于各临床型的甲型血友病患者。基因重组活化的Ⅷ因子制剂疗效与天然凝血因子相同，且无血源污染的危险，但价格较高。

凝血因子的使用方法是根据Ⅷ因子的凝血活性计算所需剂量。初次输入活化因子Ⅷ（或因子Ⅸ）的剂量（U）＝体重×期望提高的活性水平（％）÷2。由于静脉输注凝血因子制剂后，12h内活性消失50％，故维持治疗时须每隔12h输注制剂1次，剂量为初次剂量的1/2。治疗不同类型的出血需要的凝血因子浓度及维持时间如下所述。

（1）关节出血、肌肉出血、血尿等，治疗时需凝血因子的期望值为40％～60％，维持时间为1～3天。

（2）髂腰肌出血、小腿肌出血、前臂出血、胃肠道出血、重度外伤及颅内出血，治疗时需凝血因子Ⅷ的期望值为50％（早期阶段为80％～100％），维持时间为1～7天。需凝血因子Ⅸ的期望值为30％（早期阶段为60％～80％），维持时间为1～7天。

（3）手术　需凝血因子Ⅷ的期望值为术前80％～100％，术后1～3天为60％～80％，术后4～6天为40％～60％，术后7～14天为30％～50％，维持时间为14～21天。需凝血因子Ⅸ的期望值为术前60％～80％，术后1～3天为40％～60％，术后4～6天为30％～50％，术后7～14天为20％～40％，维持时间为14～21天。

3. 药物治疗

药物治疗的疗效低于凝血因子替代治疗，可使用去氨加压素（desmopressin，DDAVP）、达那唑（danozol）以及糖皮质激素等。

4. 外科治疗

有关节出血者应在替代治疗的同时，进行固定及理疗等处理。对反复关节出血而致关节强直及畸形的患者，可在补充足量凝血因子的前提下，行关节成形术或人工关节置换术。

5. 其他治疗

如通过不同的基因疗法，使患者体内表达足量的凝血因子等，目前这些方法尚处于临床试验阶段，还没有完全用于临床。

七、预防

1. 优生优育

遗传咨询是血友病预防的重要部分，可以帮助血友病患者、携带者和他们的家庭了解怀孕时孕有血友病患儿的可能性，以便做出知情选择。通过前面关于血友病遗传规律的介绍，在一个家庭中，通常很容易就能获得有关孩子是否会得血友病的信息。通过遗传咨询，使他们了解血友病会带来的问题、痛苦以及当地和国家的具体情况方面的知识，协助夫妇共同做出生育计划。

2. 产前诊断

对于有家族史但无基因携带的女性，妊娠后可以放心的按正常程序分娩；而对于女性携带者，要在怀孕初期进行胎盘绒毛膜取样检测。产前诊断可以明确胎儿是否是血友病患者，从而可以帮助家长考虑是否决定终止妊娠；假如家长不考虑中止妊娠，产前诊断也可以帮助这种家庭做好分娩准备，如果胎儿有血友病，最好避免产钳或胎吸等辅助分娩。绒毛膜绒毛取样或者活检是产前诊断的主要方法，可以在怀孕的第10～第11周进行。羊水诊断可以在怀孕的第12～第15周进行。根据实际情况决定是否进行治疗性流产手术，特别是胎儿体内凝血因子严重缺乏的孕妇，应尽早终止妊娠。

3. 预防出血

预防出血的方法包括避免剧烈活动；避免使用抗血小板药物；避免肌内注射；手术前补充所缺乏的凝血因子；有条件者应定期预防性补充相应凝血因子；血友病儿童应注意口腔卫生，养成良好的饮食习惯，尽量较少食用含糖量高的食物，尽量减少进食的频率，定期牙科检查，对牙病及口腔内其他异常情况实现早发现、早治疗。

一旦发生出血等症状，患者及家庭成员一定要保持镇静，给予及时护理，如果出血严重，需要及时就医或住院。

八、健康教育与护理

1. 健康教育

在儿童被确诊为血友病后，要对血友病患者本人及家庭进行健康教育。对血友病患者本人来说，应鼓励其承认并接受自己有这种慢性疾病，承认自己的能力有限，但不要自责或责备其他人；乐观地思考和活动，选择那些损伤危险性低的活动，继续参加一般的工作；满怀信心地与家人、朋友分享自己的感情和健康情况的各种经历；了解预防出血的基本知识和及时有效处理轻中度出血的护理方法；应该备有随时可以联系上的信息提供单位、给予帮助的诊所和人员及医疗中心的联系地址和电话等，以备急用。

对患者家庭来说，教育其承认并且认识到家庭中存在血友病患者这一现实；家庭成员应该了解有关血友病患者的身体、心理和经济花费方面的基本常识；要注意血友病患者的情绪或者态度方面的变化，因为这种变化与出血的发生、身体的疼痛或者情感障碍有关，都需要立即进行干预治疗；作为家庭成员应该了解当患者出现出血、疼痛和其他症状及体征时有效的护理方法。社区成员也应该了解血友病不是一种传染性疾病，接纳血友病患者参加到各种社区活动中来，并能够为血友病患者提供帮助。

2. 生活护理

血友病是一种慢性病，终身存在出血倾向，故生活护理非常重要。由于患者出血难止，因此生活中要防止外伤，预防出血。不要过度负重或做剧烈接触性运动，避免皮肤、关节、黏膜受损后出血；有出血倾向时应限制活动，较严重时应卧床休息；关节出血时，要立即停止活动，卧床休息，抬高患肢，对局部适当进行包扎、冷敷、牵引与固定；颈部或喉部出血时，应保持呼吸道通畅，侧卧或头偏向一侧；血友病患者禁服阿司匹林、前列腺素 E 等抗血小板药物，避免使用吲哚美辛、强的松及地塞米松等解热镇痛药物；患者日常生活随身携带记录患者姓名、血型、常就诊的医院及医院信息等的记录本，以便意外时能及时就诊和接受合理治疗。

3. 饮食护理

应给予患者易消化的软食，防止食物过硬引起口腔出血，注意口腔清洁。合理调配饮食，尽量避免或少食有损于凝血的食物及有刺激性的食物。日常饮食需要以红枣、绿豆、花生米、西洋参、犀角粉、百合、龟肉、荔枝、鲜藕、鸡肉、猪肉、牛羊肉及豆制品等为主；患者亦可多食用保肝食物，如动物肝脏、胎盘、富含维生素 C 及胡萝卜素的水果蔬菜等。

4. 心理护理

血友病是一种终身性疾病，需要终身治疗。患者在生活过程中，会遇到关节腔、肌肉出血引起的难以忍受的痛苦，可产生恐惧、担忧、郁郁寡欢、愁眉苦脸的情绪，或受到轻微刺激便有强烈的情绪波动等反应。患者总感到自己在身体、生活、学习、工作等方面不及健康人，尤其致残的患者；在求学、就业、婚姻和家庭问题上受到的冷遇和挫折更大，更易产生自卑心理而心情抑郁、悔恨沮丧、自责自罪、对生活缺乏信心。由于反复出血，患者易产生麻痹大意和侥幸心理，总认为不会再出血，加上经济困难或缺乏药物时总想挺过去的思想，失去早期治疗的时机，反而使出血更严重、痛苦更大、花费更多。因此，患者本人要能自我调整情绪，具有积极健康、坦然、轻松的心态，保持信心，坚持治疗；家庭成员、护理人员要做好与患者的沟通，在思想上、精神上、物质上和防治上给予亲切的关怀和加倍的同情，做好解释工作，为患者提供帮助。

第三节 ┊ 21 三体综合征与健康

一、概述

21 三体综合征（21-trisomy syndrome），又称先天愚型、Down 综合征或唐氏综合征，是由先天因素造成的具有特殊表型的智能障碍性疾病。该病是小儿最常见的由常染色体畸变所导致的出生缺陷类疾病，约占活产婴儿的 1/800～1/600，

60％的胚胎在妊娠早期即夭折流产。患者的主要临床特征为智能障碍、体格发育落后和特殊面容，并可伴有多发畸形。

1866 年，英国医生约翰·朗顿·唐（John Langdon Down）首先描述了 21 三体综合征的症状。由于各国患者的面容有相似的特征，21 三体综合征患者也被俗称为"国际人"。

1959 年，法国遗传学家杰罗姆·勒琼（Jérôme LeJeune）等人发现唐氏综合征是由人体的第 21 号染色体的三体变异造成的，它也是人类发现的首个由于染色体缺陷造成的疾病。

1961 年，"唐氏综合征（Down's syndrome）"一词由《柳叶刀》杂志的编辑首先使用。

1965 年，WHO 将这一病症正式定名为唐氏综合征。

2011 年 12 月，联合国大会将 3 月 21 日定为世界唐氏综合征日，从 2012 年起每年为此举办活动，以便提高公众对唐氏综合征的认识。

21 三体综合征患病概率的高低与人种、生活水平等没有直接联系，而与产妇的年龄有关，产妇年龄越大，发生率越高。据统计，产妇在 25 岁时，21 三体综合征活产儿的患病率约为 1/1400，35 岁时约为 1/350，40 岁时约为 1/85，到 45 岁时约为 1/35。多数情况下患儿是新发的、散在的病例。

二、病因

21 三体综合征为染色体畸变所致的疾病，形成的主要原因是卵子在减数分裂时 21 号染色体不分离，形成异常卵子，导致患者的核型为 47，XX（XY），＋21。

染色体是细胞核中载有遗传信息（基因）的物质，在显微镜下呈丝状或棒状，主要由脱氧核糖核酸（DNA）和蛋白质组成，在细胞发生有丝分裂时容易被碱性染料着色，由此而得名。染色体具有一定的形态和结构，其复制以后，含有纵向并列的两条染色单体（chromatid），两条染色单体的形态和遗传物质完全相同，又称为姐妹染色单体。两条单体只有在着丝粒（centromere）区域联在一起。着丝粒在染色体上的位置是固定的，将染色体分成两个臂（arms），分别称为短臂（p）和长臂（q）。根据着丝粒位置的不同，可将人类染色体分为中央着丝粒染色体、亚中着丝粒染色体和近端着丝粒染色体三种类型。着丝粒两侧向内凹陷，又称为主缢痕（primary constriction）。有些染色体上还可出现次缢痕（secondary constriction），连接随体（satellite），见图 5-9。

正常人体每个体细胞内有 46 条（23 对）染色体，成对分布，称为二倍体。其中 1～22 对染色体男

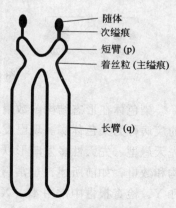

图 5-9 人类染色体的形态

女均有，称为常染色体；另一对随男女性别不同而不同，称为性染色体。正常女性的性染色体组成是 XX，男性的性染色体组成是 XY。正常男性染色体的组成是 22 对常染色体＋XY，核型描述为 46，XY；正常女性染色体的组成是 22 对常染色体＋XX，核型描述为 46，XX。生殖细胞如精子或卵子是单倍体，染色体数目只是体细胞的一半，卵子的染色体组成是 22，X；精子的染色体组成有 22，X 和 22，Y 两种类型。精子和卵子的染色体上携带着基因，上面记录着父母传给子女的遗传信息。

　　人类体细胞染色体核型分析主要是观察染色体的长短、着丝粒的位置、臂的长短及有无随体等。根据丹佛（1960）、伦敦（1963）和芝加哥（1966）会议提出的标准，按照染色体的长度、着丝粒的位置以及其他特征，可把人类体细胞染色体分为七群。如图 5-10 所示，A 组包括 1、2、3 号染色体；B 组包括 4、5 号染色体；C 组包括 6～12 号常染色体和 X 染色体，X 染色体大小介于 7 号、8 号染色体之间；D 组包括 13、14、15 号染色体；E 组包括 16、17、18 号染色体；F 组包括 19、20 号染色体；G 组包括 21、22 号常染色体和 Y 染色体。21 号和 22 号染色体体积小，Y 染色体较其略大，也有近端着丝粒，无随体，长臂常常彼此平行。

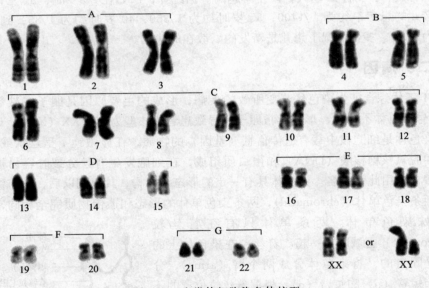

图 5-10　人类体细胞染色体核型

　　染色体在形态结构或数量上的异常改变被称为染色体畸变，由染色体异常引起的疾病称为染色体病。现已发现的染色体病有 100 余种，染色体病常可造成流产、先天愚型、先天性多发畸形以及癌肿等的发生。染色体核型分析可观察染色体的结构和数量，如前所述，正常男性的染色体核型为 44 条常染色加 2 条性染色体 X 和 Y，检查报告中常用 46，XY 来表示。正常女性的常染色体与男性相同，性染色体为 2 条 XX，常用 46，XX 表示。46 表示染色体的总数目，大于或小于 46 都属于染色体的数目异常。核型描述染色体异常时，缺失的性染色体常用 O 来表示；"＋"或"－"放在染色体号的前面，分别表示增加了或缺失了整条染色体，如 47，XY，＋21 代表这位男性比正常人多了一条额外的 21 号染色体；用"＋"或"－"放在染色体号的后面，分别表示染色体长度增加或减少，如 46，XX，13p－代表该女性有 46 条染色体，但 13 号染色体短臂长度减少了。

21 三体综合征的发生起源于卵子或精子发生的减数分裂过程中染色体的不分离现象，通常是随机发生的，约 95％的不分离现象来源于母亲，仅 5％左右发生在精子生成期。其结果是多了一条 21 号染色体，多出的一条染色体因剂量效应破坏了正常基因组遗传物质间的平衡，导致患儿智力低下、颅面部畸形及特殊面容、肌张力低下，多并发先天性心脏病；生活难以自理，预后一般较差，50％左右的患者于 5 岁前死亡。

三、分类

21 三体综合征是由于遗传物质畸变所导致的疾病，一般情况下，用细胞遗传学分类法对其进行分类。根据染色体核型可分为三型，其中标准型和易位型在临床上不易区别，嵌合型的临床表现因正常细胞所占比重的不同而差异较大，可以从接近正常到出现典型表现。

1. 标准型

标准型占患儿总数的 90％～95％。患儿体细胞染色体有 47 条，有一条额外的 21 号染色体，核型为 47，XX（XY），＋21。其发生机制为亲代（多为母亲）的生殖细胞在减数分裂时染色体不分离所致。

2. 易位型

易位型约占全部病例的 2.5％～5％，多为罗伯逊易位（Robertsonian translocation），即着丝粒融合，其额外的 21 号染色体长臂易位到另一近端着丝粒染色体上。最常见的为 D/G 易位，以 D 组中 14 号染色体为主，核型为 46，XX（XY），－14，＋t(14；21)（q11；p11），少数为 15 号染色体。另一种为 G/G 易位，是由于 G 组中两个 21 号染色体发生着丝粒融合，形成等臂染色体所致，核型为 46，XX（XY）－21，＋t(21；21)（p11；q11）。

3. 嵌合型

嵌合型仅占 21 三体综合征的 2％～4％，是由于受精卵在早期有丝分裂期间染色体不分离而导致的，因此只是部分而不是所有的细胞存在缺陷。患儿体内含有正常和 21 三体细胞两种细胞株，形成嵌合体，核型为 46，XX（XY）/47，XX（XY），＋21，其临床表现随正常细胞所占的百分比而定。嵌合型患儿的智商较其他两型高，临床并发症的发生率也相对较少。

4. 其他类型

其他类型约占患者总数的 1％左右，由于其他各种染色体重排，或者 21q22 三体导致多种表型。

四、临床表现

21三体综合征的新生儿有明显的肌张力低下、外耳小、睑裂向上倾斜、面部平坦以及短头畸形等特征，且常呈现嗜睡和喂养困难等表现。随着年龄增长，其智力低下的表现逐渐明显，动作发育和性发育延迟。约30%的患儿伴有先天性心脏病等其他畸形。因免疫功能低下，易患各种感染，白血病的发生率也较正常人增高10~30倍。如存活至成人期，则常在30岁以后出现老年痴呆症状。具体症状和体征可归纳为以下几个方面。

1. 特殊面容

特殊面容表现为头颅小而圆，眼距宽，眼裂小，外眼角上斜，有内眦赘皮，鼻梁低平，外耳小，硬腭窄，舌常伸出口外，流涎较多。

2. 生长发育迟缓

其主要表现在运动发育迟缓，6~30个月能独立坐，1~4岁能走，接受排便训练的时间是2~7岁，可执行简单的动作，如穿衣、吃饭等，但动作笨拙、不协调、步态不稳，需要养育者有耐心地反复训练；语言发育障碍，1~3岁说话，95%有发音缺陷、声音低哑、口齿含糊不清，口吃发生率高，1/3以上有语音节律不正常，甚至呈爆发音；智力低下是最突出、最严重的表现，智商通常在25~50之间，抽象思维能力受损最大。

3. 行为障碍

21三体综合征患儿大多性情温和，常傻笑，喜欢模仿和重复一些简单的动作，经过反复训练可进行一些简单劳动。少数患者易激惹、任性、多动，甚至有破坏、攻击行为；有些患儿则显示畏缩倾向，伴有紧张的情绪。养育者要了解患儿的性情，因材施教，并且在日常生活中进行不同程度的监护。

4. 体格发育落后

患儿身材矮小，骨龄滞后，出牙迟且常错位。四肢短，韧带松弛，四肢关节可过度弯曲。手指粗短，小指向内弯曲。动作发育和性发育均延迟。

5. 伴发畸形

约50%的患儿伴有先天性心脏病或胃肠道畸形，可出现视力障碍和甲状腺功能低下。因免疫功能低下，易患各种感染，白血病的发生率较正常人增高10~30倍。

6. 指纹改变

通贯手，ATD角增大；第4、第5指挠箕增多；脚拇趾球区胫侧弓形纹和第5趾只有一条指褶纹。

7. 预期寿命

患者死亡年龄的中值为49岁。活到60岁的占44.4%（正常人群为86.4%），活到68岁的占13.6%（正常人群为78.4%）。先天性心脏病是婴儿期和儿童期死亡率高的主要原因，在 10～20 岁时成活率明显增加，但在有先天性心脏病的患者之间，其预期寿命相差很大。

五、诊断

1. 病史

如果已知患儿的核型是 21 三体型，只需绘出简单的家系图，了解患儿母亲生产时的年龄及妊娠史（包括是否使用化学药物或接受放射线照射以及是否受病毒感染等）。

2. 体检

体检包括：①面部特征为睑裂向上倾斜、面部平坦、内眦赘皮、短鼻及鼻梁塌陷；②短头畸形，后囟未闭；③肌张力低下，新生儿头部松软；④通贯手，ATD 角增大，大于 58°（我国正常人为 40°），拇指和第二趾间距增宽；⑤先天性心脏病的发病率高，约 40%～50%；⑥生长参数，包括身高、体重、枕骨前额周长等。

3. 辅助检查

（1）细胞遗传学检查　对可疑的患儿，空腹取外周血 25ml（取血前停用抗生素一周），应用细胞遗传学方法对患儿进行染色体核型分析。正常人的核型为 46，XX（XY）。若患儿的核型为 47，XX（XY），+21，即为标准型；核型为 46，XX（XY），-14，+t（14；21）(q11；p11) 或 46，XX（XY），-21，+t（21；21）(p11；q11)，是易位型；核型为 46，XX（XY）/47，XX（XY），+21 者，是嵌合型。

（2）荧光原位杂交　以 21 号染色体的相应片段序列作探针，与外周血中的淋巴细胞或羊水细胞进行原位杂交，可快速、准确地进行诊断。21 三体综合征患儿的细胞中呈现 3 个 21 号染色体的荧光信号。

（3）生化检查　患者常有多种酶或生物活性物质的异常。其中超氧化物歧化酶-1（SOD-1）的含量可达到正常人的 150%，在临床疾病的发展中起重要作用。

4. 鉴别诊断

根据典型的面容特征，结合智力低下及皮肤纹理等表现，典型病例即可确诊；对于嵌合型患儿或症状不典型的智力低下患儿，外周血细胞染色体核型分析为确诊的惟一方法。本病应与先天性甲状腺功能减退相鉴别，后者生后即可有嗜睡、哭声嘶哑、喂养困难、腹胀、便秘、舌大而厚等症状，但无本病的特殊面容，血清促甲状腺素（TSH）、甲状腺素（T_4）和核型分析可进行鉴别。

六、遗传与治疗

1. 疾病的遗传

标准型 21 三体综合征的再发风险为 1%，风险随母亲年龄的增加而增大。易位型患儿的双亲应进行核型分析，以便发现平衡易位携带者。如果母亲为 D/G 易位，其后代的再发风险为 10%；如果父亲为 D/G 易位，则再发风险为 4%。绝大多数 G/G 易位病例均为散发，父母亲的核型大多正常，若母亲为 G/G 易位携带者，其下一代 100％患本病。

2. 治疗

目前该病尚无有效的治疗方法，对患儿应进行长期耐心的教育和训练。预防感染性疾病和各种传染病，早期口服维生素 B₆、γ-酪氨酸及叶酸等，对改善其功能有帮助。对伴有的其他畸形可进行手术矫治。

七、预防与护理

1. 预防

21 三体综合征是一种由遗传因素所导致的出生缺陷类疾病，即受父母本身的遗传基因的影响，属于目前医学尚无法改变的因素。但合理的遗传咨询、加强孕妇保健以及减少高龄孕妇的怀孕率是减少本病的有效措施。临床医生可以根据患儿父母以前的孕产史给予健康咨询，必要时加强围生期保健，积极争取产前诊断，尽可能避免发育缺陷患儿的出生。21 三体综合征相关的危险因素包括下述 6 种情况。

（1）高龄父母，母亲＞35 岁，父亲＞55 岁。

（2）已生育过一个 21 三体综合征患儿，其再生育 21 三体综合征患儿的风险为 1％～1.3％。两次 21 三体综合征妊娠史后，风险会增加到 10％。应着重考虑父母的生殖细胞、性腺及体细胞的嵌合情况。对父母进行核型分析及嵌合体检查。

（3）父亲或母亲为平衡易位携带者。D/G 易位者，如为女性则子女患病率为 10％～15％，如为男性则子女患病率为 3％～5％；而 G/G 易位者子女的患病率为 100％，应劝其绝育。

（4）双亲中一方为嵌合体，则生育患儿的危险性增高。一般认为嵌合型有遗传性，再发率高。

（5）有 21 三体综合征家族史并具有本病皮纹特征的孕妇。

（6）习惯性流产者。

21 三体综合征是染色体异常所导致的疾病，不良的环境因素可增加染色体畸变的发生率。有害的生物、化学、物理、药物因素以及母体的营养状况都会影响胎儿的发育，这些危险因素大多是可以避免的。为了降低出生缺陷患儿的发生率，孕妇应合理饮食，保证充足的睡眠，尽量避免下述有害因素的影响。

（1）避免电离辐射 放射线照射可使染色体发生畸变，在生活中要尽量避免。尽量不要进行 X 线检查，远离有放射线的物质，甚至看电视也不要距离过近、时间过长。

（2）避免大量用药 某些化学物质可使染色体发生畸变，在妊娠期要尽量避免接触和使用这类化学物质。据统计，妊娠前后滥用磺胺、解热镇痛药等与 21 三体综合征的发生有一定关系。

（3）避免病毒感染 孕妇在孕前或孕早期感染病毒，如肝炎、风疹等，可使该病的发生率增高。孕妇要避免接触这些患者，并可用淡盐水每日漱口，这样可起到消毒防病的作用。

（4）男性患者一般无生育能力。部分女性患者可以生育，但其生育患儿的风险较高，因此尽量避免女性 21 三体综合征患者生育。

2. 护理

（1）加强生活照顾，培养自理能力。细心照顾患儿，喂养应耐心仔细，以免因吸吮、吞咽无力而致吸入性肺炎或窒息；协助吃饭、穿衣，定期洗澡，并防止意外伤害；保持皮肤清洁干燥，保持下颌及颈部清洁，以免皮肤糜烂；帮助父母制订教育计划、训练方案，使患儿通过训练，逐步生活自理，从事简单的劳动。

（2）预防感染。保持空气新鲜，注意室内通风；患儿应尽量避免与感染者接触，避免直接受冷空气刺激；注意个人卫生，保持口腔、鼻腔清洁，勤洗手，加强皮肤护理；少去公共场所。

（3）劝导家长。耐心开导家长，向家长介绍本病的有关知识，阐明目前本病尚无特效的治疗方法。家长应有足够的心理准备，克服焦虑，面对现实，增强心理承受能力，树立信心。家长应尽快了解有关孩子养育、家庭照顾的知识，尽快适应疾病的影响。

第四节 高血压与健康

高血压是以体循环动脉血压增高为主要表现的临床综合征，是最常见的心血管疾病。长期血压增高可引起心、脑、肾等器官的损害，最终导致功能衰竭。高血压的患病率有地域、年龄、种族的差别，西方国家成人的患病率高于 20%；我国2002 年调查显示成人高血压的患病率为 18.8%，高于 1991 年调查显示的11.26%，较 1979～1980 年的 7.73%更是有了明显的提高。据世界卫生组织预测，至 2020 年，非传染性疾病将占我国死亡原因的 79%，其中心血管疾病将占首位。目前，在全球范围内，高血压仍是一种高患病率、高致残率、高死亡率和低知晓率、低服药率、低控制率的疾病。

高血压根据病因分为原发性高血压和继发性高血压两大类。病因不明的高血压，称为原发性高血压，也叫高血压病。据统计，有 90%～95%的高血压患者属于原发性高血压。继发性高血压是指由某种基础疾病引起的高血压，血压升高只是一个症状，又称症状性高血压，此类高血压仅占高血压患病总数的 5%左右。

一、诊断标准和分级

目前我国采用 2010 年中国高血压治疗指南建议的高血压诊断标准和分级。收缩压≥140mmHg 和（或）舒张压≥90mmHg 即为高血压。根据血压升高的程度将高血压分为 1、2、3 三级，见表 5-2。

表 5-2　高血压分级标准

类　别	收缩压/mmHg		舒张压/mmHg
正常血压	<120	和	<80
正常血压高值	120～139	和/或	80～89
高血压	≥140	和/或	≥90
分　级			
1 级高血压(轻度)	140～159	和/或	90～99
2 级高血压(中度)	160～179	和/或	100～109
3 级高血压(重度)	≥180	和/或	≥110
单纯收缩期高血压	≥140	和	<90

二、病因和发病机制

1. 原发性高血压

原发性高血压的病因和发病机制尚不完全清楚，有研究资料表明，原发性高血压可能是遗传因素与环境因素相互作用的结果。从遗传学的角度，可将原发性高血压的发病机制归纳为：通过遗传，人群中不同的个体获得了对高血压不同程度的遗传易感性（或称遗传倾向），当人群的生活环境存在或发生了某些使血压升高的因素的变化，且这些变化又达到了一定程度，就有可能通过遗传易感性的作用，加强环境的升压作用，引起人群中某些个体的相应系统发生变化，血压升高，最终导致高血压病。

（1）遗传因素　大约半数高血压患者有家族史，可能与遗传性肾排钠缺陷有关。

（2）环境因素　环境因素包括外环境和内环境，后者指血液和细胞外液。环境因素与遗传因素相互作用，通过机体自身的调节机制，决定高血压的发生和发展过程。与高血压发病有关的环境因素有：①应激，应激可激活交感-肾上腺髓质系统，使外周小动脉收缩，外周血管阻力增加引起血压升高。②肥胖，肥胖者的发病率高。③高盐饮食，摄入食盐多者发病率高。高钠可通过提高交感神经活性而导致高血压。④过量饮酒，有研究表明，饮酒量与血压之间存在剂量-效应关系。随着饮酒量的增多，收缩压和舒张压也逐渐升高，有明显统计学差异。⑤年龄，发病率随年龄的增加有增高的趋势，40 岁以上者发病率高。⑥环境与职业，有噪音的工作环境，过度紧张的脑力劳动均易发生高血压，城市人群高血压的发病率高于农村。⑦饮食、嗜好，有关资料表明，饮食性质与高血压的发病有一定关系，食肉类食品较多的人，其发病率高。

2. 继发性高血压

继发性高血压都有明确的病因，一般只要找到病因，高血压是可以治愈的。常见的病因有肾实质性疾病（如急性与慢性肾小球肾炎、慢性肾盂肾炎、糖尿病肾病、肾肿瘤、肾结核和多囊肾等）、肾动脉狭窄、内分泌疾病（如醛固酮增多症、皮质醇增多症、嗜铬细胞瘤、肾素瘤、甲状腺功能亢进症等）和主动脉缩窄等。

三、临床表现

原发性高血压起病缓慢，早期多无症状或症状不明显，仅在体检时发现血压升高。患者常见的自觉症状有以下几个方面。

1. 头痛

多为持续性钝痛或搏动性胀痛，甚至出现炸裂般剧痛。常在早晨睡醒时发生，起床活动及饭后逐渐减轻。疼痛部位多在额部两旁的太阳穴和枕部。

2. 头晕

有些是一过性的，常在突然下蹲或起立时出现；有些是持续性的，其头部有持续性的沉闷不适感。

3. 注意力不集中，记忆力减退

早期多不明显，但随着病情的发展而逐渐加重，常成为促使患者就诊的原因之一，表现为注意力容易分散，近期记忆力减退。

4. 心悸、气短

高血压会导致心肌肥厚、心脏扩大，甚至心功能不全，这些都会引起心悸、气短的症状。

5. 失眠

多表现为入睡困难或早醒，睡眠不踏实，易做噩梦，易惊醒。这与大脑皮质功能紊乱及自主神经功能失调有关。

6. 肢体麻木

常见手指、脚趾麻木或皮肤有蚁行感，手指不灵活。身体其他部位也可能出现麻木。一般经过适当治疗后可以好转，但若肢体麻木持续时间较长，而且固定出现在某一肢体上，并伴有肢体乏力、抽筋、跳痛时，应及时到医院就诊，预防脑卒中的发生。

四、并发症和分期

1. 并发症

高血压患者如不积极采取措施、认真接受治疗，当动脉血压持续升高到一定程度，可引发全身小动脉硬化，从而影响组织器官的血液供应，造成各种严重的后果，称为高血压并发症。高血压的并发症危害很大，应早期发现，早期治疗。

（1）脑血管并发症 高血压并发的脑血管病统称脑血管意外，民间俗称卒中或中风，可分为两大类。第一类是脑梗死，其中有动脉粥样硬化血栓形成、腔隙梗死、栓塞及暂时性脑缺血等各种类型。第二类是脑出血，有脑实质和蛛网膜下腔出血等。少量脑出血，机体可自行吸收，如大量、快速出血，则可很快致人死亡，后果较严重。大部分脑血管意外仅涉及一侧脑半球而影响对侧身体的活动，约15%

的脑血管意外可发生在脑干而影响两侧身体。

（2）心脏并发症　长期高血压可引起患者的心脏形态和功能的改变，如心肌肥厚、心脏增大。早期，心功能代偿，症状不明显；晚期，心功能失代偿，可发生心力衰竭。高血压性心脏病的典型改变是左心室壁增厚，可伴有左心室及左心房扩张。

（3）肾脏并发症　肾脏是人体的主要排泄器官，由于其结构特殊，长期高血压对肾脏的影响十分严重，可致急、慢性肾功能不全，甚至导致尿毒症。

（4）动脉并发症　持续的血压升高，可引起胸主动脉扩张和屈曲延长，当主动脉内膜破裂时，血液外渗可形成主动脉夹层动脉瘤，是高血压少见而严重的合并症之一。下肢动脉粥样硬化可引起间歇性跛行，并存糖尿病且病变严重者可造成肢体坏疽。

（5）眼部并发症　眼底改变的发生率与年龄、病程、血压水平、心脏及肾脏的改变有平行关系。眼底改变明显者，可导致视乳头水肿、渗出、出血，而出现视力障碍。

2. 分期

（1）第一期　血压达到高血压的诊断标准而无心血管系统的器质性改变。

（2）第二期　血压达到高血压的诊断标准并有下列一项表现者：①左心室肥大；②眼底动脉普遍或局部狭窄；③蛋白尿或血浆肌酐浓度轻度增高。

（3）第三期　血压达到高血压的诊断标准并有下列一项表现者：①脑出血或高血压脑病；②心力衰竭；③眼底出血或渗出，伴有或不伴有视神经乳头水肿。

3. 高血压危象

高血压危象包括高血压急症和高血压重症。高血压急症表现为：①急进型恶性高血压，舒张压＞140mmHg，伴眼底视乳头水肿、出血和渗出，可出现头痛、呕吐、嗜睡、失明、少尿，甚至出现抽搐、昏迷等；②血压明显升高，并有脑、心、肾等的严重病变，可出现紧急情况如高血压脑病、急性心肌梗死、急性肾衰竭等。高血压重症表现为血压明显升高，但无重要器官的迅速恶化的临床表现，后者一般不需要紧急静脉用药，但应立即口服给药，控制血压，并密切随访，以防转变为高血压急症。

五、诊断

在安静状态下连续数日多次测量血压，如不在同一天有 3 次血压升高，并排除了继发性高血压后，即可诊断为高血压病。

六、防治

治疗高血压的主要目的在于最大限度地降低死亡率和致残率。

1. 预防

注意劳逸结合，保持足够的睡眠，参加力所能及的工作、体力劳动和体育锻炼；注意饮食调节，以低盐、低动物脂肪饮食为宜，并避免进食富含胆固醇的食物；肥胖者应适当控制食量和总热量，适当减轻体重；不吸烟。

2. 药物治疗

合理使用降压药物，可使血压维持在正常或接近正常的水平，减轻症状，延缓病情进展，防止并发症过早出现。目前临床应用的降压药物很多，常用的降压药物有5种。

(1) 利尿降压药 如氢氯噻嗪、螺内酯等，适用于轻中度高血压，降压作用温和，可单独应用，也可和其他降压药合用。长期使用可引起血钾降低，血糖、血尿酸及胆固醇升高。

(2) β受体阻断药 如普萘洛尔、美托洛尔等，适用于轻中度高血压，降压作用缓慢，1～2周起作用。有血脂升高、血糖降低、支气管痉挛加重等不良反应。

(3) 钙通道拮抗剂 如硝苯地平、氨氯地平、尼群地平等，适用于各种程度的高血压。有面红、头痛、心悸、下肢浮肿等不良反应。

(4) 血管紧张素转化酶抑制剂 如卡托普利、依那普利等，常见不良反应有咳嗽、高血钾等。

(5) 血管紧张素Ⅱ受体阻滞剂 如氯沙坦、缬沙坦等，适用于各种程度的高血压，作用平稳。

(6) 其他降压药 中枢降压药，如可乐定；复方制剂，如复方降压片；降压中成药，如牛黄降压丸、珍菊降压片等。

3. 药物治疗原则

(1) 长期原则 应用降压药物治疗原发性高血压需长期服药。因此，宜选用降压作用温和、缓慢、持久、副作用少及患者易于掌握而使用方便的口服降压药（如氢氯噻嗪、复方降压片等）作为基础降压药，再按不同病期选用其他降压药。

(2) 个体化原则 每位高血压患者的具体情况不同，其发病机制也不尽相同，对治疗（药物及非药物疗法）的反应也不一样，因此在临床治疗的过程中必须分别对待，选择最合适的治疗方法、药物及剂量，以期获得最佳疗效。高血压的治疗应根据每位患者的年龄，并存的危险因素和伴发病等情况，进行具体的选择。

(3) 综合性原则 高血压的治疗不能依靠单一的降压药物治疗，应尽可能采用多种方法综合治疗，以求取得最佳效果。

4. 高血压药物治疗中应注意的问题

(1) 除部分轻型病例采用单一药物外，大多数病例都采用联合用药，且剂量和组合都应个体化。

(2) 降压不宜过快，尤其是对于血压水平较高的老年重度高血压患者，降压过快可能出现心脑血管供血不足。

(3) 药物治疗应坚持不懈，时服时停是治疗失败的原因。

(4) 取得满意疗效后可逐渐减量，使治疗量维持在一个较低而又能控制血压的水平。

(5) 不轻易改变治疗方案，如需要更换药物时最好不要突然停药（尤其是β受体阻断药），以免产生反跳现象。

七、护理与健康指导

1. 饮食护理

养成健康的饮食习惯。饮食应以清淡、易消化、低脂、低胆固醇及富含纤维素等的高维生素食物为主，多吃新鲜蔬菜、水果、鱼类，限制钠盐摄入（每天小于6g），限酒；戒烟；坚持锻炼，每天至少快步走30min以上。

2. 心理护理

高血压患者多有情绪低落、恐惧、焦虑。护理患者要有高度的责任心和同情心，避免与其发生冲突，关心和了解患者的思想、生活和工作情况，多与患者沟通，随时收集患者的心理信息，针对患者不同的心理状态及心理特点进行引导，使之能积极主动地配合治疗和护理。

3. 健康指导

（1）确诊为高血压后，不可产生悲观情绪或轻视之。应积极向医务人员咨询防治高血压的知识，积极配合医生合理系统的治疗，定期测量血压。

（2）血压的高低与自觉症状不成比例，不能靠自我感觉增减药物，应在医生的指导下坚持长期用药，并了解药物的作用及副作用。在应用降压药物的过程中，从坐位起立或从平卧位起立时，动作应尽量缓慢，特别是夜间起床小便时更要注意，以免血压突然降低引起晕厥而发生意外。

（3）人体的血压是不断波动的，常因情绪不稳、体力劳动、寒冷、睡眠不佳、环境等因素使血压升高，应尽量消除这些诱发高血压的因素。

（4）高血压患者应养成良好的生活习惯，注意劳逸结合，避免过度紧张和劳累，保持愉快的心情和足够的、高质量的睡眠，睡眠应达每天8~9h。

（5）当高血压患者突然感觉头晕、头痛、恶心、呕吐或眼前发黑时，应立即停止一切活动，就地坐下，防止跌倒或发生意外。如在家中，应立即平卧，头高位，测量血压，如出现高血压急症应立即舌下含服心痛定10mg，无效时重复，待血压下降后尽快送去就医。

（6）保持正常的体重，因肥胖是高血压的易患因素之一，应适当锻炼以减轻体重。

第五节 糖尿病与健康

糖尿病（diabetes mellitus，DM）是由于遗传和环境因素相互作用而引起的体内胰岛素分泌不足或作用缺陷，导致糖、脂肪、蛋白质、水和电解质的代谢异常，以高血糖为特征的代谢性内分泌疾病。

糖尿病是一种全球性的慢性病。随着生活水平的提高、饮食结构和生活方式的改变以及人口的老龄化，全球糖尿病的发病率逐年升高，糖尿病已经成为继肿瘤、心血管疾病之后的第三大严重威胁人类健康的慢性疾病。

近 30 年来，我国糖尿病的患病率显著增加。1980 年，人群糖尿病的患病率为 0.7%；1994～1995 年间，对全国 19 个省市 21 万人群进行糖尿病流行病学调查，发现 25～64 岁年龄段人群糖尿病的患病率为 2.5%，2007～2008 年，在中华医学会糖尿病学分会的组织下，在全国 14 个省市进行了糖尿病的流行病学调查，估计我国 20 岁以上的成年人糖尿病的患病率为 9.7%，中国成人糖尿病总数达 9240 万，其中农村为 4310 万，城市为 4930 万。我国可能已成为糖尿病患病人数最多的国家。糖尿病是一种终身性疾病，并发症的发生率很高。一旦发生并发症，不仅具有致残、致死性，而且还会给社会和家庭造成沉重的经济负担，因此，提高对糖尿病的认识、重视早期诊断、有效预防和治疗并发症是值得重视的问题。

一、糖尿病的分型

1. 1 型糖尿病（即胰岛素依赖型糖尿病）

1 型糖尿病是由于胰岛 B 细胞被破坏，胰岛素绝对缺乏而引起的糖尿病。1 型糖尿病好发于青少年，主要依赖胰岛素治疗。

2. 2 型糖尿病（即非胰岛素依赖型糖尿病）

2 型糖尿病以胰岛素抵抗为主，伴胰岛素相对缺乏；或以胰岛素分泌缺陷为主，伴胰岛素抵抗。2 型糖尿病最多见，占糖尿病患者的 90% 左右，中、老年人易发病，且肥胖者多见，常伴血脂紊乱及高血压，多数起病缓慢，半数无任何症状，在筛查中发现。

3. 妊娠糖尿病

临床数据显示大约有 2%～3% 的女性在怀孕期间会发生糖尿病，患者在妊娠之后糖尿病会自动消失。肥胖和高龄产妇更容易发生妊娠糖尿病。有将近 30% 的妊娠糖尿病妇女以后可能会发展为 2 型糖尿病。

妊娠糖尿病发生在孕期的第 28 周左右，因为此时胚胎开始生长，需要大量激素，而这些激素具有抵抗胰岛素的作用，因而，由于胰岛素相对不足而造成血糖升高。

4. 其他类型或称继发性糖尿病

由胰腺炎、胰腺切除、胰腺肿瘤、肢端肥大症、甲状腺功能亢进、创伤等疾病引起；某些药物或化学物质也可诱发本病的发生，如杀鼠剂、糖皮质激素、甲状腺激素、肾上腺素受体激动剂、苯妥英钠及干扰素等。

二、病因和发病机制

糖尿病的病因至今尚未完全阐明，临床研究一致认为糖尿病是一个多病因的综合病征，其病因主要与下列因素有关。

1. 遗传因素

糖尿病具有家族遗传倾向，国外报道约 25％～50％的糖尿病患者有家族史。无论是 1 型糖尿病，还是 2 型糖尿病，都有家族聚集性的特点，但这种遗传性尚需外界因素的作用。

2. 肥胖

肥胖是引发 2 型糖尿病的重要病因，特别是腹型肥胖者。其发病机制主要在于肥胖者本身存在着明显的高胰岛素血症，而高胰岛素血症可使胰岛素与其受体的亲和力降低，导致胰岛素作用受阻，引发胰岛素抵抗。这就需要胰岛 B 细胞分泌和释放更多的胰岛素，从而又引发高胰岛素血症。如此反复出现糖代谢紊乱与胰岛 B 细胞功能不足的恶性循环，最终导致胰岛 B 细胞功能严重缺陷，引发 2 型糖尿病。

3. 饮食结构

目前，人们的饮食结构趋向于高蛋白、高脂肪、高热量饮食。这种饮食结构易引发肥胖，增加 2 型糖尿病的患病风险。

4. 病毒感染

某些 1 型糖尿病发生于病毒感染（如感冒、流行性腮腺炎、风疹等）后，其机制在于病毒进入机体后，直接侵害胰岛 B 细胞，从而导致胰岛素分泌缺乏，引发 1 型糖尿病。

5. 自身免疫

1 型糖尿病是一种自身免疫性疾病，在患者血清中可发现多种自身免疫性抗体。其机制主要在于，病毒等抗原物质进入机体后，使机体内部的免疫系统功能紊乱，产生了一系列针对胰岛 B 细胞的抗体物质。这些抗体物质，可以直接造成胰岛 B 细胞损害，导致胰岛素分泌缺乏，引发糖尿病。

6. 精神神经因素

精神紧张、情绪激动、心理压力过大会引起某些应激激素的分泌大量增加，而这些激素都是升高血糖的激素，也是与胰岛素对抗的激素。这些激素长期大量的释放，势必造成内分泌代谢调节紊乱，引起高血糖，导致糖尿病。

7. 体力活动不足

体力活动可增加组织对胰岛素的敏感性，减轻胰岛素抵抗。因此体力活动减少已成为 2 型糖尿病发病的重要因素。

8. 化学物质和药物

如扑立灭灵（灭鼠药）能引发 1 型糖尿病。戌双脒（用于治疗肺炎）和左旋门冬酰胺酶（一种抗癌药）也能引起糖尿病。

三、临床表现

2 型糖尿病早期没有症状，多于健康体检、普查或诊治其他疾病时发现。

1. 1型糖尿病

发病急，常突然出现多尿、多饮、多食，消瘦明显（三多一少症状），伴疲乏无力，精神萎靡，视物模糊。约有1/3的糖尿病患者于起病前有发热及上呼吸道、消化道、尿路或皮肤感染病史。

2. 2型糖尿病

多尿和多饮症状较轻，没有显著的多食，但常出现疲倦、乏力、体重下降等症状。患者多因慢性并发症而就诊，如视力下降、失明、肢端麻木、疼痛、心前区痛、心力衰竭及肾功能衰竭等，更多的患者是在健康体检或因其他疾病就诊时被发现。

3. 继发性糖尿病

多以原发病的临床表现为主。

四、并发症

1. 急性并发症

当糖尿病病情控制不理想或有应激的情况时，容易引起一些急性并发症。糖尿病急性并发症有糖尿病酮症酸中毒和高渗性高血糖状态等。

（1）糖尿病酮症酸中毒（diabetic ketoacidosis，DKA） DKA是糖尿病常见的急性并发症之一，是指由于胰岛素重度缺乏及升糖激素过多，引起糖、脂肪及蛋白质代谢紊乱，而出现以高血糖、酮症、代谢性酸中毒和脱水等为主要表现的临床综合征，表现为多尿、烦渴、多饮和乏力等糖尿病加重症状。如果治疗不及时，可出现恶心、呕吐、食欲减退的症状，甚至出现不同程度的意识障碍、嗜睡及昏迷等。

（2）高渗性高血糖状态（hyperosmolar hyperglycemic state，HHS） HHS是糖尿病严重的急性并发症之一。由于感染、急性胃肠炎、胰腺炎、水摄入不足、糖皮质激素及大量输注葡萄糖等诱发，可导致机体胰岛素相对缺乏使血糖升高，并进一步引起脱水，最终导致严重的高渗状态，出现精神错乱、昏睡和昏迷等临床表现。

糖尿病急性并发症还可出现乳酸性酸中毒，表现为起病急、深大呼吸、意识模糊、嗜睡及昏迷等，可伴有恶心、呕吐及腹痛等临床表现。

2. 慢性并发症

慢性高血糖可引起多脏器长期损害，出现功能减退和衰竭，表现为糖尿病心血管病（如冠状动脉粥样硬化性心脏病、心肌病等）、糖尿病脑血管病（如脑梗死、脑出血等）、糖尿病眼病（如视网膜病变、白内障、瞳孔异常、青光眼、视网膜剥离、球后神经炎、眼外肌麻痹等）、糖尿病肾病（如肾功能衰竭、尿毒症等）、糖尿病足（如足部坏疽、截肢等）以及糖尿病骨关节病等。

五、诊断

糖尿病可通过临床症状和实验室检查来做出诊断。常用的实验室检查有血糖、尿糖、糖耐量试验（OGTT）、血免疫学指标检查（糖化血红蛋白测定）以及胰岛素释放试验等。

1. 诊断标准

目前我国采用 1999 年 WHO 的糖尿病诊断标准，见表 5-3。以下是诊断要求的几点说明。

表 5-3　糖尿病的诊断标准　　　　　　　　　单位：mmol/L

诊　断	条件	静脉（全血）	毛细血管	静脉（血浆）
糖尿病	空腹	≥6.1	≥6.1	≥7.0
	服糖后 2h	≥10.0	≥11.1	≥11.1
糖耐量受损（IGT）	空腹	<6.1	<6.1	<7.0
	服糖后 2h	6.7～10.0	7.8～11.1	7.8～11.1
空腹血糖受损（IFT）	空腹	5.6～6.1	5.6～6.1	6.1～7.0
	服糖后 2h	<6.7	<7.8	<7.8

（1）有糖尿病的症状，任何时间的静脉血浆葡萄糖浓度≥11.1mmol/L。

（2）空腹时，静脉血浆葡萄糖浓度≥7.0mmol/L（空腹是指早餐前，且至少 8h 内未进食含能量的食物）。

（3）糖耐量试验，即口服 75g 葡萄糖，2h 后静脉血浆葡萄糖浓度≥11.1mmol/L。

以上三项标准中，只要有一项达到标准，并在随后的一天再选择上述三项中的任一项重复检查也符合标准者，即可确诊为糖尿病。

2. 诊断流程

糖尿病的诊断流程见图 5-11。

六、防治

1. 预防

养成正确的、科学的饮食习惯，坚持进行体育锻炼，避免肥胖，少饮酒，不吸烟及保持心理上的健康是预防糖尿病的关键。

2. 治疗

（1）饮食治疗　饮食治疗是各种类型糖尿病的基本治疗方法，包括控制总热量、碳水化合物、蛋白质、脂肪的需要量及其比例，以及脂肪的种类、食谱计算及进食时间等。为便于计算，下面介绍估计法。

按体力需要，休息者每日主食为 200～250g；轻体力劳动者每日 250～300g；中体力劳动者 300～400g；重体力劳动者每日 500g 以上。

每日荤菜 150g 左右；蔬菜 500g 或更多；烹调油 3～4 匙（动物和植物油各占一半）。

饮食分配：三餐分配为 1/5、2/5、2/5；四餐分配为 1/7、2/7、2/7、2/7。

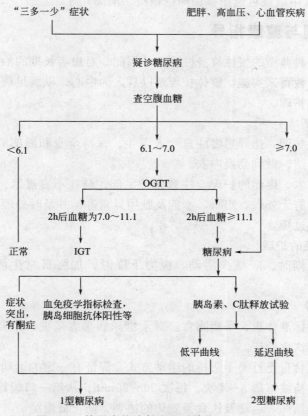

图 5-11　糖尿病的诊断流程（单位：mmol/L）

　　以上饮食方案是原则性估计，在治疗过程中须按实际情况做必要调整。儿童、孕妇、哺乳期妇女、营养不良者、较标准体重少 10％ 以上者以及有消耗性疾病者要酌情增加。又如在治疗过程中消瘦者体重已恢复，饮食方案亦须调整，以免体重继续增加。

　　(2) 药物治疗

　　① 胰岛素　是治疗糖尿病的特效药，但仅能替代补充体内胰岛素分泌的不足而不能根治。一般药用胰岛素多由猪、牛的胰腺提取，或用 DNA 重组技术合成人工胰岛素。胰岛素可用于治疗各型糖尿病，特别是治疗 1 型糖尿病惟一有效的药物。其他各型糖尿病的主要适应证为：经饮食控制或口服降糖药未能控制的 2 型糖尿病；有急性合并症如糖尿病酮症酸中毒、乳酸性酸中毒和高渗性高血糖状态等的糖尿病；合并重度感染、高热、妊娠、分娩及大手术等的糖尿病。

　　② 口服降糖药　适用于饮食控制和一般治疗无效的 2 型糖尿病，主要有磺酰脲类及双胍类两大类药物。前者有格列本脲（优降糖）、格列齐特（达美康）和格列喹酮（糖适平）等，后者有二甲双胍（格华止）、苯乙双胍（降糖灵）等。

③ 中成药　中成药可选用参芪降糖颗粒、消渴丸等。

七、护理与健康指导

糖尿病是一种典型的慢性终身性疾病，因此，对患者长期的治疗措施必须由整体护理配合健康教育来实施。整体护理是以病人为中心，以满足病人的身心等各方面需要为目的的护理。

1. 症状护理

(1) 感染的护理　指导患者注意个人卫生，保持全身和局部清洁，加强口腔、皮肤和会阴的清洁，做到勤换内衣。

(2) 肢体麻木、疼痛的护理　注意保护足部，鞋袜不宜过紧，保持趾间干燥、清洁。经常检查有无外伤、鸡眼、水疱及趾甲异常等，并及时处理。剪趾甲时注意剪平，不要修剪过短。

2. 眼部病变的护理

出现视物模糊时，应减少活动。视力下降时，加强日常生活的协助和安全护理。

3. 健康指导

(1) 应维持标准体重，平衡膳食。对于糖尿病患者来说，重要的是坚持不懈、持之以恒地坚持饮食治疗。

(2) 选择适合自己且易于坚持的运动方式。保证有一定的运动时间，运动强度要适宜。每日坚持或每周 3～4 次，每次 20～30min，从第一口饭算起的饭后 1h 开始运动。注意降糖药、运动及饮食量变化的协调，防止低血糖。

(3) 降糖药物的品种繁多，不要擅自选购、使用药物，一定要遵守医嘱，科学配伍，定时定量服用，减少或避免不良反应的发生。

(4) 正确应用胰岛素，注射部位包括腹部、上臂外侧、大腿外侧、臀部，注射时使用胰岛素专用注射器。

(5) 正确保存胰岛素。应保存在 2～8℃的冰箱内。安装了胰岛素气芯的注射笔勿在冰箱内保存。

(6) 提高社会适应能力，维持心理平衡，避免各种不良刺激的影响，保持好心情，是治疗糖尿病的关键。

(7) 改善环境，加强居室的清洁、通风、消毒，避免潮湿，消灭蚊、蝇虫，减少人员流动。

(8) 积极预防感染，包括尿路感染、皮肤感染及消化道感染。一旦发现感染，应及时治疗。

(9) 定期复查。

（劳凤学　李秋惠）

附　录

附录一 各种物品常用的消毒灭菌方法

消毒灭菌是传染病防治工作中的重要环节，是切断传播途径的有效措施之一，用以阻断和控制传染的发生。

一、消毒灭菌的种类

1. 疫源地的消毒灭菌

疫源地的消毒灭菌是指对目前存在或曾经存在传染源的地区进行消毒灭菌，从而杀灭由传染源排到外环境中的病原体。可分为两类：一是终末消毒，当患者痊愈或死亡后，对其居住地进行的最后一次彻底的消毒。消毒范围包括患者所处环境的接触物品、排泄物、患者治愈后出院前的一次自身消毒或患者死后的尸体消毒。二是随时消毒，是对传染源的排泄物、分泌物及其污染的物品及时进行消毒。

2. 预防性消毒灭菌

预防性消毒灭菌是指对可能受到病原体污染的场所、物品和人体进行的消毒。如饮水消毒、餐具消毒、手术室和医务人员手的消毒等。

二、常用的消毒灭菌方法

1. 医疗器械

（1）橡胶、压舌板、舌钳、手术器械、敷料、直肠镜、阴道扩张器及玻璃类等物品采用高压蒸汽灭菌。该法可杀灭包括芽孢在内的所有微生物，是灭菌效果最好、应用最广的灭菌方法。在 103.4kPa（1.05kg/cm²）的蒸汽压下，温度达到 121.3℃，维持 15～30min。

（2）胃镜、膀胱镜、纤维支气管镜等物品，采用 2% 的戊二醛完全淹没灭菌，4～20min。

（3）锐利器械（剪刀、刀片等），采用 2% 的戊二醛完全淹没灭菌，持续 4h 以上。

（4）硅胶管采用 2% 的戊二醛完全淹没灭菌，时间为 1～4h。

（5）体温计、雾化吸入器及管道采用 0.2％～1％的过氧乙酸完全浸泡 30min 灭菌。体温计也可用 75％乙醇浸泡 30min 灭菌。

（6）听诊器采用 75％乙醇擦拭。

（7）氧气面罩、呼吸机螺纹管、氧气湿化瓶、胃肠减压器、吸引器、引流瓶，可采用含有效溴 500mg/L 的二溴海因溶液或含有效氯 500mg/L 的含氯消毒溶液浸泡 30min 灭菌。

2. 地面、墙壁、门窗

对细菌繁殖体和病毒的污染，用 0.2％～0.5％的过氧乙酸溶液或 500～1000mg/L 的二溴海因溶液或含有效氯 1000～2000mg/L 的含氯消毒溶液喷雾。对各种墙壁的喷洒消毒剂量不宜超过其吸液量。地面消毒先由外向内喷雾一次，喷药量为 200～300ml/m²，待室内消毒完毕后，再由内向外重复喷雾一次，作用时间应大于 1h。有芽孢污染时，应用 0.5％～1.0％过氧乙酸溶液或含有效氯 30g/L 的含氯消毒剂进行喷洒，作用时间不少于 2h。

3. 空气

空气消毒的方法包括：①紫外线照射 30min。②房屋经密闭后，将 15％过氧乙酸溶液 7ml/m³（对细菌繁殖体和病毒的污染）或 20ml/m³（对细菌芽孢的污染），放置在瓷或玻璃器皿中加热蒸发，熏蒸 2h。③用 2％过氧乙酸溶液（8ml/m³）气溶胶喷雾消毒，作用 30～60min。④用季铵盐类溶液 10mg/m³ 喷雾，作用 30min。

4. 衣服、被褥

被细菌繁殖体或病毒污染时，耐热、耐湿的纺织品可煮沸消毒 30min，或用流通蒸汽法消毒 30min，或用含有效氯 250～500mg/L 的含氯消毒剂浸泡 30min；不耐热的毛衣、毛毯、被褥及化纤尼龙制品等，可采取过氧乙酸熏蒸消毒。熏蒸消毒时，将欲消毒衣物悬挂在室内（勿堆集在一处），房屋经密闭后，将 15％过氧乙酸溶液 7ml/m³（对细菌繁殖体和病毒的污染）或 20ml/m³（对细菌芽孢的污染），放置于瓷或玻璃器皿中加热蒸发，熏蒸 2h。或将被消毒的物品置于环氧乙烷消毒柜中，在温度为 54℃，相对湿度为 80％的条件下，用环氧乙烷气体（800mg/L）消毒 4～6h；或用高压蒸汽灭菌法进行消毒。

5. 患者的排泄物和呕吐物

稀薄的排泄物或呕吐物，每 1000ml 可加漂白粉 50g 或含有效氯 20g/L 的含氯消毒溶液 2000ml，搅匀放置 2h。无粪的尿液每 1000ml 加入干漂白粉 5g 或次氯酸钙 1.5g 或含有效氯 10g/L 的含氯消毒溶液 100ml 混匀放置 2h。成形粪便不能用干漂白粉消毒，可用 20％的漂白粉乳剂（含有效氯 5％）或含有效氯 50g/L 的含氯消毒溶液 2 份加于 1 份粪便中，混匀后，作用 2h。

6. 餐（饮）具

首选煮沸消毒 15～30min，或流通蒸汽消毒 30min。也可用 0.5％过氧乙酸溶液或 250～500mg/L 的二溴海因溶液或含有效氯 250～500mg/L 的含氯消毒溶液浸泡 30min 后，再用清水洗净。

7. 食物（瓜果、蔬菜等）

可用 0.2%～0.5%过氧乙酸溶液浸泡 10min，或用 12mg/L 的臭氧水冲洗 60～90min。患者的剩余饭菜不可再食用，应煮沸 30min，或用 20%的漂白粉乳剂、含有效氯 50g/L 的含氯消毒溶液浸泡消毒 2h 后处理。也可焚烧处理。

8. 盛排泄物、呕吐物的容器

可用 2%漂白粉澄清液或 0.5%过氧乙酸溶液完全浸泡，作用 30min。

被分枝杆菌、炭疽杆菌、气性坏疽杆菌、肝炎病毒及 HIV 污染的器具，可用 1000～2000mg/L 的二溴海因溶液或含有效氯 1000～2000mg/L 的含氯消毒溶液浸泡 30～45min 后，再用清水洗净。完成上述消毒后，耐高温的物品可采用高压蒸汽灭菌；不耐高温的，可再浸泡 30～60min。

9. 家用物品、家具、玩具

可用 0.2%～0.5%过氧乙酸溶液或含有效氯 1000～22000mg/L 含氯消毒剂进行浸泡、喷洒或擦洗消毒。布制玩具尽量做焚烧处理。

10. 纸张、书报

可采用过氧乙酸或环氧乙烷气体熏蒸，废弃的纸张、书报应焚烧灭菌。

11. 手、皮肤

用 0.5%的碘伏溶液涂擦 1～3min。也可用 75%乙醇或 0.1%苯扎溴铵溶液浸泡 1～3min。必要时，用 0.2%过氧乙酸溶液浸泡，或用 0.2%过氧乙酸棉球、纱布块擦拭。

注射部位用 0.5%碘伏溶液擦拭 2 次。口腔和咽部用含有效碘 0.5g/L 的溶液或 1%过氧化氢含漱。

12. 患者尸体

对鼠疫、霍乱和炭疽患者的尸体用 0.5%过氧乙酸溶液浸湿的布单严密包裹，口、鼻、耳、肛门、阴道要用浸过 0.5%过氧乙酸的棉球堵塞后尽快火化。无火化可能而土葬时，应远离水源 50m 以上，棺木应在距地面 2m 以下处深埋，棺内尸体两侧及底部铺垫厚达 3～5cm 的漂白粉，棺外底部铺垫厚 3～5cm 的漂白粉。

13. 动物尸体

因鼠疫、炭疽、狂犬病等死亡的动物尸体，一经发现立即深埋或焚烧。并应向死亡动物周围（鼠为 30～50cm、大动物为 2m）喷撒漂白粉。

14. 运输工具

车、船内外表面和空间，可用 0.5%过氧乙酸溶液或含有效氯 10g/L 的含氯消毒溶液喷洒至表面湿润，作用 60min。密封空间，将 15%过氧乙酸溶液 7ml/m³（对细菌繁殖体和病毒的污染）或 20ml/m³（对细菌芽孢的污染），放置于瓷或玻璃器皿中加热蒸发，熏蒸 2h。对密闭空间还可用 2%过氧乙酸进行气溶胶喷雾，用量为 8ml/m³，作用 60min。

15. 厕所

粪坑内的粪便可按粪便量的 1/10 加漂白粉，或加其他含氯消毒剂干粉或溶液（使有效氯作用浓度为 20g/L），搅匀作用 12～24h。

16. 垃圾

可燃物质尽量焚烧，也可喷洒含有效氯 10g/L 的含氯消毒溶液，作用 60min 以上。消毒后深埋。

17. 污水

（1）生活污水　疫点内的生活污水，应尽量集中在缸、桶中进行消毒。每 10L 污水加入含有效氯 10g/L 的含氯消毒溶液 10ml，或加漂白粉 4g，混匀后作用 1.5～2h。消毒静止的污染水体时，应先测定污水的容积，而后按含有效氯 80～100mg/L 的量将消毒剂投入污水中，搅拌均匀，作用 1～1.5h。检查余氯在 4～6mg/L 时，即可排放。对流动污染的水体，应作分期截流，测污水容量，再按消毒静止污染水体的方法和要求进行消毒与检测。符合要求后，放流。在疫区，应加强对集中式给水的自来水厂的管理，确保供水安全，同时亦应重视对分散式用水的管理与消毒。

（2）井水消毒　水井应有井台、井盖与公用取水桶，水井周围 30m 不得有渗水厕所、粪坑、垃圾堆和渗水井等污染源。将所需量漂白粉放入碗中，加少许冷水调成糊状，再加适量的水，静置 10min。将上清液倒入井水中，用取水桶上下振荡数次，30min 后即可使用。一般要求余氯量为 0.5mg/L。井水消毒，一般每天 2～3 次。

（3）河水、湖水、塘水　用河水、湖水作为饮用水源时，应清除取水点周围 100m 内的各种污染源，禁止在该处洗澡、游泳、洗衣等，并防止牲畜进入。较大的水库和湖泊可采用分区用水，河流可采用分段取水。

如果在水体中检出肠道传染病的病原体，应在沿河、塘边树立警告牌，告诫群众，暂停使用此水。阳性水体中的水生动植物，在水体阳性期间禁止捕捞或移植，直到水体转阴为止。

（4）缸水　由于河水、湖水及塘水的水量大，流动快，饮用水最好采用缸水法处理。当缸水浊度高于 3 度时，应先经洁治处理（混凝沉淀、过滤）后再进行消毒。混凝沉淀法为每 100kg 水加明矾 50g，静置沉淀约 1h 后，取上层清水至砂滤缸内过滤。

将经洁治处理的水引入消毒缸中进行消毒。可使用含氯消毒剂，一般为 4～8mg/L，作用 30min。使用含氯消毒剂片剂时，用量可按使用说明书投放。消毒后，测量余氯，余氯为 0.3～0.5mg/L 时，即可饮用。水中余氯量过高，有明显氯臭时，饮用前可用煮沸、吸附和化学中和等方法进行脱氯处理。

附录二 中英文对照

癌症	cancer
白化病	albinism
白三烯	leukotriene，LT
斑贴试验	Patch test
变态反应	allergy
丙型肝炎病毒	hepatitis C virus，HCV
布洛芬	ibuprofen
超敏反应	hypersensitivity
迟发型	delayed type
纯蛋白衍化物	purified protein derivative，PPD
磁共振成像	magnetic resonance imaging，MRI
短链脂肪酸	short chain fatty acids，SCFA
非甾体类抗炎药	nonsteroidal anti-inflammatory drugs，NSAIDs
芬布芬	fenbufen
疯牛病（牛海绵状脑病）	bovine spongiform encephalopathy，BSE
感染免疫	infection immunity
宫颈上皮内瘤样病变	cervical intraepithelial neoplasia，CIN
过敏体质	irritable the physique
过敏性鼻炎	allergic rhinitis
过敏性紫癜	allergic purpura
改善病情的抗风湿药	disease modifying anti-rheumatic drugs，DMARDs
黄曲霉毒素 B1	aflatoxin B1
活组织检查	panchbiopsy
获得性免疫缺陷综合征（艾滋病）	acquired immunodeficiency syndrome，AIDS
甲氨蝶呤	methotrexate，MTX
甲胎蛋白	α-fetoprotein，α-FP or AFP
接触性皮炎	contact dermatitis，CD
旧结核菌素	old tuberculin，OT
卡波西肉瘤	Kaposi sarcoma
卡介苗	Bacillus Calmette-Guérin，BCG
可溶性的 TNF-Fc 融合蛋白（依他西普特）	etanercept
类风湿关节炎	rheumatoid arthritis，RA
利福平	rifampicin，RFP
链霉素	streptomycin，SM
鳞状细胞癌	squamous carcinoma，SCC
柳氮磺吡啶	sulfasalazine，ASP
免疫	immunity
免疫复合物	immune complex，IC

免疫复合物型	immune complex type
免疫防御	immunologic defence
免疫监视	immunologic surveillance
免疫缺陷	immunodeficiency
免疫稳定	immunologic homeostasis
萘普生	naproxen
皮内试验	intracutaneous test
羟氯喹	hydroxychloroquine，HCQ
人类免疫缺陷病毒	human immunodeficiency virus，HIV
人乳头状瘤病毒	human papillomavirus，HPV
人鼠嵌合的抗 TNF 单克隆抗体（英夫利昔）	infliximab
朊毒体	piron
食物过敏	food allergy
食物过敏原	food allergen
视网膜母细胞瘤	retinoblastoma，RB
鼠疫	plague
数字减影血管造影	digital subtraction angiography，DSA
速发型	immediate type
糖尿病	diabetes mellitus，DM
特应性皮炎	atopic dermatitis
体重指数	body mass index，BMI
点刺试验	prick test
细胞毒型	cytotoxic type
腺癌	adenocarcinoma，AC
血友病	hemophilia
眼白化病	ocular albinism，OA
眼皮肤白化病	oculocutaneous albinism，OCA
氧氟沙星	ofloxacin，OFLX
衣壳	capsid
乙胺丁醇	ethambutol，EMB
乙型肝炎病毒	hepatitis B virus，HBV
乙型肝炎病毒表面抗原	hepatitis B surface antigen，HBsAg
乙型肝炎病毒 e 抗原	hepatitis B e antigen，HBeAg
乙型肝炎病毒核心抗原	hepatitis B core antigen，HBcAg
异烟肼	isoniazid，INH
幽门螺杆菌	helicobacter pylori，HP
正电子发射断层显像	positron emission tomography，PET
直肠指诊	palpation
直肠镜检	proctoscopy

参 考 文 献

[1] 李清亚，张松主编．营养师手册．北京：人民军医出版社，2009．

[2] 陆再英，钟南山主编．内科学．第7版．北京：人民卫生出版社，2008：112-120．

[3] 原发性肝癌诊疗规范（2011年版）．中华人民共和国卫生部发布，2011．

[4] 徐小元，于岩岩，魏来主编．传染病学．第2版．北京：北京大学医学出版社，2011．

[5] 中华医学会感染病学分会艾滋病学组．艾滋病诊疗指南（2011版）．中华传染病杂志，2011，29（10）：629-640．

[6] 丁秋兰，王学锋，王鸿利等．血友病诊断和治疗的专家共识：血友病的规范化诊断．临床血液学杂志，2010，23（1）：49-51．

[7] 吴在德，吴肇汉主编．外科学．第7版．北京：人民卫生出版社，2008．

[8] 乳腺癌诊疗规范（2011年版）．中华人民共和国卫生部发布，2011．

[9] 孙树汉主编．医学分子遗传学．北京：科学出版社，2009：55．

[10] 韩骅，蒋玮莹主编．临床遗传学．北京：人民卫生出版社，2010：182．

[11] ［英］弗斯．临床遗传学．祁鸣等译．杭州：浙江大学出版社，2008：647．

[12] 赫捷，邵康．中国食管癌流行病学现状、诊疗现状及担任中华未来对策．中国癌症杂志，2011，7（21）：501-504．

[13] 陈灏珠，林果为主编．实用内科学．第13版．北京：人民卫生出版社，2009：2027-2030．

[14] 何韶衡，刘志刚主编．基础过敏反应学．北京：科学出版社，2009：535-550．

[15] ［英］凯伯钠．哈里森肿瘤学手册．李小梅等译．北京：人民军医出版社，2010，559-577．

[16] 代庆红，王忠东．中国糖尿病的现状调查．中国医药指南，2011，9（13）：206-208．